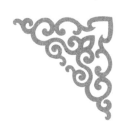

内蒙古蒙药材标准

ᠥᠪᠥᠷ ᠮᠣᠩᠭᠣᠯ ᠤᠨ ᠮᠣᠩᠭᠣᠯ ᠡᠮ ᠦᠨ ᠲᠦᠭ᠍ᠭᠡᠨ ᠦ ᠪᠠᠷᠢᠮᠵᠢᠶ᠎ᠠ

2021年版
2021

内蒙古自治区药品监督管理局 编

ᠥᠪᠥᠷ ᠮᠣᠩᠭᠣᠯ ᠤᠨ ᠥᠪᠡᠷᠲᠡᠭᠡᠨ ᠵᠠᠰᠠᠬᠤ ᠣᠷᠣᠨ ᠤ ᠡᠮ ᠦᠨ ᠵᠦᠢᠯ ᠦᠨ ᠬᠢᠨᠠᠯᠲᠠ ᠬᠠᠮᠢᠶᠠᠷᠤᠯᠲᠠ ᠶᠢᠨ ᠲᠣᠪᠴᠢᠶ᠎ᠠ ᠨᠠᠢᠷᠠᠭᠤᠯᠪᠠ

内蒙古科学技术出版社

ᠥᠪᠥᠷ ᠮᠣᠩᠭᠣᠯ ᠤᠨ ᠰᠢᠨᠵᠢᠯᠡᠬᠦ ᠤᠬᠠᠭᠠᠨ ᠲᠧᠭᠨᠢᠭ ᠮᠡᠷᠭᠡᠵᠢᠯ ᠦᠨ ᠬᠡᠪᠯᠡᠯ ᠦᠨ ᠬᠣᠷᠢᠶ᠎ᠠ

图书在版编目（CIP）数据

内蒙古蒙药材标准：2021年版／内蒙古自治区药品
监督管理局编. — 赤峰：内蒙古科学技术出版社，
2022.5

ISBN 978-7-5380-3440-0

Ⅰ.①内… Ⅱ.①内… Ⅲ.①蒙医—中药材—标准—
内蒙古 Ⅳ.①R291.2-65

中国版本图书馆CIP数据核字（2022）第071951号

内蒙古蒙药材标准（2021年版）

编　　　者：内蒙古自治区药品监督管理局
主　　　编：奥·乌力吉　那生桑
执行主编：王秀兰　高　磊
副 主 编：朝洛蒙　郝　宁　包晓华　布和巴特尔
　　　　　　苏都那布其　韩塔娜　鞠爱华　萨础拉
　　　　　　林　燕　周雪梅　布和胡　孟和毕力格
责任编辑：张文娟　张继武　许占武　马洪利
封面设计：永　胜
出版发行：内蒙古科学技术出版社
地　　　址：赤峰市红山区哈达街南一段4号
网　　　址：www.nm-kj.cn
邮购电话：0476-5888970
排　　　版：赤峰市阿金奈图文制作有限责任公司
印　　　刷：内蒙古爱信达教育印务有限责任公司
字　　　数：530千
开　　　本：889mm×1194mm　1/16
印　　　张：23.75
版　　　次：2022年5月第1版
印　　　次：2022年7月第1次印刷
书　　　号：ISBN 978-7-5380-3440-0
定　　　价：280.00元

《内蒙古蒙药材标准》（2021年版）
编制委员会

主 任 委 员　杨凤屹

副主任委员　呼格吉胡　　巴根那　　尹志奇　　贾双文

　　　　　　奥·乌力吉　那生桑　　张　涛

委　　　员（按姓氏笔画排序）

　　　　丁　华　　马超美　　王月英　　王　伟　　王秀兰　　王　栋

　　　　王瑞生　　布和巴特尔　白雅静　　包巴特尔　包晓华　　安文源

　　　　孙倩男　　杨桂娥　　吴香杰　　张欣华　　张建平　　杭盖巴特尔

　　　　周雪梅　　宝　山　　孟克巴牙尔　孟　和　　郝　宁　　郝丽霞

　　　　娜　仁　　敖德毕力格　徐青　　　高丽梅　　高　寒　　高　磊

　　　　郭宝风　　唐广玉　　康双龙　　渠　弼　　朝洛蒙　　额尔敦嘎日迪

主　　　编　奥·乌力吉　那生桑

执 行 主 编　王秀兰　　高　磊

副 主 编　朝洛蒙　　郝　宁　　包晓华　　布和巴特尔

　　　　　　苏都那布其　韩塔娜　　鞠爱华　　萨础拉

　　　　　　林　燕　　周雪梅　　布和胡　　孟和毕力格

编 制 人 员（按姓氏笔画排序）

　　　　丁　华　　王月英　　王玉梅　　王苏宁　　王秀枝　　王怀刚

　　　　王青虎　　车力格尔　乌仁图雅　乌宁奇　　孔德娟　　布　仁

　　　　布仁满达　代那音台　白明刚　　包书茵　　包同力嘎　包桂花

　　　　包智杰　　邢界红　　成志平　　吕彩莲　　伊　辛　　刘业萍

　　　　刘　娜　　刘锦文　　石　妍　　那日苏　　那仁朝克图　杜之平

李玉华	李 妍	李 珍	李景清	阿 荣	杨九艳
杨立国	杨来秀	杨桂娥	杨燕云	吴 华	吴香杰
沈耀耀	张 烨	阿 润	陈红梅	陈俊林	陈倩倩
青 海	松 林	国 光	呼吉雅	罗素琴	孟庆庆
孟 和	春 香	赵 龙	赵丽美	赵 昕	赵俊萍
郝俊生	南 丁	娜仁图雅	娜布其	敖日格乐	袁新敏
桥俊缠	特布新	高丽梅	高建萍	高 娃	郭宝凤
唐广玉	桑 布	萨其仁贵	萨其拉图	常福厚	塔 娜
温爱平	斯琴格日乐				

审定专家组成员（按姓氏笔画排序）

马超美	王 伟	邓乌力吉	白玉霞	白翠兰	包巴特尔
吉日木图	色仁那木吉拉		安文源	阿拉坦松布尔	
阿拉腾图雅	杭盖巴特尔	孟 和	赵百岁	柳白乙拉	敖得毕力格
康双龙	渠 弼	斯仁那德木德		韩翠玲	赛音朝克图
额尔顿布和					

前　言

为健全完善内蒙古自治区蒙药地方标准体系,加强对蒙药材质量的监督管理,保障人民群众用药安全有效,促进全区中医药(蒙医药)事业高质量发展,内蒙古自治区药品监督管理局根据《中华人民共和国药品管理法》《中华人民共和国中医药法》等相关法律法规,按照有关程序和要求,组织人员对内蒙古自治区1986年版《内蒙古蒙药材标准》进行修订,研究制定地区习用、常用部分蒙药材标准,并与2015年版《内蒙古蒙药材标准》(增补本)合并,编制了《内蒙古蒙药材标准》(2021年版),作为全区蒙药材加工、生产、经营、使用和检验及监督管理的重要依据和技术标准。

自治区党委、政府一直十分重视中药(蒙药)质量监管及产业发展,相继出台了《中医药(蒙医药)发展战略规划纲要》《关于促进中医药(蒙医药)传承创新发展的实施意见》等一系列政策和措施。自治区发改委、财政厅、市场监管局大力支持,把中药(蒙药)标准化建设列入重大专项,重点资助,为全区蒙药地方标准研究、制定和修订工作提供了重要保障。

本版标准共收载内蒙古地区蒙医习用、常用蒙药材421个品种,其中收载1986年版《内蒙古蒙药材标准》修订提升或保留品种259个,新增研究制定品种111个,合并2015年版《内蒙古蒙药材标准》(增补本)品种51个。对有些与国家标准重复的品种,药学部分按国家标准相关规定执行,医学部分按蒙医药学理论的性味、功能与主治、用法与用量等要求执行。

在标准的修订和编制过程中,得到了国家药监局注册管理司有关领导和国家药典委员会有关专家的有力指导,也得到了相关省(区、市)药品检验机构和自治区内相关部门以及有关专家的大力支持。内蒙古蒙医药工程技术研究院承担了1986年版《内蒙古蒙药材标准》的修订任务,内蒙古蒙医药工程技术研究院、内蒙古自治区药品检验研究院和内蒙古医科大学承担了新增品种的研究制定和编制等工作,2015年版《内蒙古蒙药材标准》(增补本)由内蒙古医科大学那生桑教授主编,有关盟市药品检验机构积极参与相关工作,在此一并表示衷心感谢。

由于水平和经验所限,在标准修订编制中难免存在不足及不尽完善之处,希望各有关单位和广大医药工作者提出宝贵意见,以便于进一步修改完善和提高。

本版标准自2021年12月31日起施行。自施行之日起,1986年版《内蒙古蒙药材标准》和2015年版《内蒙古蒙药材标准》(增补本)同时废止。

内蒙古自治区药品监督管理局

2021年6月

总 目

凡　例

一、《内蒙古蒙药材标准》（2021年版）依据《中华人民共和国药品管理法》组织制定和颁布实施。自本版标准实施之日起，《内蒙古蒙药材标准》（1986年版）和《内蒙古蒙药材标准（增补本）》（2015年版）即停止使用。

二、本凡例除另有规定外，均参照现行版《中国药典》及国家药品标准有关规定。

三、本版标准所收载的蒙药材品种与《中国药典》及国家药品标准所收载的药材为同品种的，其药学部分执行《中国药典》及国家药品标准的规定，医学部分按蒙医药学理论和临床用药经验制定，不能用汉文准确恰当地解释清楚的，按原蒙医发音病名列入该品种项下。

四、蒙药材名称包括中文名、汉语拼音、蒙古文名、汉文音译名、蒙古语拼音、拉丁名。同一基原不同名称的蒙药材，均按《中国药典》及国家药品标准命名，并在来源中注明了蒙药习用名称。

五、正文中未列有【炮制】项的，该品种的炮制和饮片按《内蒙古蒙药饮片炮制规范》执行。《内蒙古蒙药饮片炮制规范》未收载的品种饮片炮制仅经净制、切制，除另有规定外，其蒙药饮片名称与蒙药材名称相同，该正文同为蒙药材和蒙药饮片标准。

六、正文中列有【炮制】项的，则该品种的炮制和饮片按《内蒙古蒙药饮片炮制规范》执行。

七、标准中使用的对照药材，有国家药品标准物质的，应使用国家药品标准物质，没有国家药品标准物质的，由自治区药品检验研究院制备标定。

品名目次

二画

二丁人儿刀

三画

三干土大万小山川广叉马

四画

天木五车水手牛毛长反丹乌文方火孔巴

七画

麦远赤芫花芥芡苏杜杠杉豆连皂余沙没沉诃阿鸡驴

八画

青玫苦苘直枇油枫刺岩垂牦委侧金乳鱼兔狐狗京闹卷炉河泡波降线细

九画

珍茜荚荜草茵茯茺胡南枸柳砂面轻骨钟香段禹胆独姜

十画

秦蚕莲桔核砾党圆铁铅射狼高唐拳益海宽

十一画

基菥黄菊野蛇铜银牦猪麻鹿商旋羚粘绵绿

十二画

琥斑款喜葫葱葶硫雄紫蛤黑锁鹅粤滑犀

十三画

瑞薯蓖蒺蒲蒙硼照蜗蜂蜀锡满裸

十四画

蔓榾槚槟酸碱磁辣漆翠熊

十五画

赭槲樟缬

十六画

橐雕糖

十七画

藁檀鹭糜

十八画以上

藜瞿蟾獾麝

正 文

二色补血草 ᡓ ᡓ 伊兰-花日

Ersebuxuecao Yalaan huaar

LIMONII BICOLORIS HERBA

本品为白花丹科植物二色补血草*Limonium bicolor* (Bunge) Kuntze的干燥全草。春至秋季采收，除去杂质，阴干。

【性状】本品根呈细长圆锥形或圆柱形，直径0.5~1.5cm，直或略弯曲，表面棕色至棕褐色，具细纵纹，横向皮孔和稀疏的横裂纹，须根痕隆起，呈瘤状或短线状，质坚硬，断面纤维性，具放射状纹理。茎通常有3~4棱角，有时具沟槽，上部有分枝，黄绿色或棕褐色，具细纵纹，有的断面中空。叶丛生于基部，多皱缩，完整叶片展开呈匙形或长倒卵形，近全缘，基部渐窄呈翅状，上表面灰绿色，下表面色较浅，两面均无毛。聚伞状花序，花生于花序分枝的顶端，位于一侧面；宿存花萼白色，干膜质。气微，味涩、苦。

【鉴别】(1)本品根横切面：木栓层由数列木栓细胞组成，含有棕红色物，木栓形成层3~6列，呈扁长方形或不规则形，颜色较淡或近无色。韧皮部由疏松的薄壁细胞组成，其间可见众多纤维束及石细胞，韧皮部外侧可见纤维束。木质部宽广。射线从中心向外逐渐加宽，最宽处可达十余列细胞。髓部薄壁细胞圆形、椭圆形或不规则形。在韧皮部等薄壁细胞中，常可见棕色团块状物。

本品粉末灰棕色。石细胞类方形或不规则形，无色或浅褐色，壁厚，孔沟明显。纤维多成束，少数单个散在，多碎断，无色或淡黄色，部分内含红棕色物。表皮细胞呈不规则多角形，垂周壁略呈连珠状增厚，气孔不定式或不等式。非腺毛多破碎，无色或内含棕色物，有的壁稍厚，表面具疣状突起。花粉粒球形或类球形，黄色或黄棕色，表面有颗粒状网纹，具3个萌发孔。

（2）取本品粉末2g，加甲醇50ml，加热回流30分钟，放冷，滤过，滤液蒸干，残渣加水30ml使溶解，用乙酸乙酯振摇提取2次，每次30ml，合并乙酸乙酯液，蒸干，残渣加甲醇1ml使溶解，作为供试品溶液。另取木犀草素对照品，加甲醇制成每1ml含1mg的溶液，作为对照品溶液。照薄层色谱法（《中国药典》2020年版四部通则0502）试验，吸取上述供试品溶液10μl，对照品溶液2μl，分别点于同一硅胶G薄层板上，以甲苯-乙酸乙酯-甲酸（5∶5∶0.5）为展开剂，展开，取出，晾干，喷以2%三氯化铁乙醇溶液。供试品色谱中，在与对照品色谱相应的位置上，显相同颜色的斑点。

【检查】水分　不得过10.0%（《中国药典》2020年版四部通则0832第二法）。

总灰分　不得过13.0%(《中国药典》2020年版四部通则2302)。

酸不溶性灰分　不得过4.0%(《中国药典》2020年版四部通则2302)。

【浸出物】照醇溶性浸出物测定法(《中国药典》2020年版四部通则2201)项下的热浸法测定,用25%乙醇做溶剂,不得少于12.0%。

【性味】味咸、甘,性温。

【功能与主治】活血,止血,补胃火,滋补。用于月经不调,宫血不止,痔疮出血,胃宝如渗漏,诸虚体弱。

【用法与用量】多配方用,入汤、散、丸剂等;单味或加味,一次1~3g;外用适量。

【贮藏】置干燥处。

丁香 高乐图-宝日

Dingxiang　Goolt bor

CARYOPHYLLI FLOS

本品为桃金娘科植物丁香*Eugenia caryophyllata* Thunb. 的干燥花蕾。当花蕾由绿色转红时采摘,晒干。

【性状】【鉴别】【检查】【含量测定】应当符合《中国药典》现行版的规定。

【性味】味辛、微苦,性温,效重、软、腻、固、燥。

【功能与主治】祛寒,镇赫依,温胃,消食,开欲,解毒,透疹,利咽喉。用于命脉赫依,心赫依,癫狂,痘疹,喑哑。

【用法与用量】多配方用,入汤、散、丸剂等;单味或加味,一次1~3g;外用适量。

【贮藏】置阴凉干燥处。

人工牛黄 　 黑木勒-给旺

Rengong Niuhuang　Hiimel giwang

BOVIS CALCULUS ARTIFACTUS

本品由牛胆粉、胆酸、猪去氧胆酸、牛磺酸、胆红素、胆固醇、微量元素等加工制成。

【性状】【鉴别】【检查】【含量测定】应当符合《中国药典》现行版的规定。

【性味】味苦、甘，性凉，效重、钝、软、柔。

【功能与主治】清热，解毒，镇静。用于瘟疫，毒热，肝热，胆热，高烧抽搐，昏迷，神志不清，狂犬病，癫狂症。

【用法与用量】多配方用，入汤、散、丸剂等；单味或加味，一次0.15～0.35g；外用适量。

【贮藏】封闭，防潮，避光，置阴凉处。

人工香盐 　 黑木勒-达布斯

Rengong Xiangyan　Hiimel dabs

SAL OLENTIA ARTIFACTUS

本品由大青盐500g，硼砂300g，光明盐50g，白矾50g，火硝50g，粉碎，加适量白酒，混匀，文火加热使熔化结晶水蒸发至尽，即得。蒙药习用名称"卤盐"。

【性状】本品呈不规则块状，大小不一。表面白色或类白色，具有大小不等的孔隙。质坚，不易折断，断面白色不平坦。气微腥，味咸。

【鉴别】本品水溶液显钠盐、钾盐、氯化物、硫酸盐、硝酸盐与硼酸盐（《中国药典》2020年版四部通则0301）的鉴别反应。

【检查】干燥失重取本品，在105℃干燥至恒重，减失重量不得过2.0%（《中国药典》2020年版四部通则0831）。

【含量测定】硫酸铝钾　取本品粉末约5g，精密称定，加水20ml溶解后，滴加稀盐酸（约3.5ml）至中性，加醋酸–醋酸铵缓冲液（pH6.0）20ml，精密加乙二胺四醋酸二钠滴定液（0.05mol/L）25ml，煮沸3~5分钟，放冷，加二甲酚橙指示液1ml，用锌滴定液（0.05mol/L）滴定至溶液自黄色转变为红色，并将滴定的结果减1.01ml校正。每1ml的乙二胺四醋酸二钠滴定液（0.05mol/L）相当于12.91mg的无水硫酸铝钾 $[KAl(SO_4)_2]$。

本品按干燥品计算，含无水硫酸铝钾 $[KAl(SO_4)_2]$ 不得少于2.8%。

氯化钠　取本品细粉约0.23g，精密称定，置锥形瓶中，加水50ml溶解，加2%糊精溶液10ml、碳酸钙0.1g与0.1%荧光黄指示液8滴，用硝酸银滴定液（0.1mol/L）滴定至浑浊液由黄绿色变为微红色，即得。每1ml硝酸银滴定液（0.1mol/L）相当于5.84mg的氯化钠（NaCl）。

本品按干燥品计算，含氯化钠（NaCl）不得少于56.0%。

【性味】味咸，性热，效腻、锐、稀、柔。

【功能与主治】温胃，开胃，破痞，通便，祛巴达干赫依。用于脘痞，胃胀肠鸣，便秘，消化不良，呃逆，不思饮食，巴达干病。

【用法与用量】多配方用，入散剂、丸剂；单味或加味使用时，一次1~3g。

【贮藏】密封，防潮。

人参　奥日浩代

Renshen　Orhoodoi

GINSENG RADIX ET RHIZOMA

本品为五加科植物人参*Panax ginseng* C. A. Mey.的干燥根和根茎。多于秋季采挖，洗净后晒干或烘干。栽培的俗称"园参"；播种在山林野生状态下自然生长的称"林下山参"，习称"籽海"。

【性状】【鉴别】【检查】【含量测定】应当符合《中国药典》现行版的规定。

【性味】味甘、微苦，性温。

【功能与主治】助精华，滋补，安神。用于心悸怔忡，久病体虚，心脏虚弱，气短喘促，唇厥，面色苍白，大汗肢冷，呼吸微弱，脾胃久虚，精华损耗，呕吐泄泻。

【用法与用量】多配方用，入汤、散、丸剂等；单味或加味，一次1~3g；外用适量。

【贮藏】置阴凉干燥处, 密闭保存, 防蛀。

儿茶 ᠵᠦᠷ 干巴日-切

Ercha　Gambar cai

CATECHU

本品为豆科植物儿茶Acacia catechu (L.) Willd. 的去皮枝、干的干燥煎膏。冬季采收枝、干, 除去外皮, 砍成大块, 加水煎煮, 浓缩, 干燥。

【性状】【鉴别】【检查】【含量测定】应当符合《中国药典》现行版的规定。

【性味】味苦、涩, 性凉。

【功能与主治】燥协日乌素, 生肌, 愈伤。用于协日乌素病, 协日乌素疮, 疥, 外伤等症。

【用法与用量】多配方用, 入汤、散、丸剂等; 单味或加味, 一次1~3g; 外用适量。

【贮藏】置干燥处, 防潮。

刀豆 ᠪᠦᠭᠡᠷᠡᠨ 博格仁-芍沙

Daodou　Bөөrən ŠoŠ

CANAVALIAE SEMEN

本品为豆科植物刀豆Canavalia gladiata (Jacq.) DC.的干燥成熟种子。秋季采收成熟果实, 剥取种子, 晒干。

【性状】【鉴别】应当符合《中国药典》现行版的规定。

【性味】味甘, 性温, 效柔、腻。

【功能与主治】益肾, 清肾热。用于肾震荡, 肾虚腰痛, 肾寒, 肾热, 肾游痛症。

【用法与用量】多配方用。

【贮藏】置通风干燥处, 防蛀。

三七　刚奴日-额布斯

Sanqi　Gangnuur ɵbs

NOTOGINSENG RADIX ET RHIZOMA

本品为五加科植物三七 *Panax notoginseng*（Burk.）F.H.Chen 的干燥根和根茎。秋季花开前采挖，洗净，分开主根、支根及根茎，干燥。支根习称"筋条"，根茎习称"剪口"。

【性状】【鉴别】【检查】【浸出物】【含量测定】应当符合《中国药典》现行版的规定。

【性味】味甘、苦，性凉，效钝、轻、柔、糙。

【功能与主治】愈伤，止腐，止血，消肿，止痛，清热，解毒。用于骨折脉伤，创伤出血，伤口化脓，溃烂，奇哈，毒热扩散，粘性肿疡，关节热性协日乌素症。

【用法与用量】多配方用，入汤、散、丸剂等；单味或加味，一次1~3g；外用适量。

【贮藏】置阴凉干燥处，防蛀。

三颗针　乌日格斯图-沙日-毛都

Sankezhen　Urgest Šar mod

BERBERIDIS RADIX

本品为小檗科植物黄芦木 *Berberis amurensis* Rupr.、细叶小檗 *Berberis poirelii* Schneid. 或匙叶小檗 *Berberis vernae* Schneid. 等同属数种植物的干燥根。春、秋二季采挖，除去泥沙和须根，晒干或切片晒干。

【性状】黄芦木本品呈圆柱形，稍扭曲，有少数分枝，长10~15cm，直径1~3cm，根头粗大，向下渐细。外皮灰棕色，有细皱纹，易剥落。质坚硬，不易折断，断面不平坦，鲜黄色。切片近圆形或长圆形, 稍显放射状纹理, 髓部棕黄色。气微, 味苦。

细叶小檗、匙叶小檗应当符合《中国药典》现行版的规定。

【鉴别】【检查】【浸出物】【含量测定】细叶小檗、匙叶小檗应当符合《中国药典》现行版的规定。

【性味】味苦, 性凉, 效糙、钝、稀。

【功能与主治】燥协日乌素, 清热, 解毒, 止泻, 止血, 明目。用于痛风, 游痛症, 秃疮, 疥癣, 吾雅曼病, 皮肤瘙痒, 毒热, 口鼻出血, 吐血, 月经过多, 便血, 赤眼, 眼白斑, 肾热, 遗精。

【用法与用量】多配方用, 入汤、散、丸剂等; 单味或加味, 一次1~3g; 外用适量。

【贮藏】置阴凉干燥处。

干姜　　　宝日-嘎

Ganjiang　Bor Gaa

ZINGIBERIS RHIZOMA

本品为姜科植物姜*Zingiber officinale* Rosc. 的干燥根茎。冬季采挖, 除去须根和泥沙, 晒干或低温干燥。趁鲜切片晒干或低温干燥者称为"干姜片"。

【性状】【鉴别】【检查】【浸出物】【含量测定】应当符合《中国药典》现行版的规定。

【性味】味辛、甘, 性温, 效糙、锐、浮、燥。

【功能与主治】温胃, 消食, 开胃, 祛巴达干赫依。用于胃火不足, 食积不消, 巴达干赫依合并症, 肺脓肿。

【用法与用量】多配方用, 入汤、散、丸剂等; 单味或加味, 一次1~3g; 外用适量。

【贮藏】置阴凉干燥处, 防蛀。

土木香 ᠵᠤ 玛奴

Tumuxiang Manuu

INULAE RADIX

本品为菊科植物土木香*Inula helenium* L. 的干燥根。秋季采挖，除去泥沙，晒干。

【性状】【鉴别】【检查】【浸出物】【含量测定】应当符合《中国药典》现行版的规定。

【性味】味辛、苦、甘，性平，效腻、锐、燥、重。

【功能与主治】清巴达干热，解赫依血相搏，温胃，消食，开胃，止刺痛。用于感冒头痛，恶性寒战，瘟病初期，赫依血引起胸闷气喘，胸背游走性疼痛，不思饮食，呕吐泛酸，宝如病，赫依希日性头痛及血热性头痛。

【用法与用量】多配方用，入汤、散、丸剂等；单味或加味，一次1~3g；外用适量。

【贮藏】置阴凉干燥处。

土庄绣线菊 ᠵᠤ ᠶ 哈登–切

Tuzhuangxiuxianju Haden cie

SPIRAEAE HERBA

本品为蔷薇科植物土庄绣线菊*Spiraea pubescens* Turcz. 的干燥花、叶及嫩枝。花期采收带花嫩枝，晒干。

【性状】本品茎枝呈圆柱形，多分枝，直径0.2~0.6cm，表面褐黄色，无毛或被短柔毛。叶片灰绿色，完整者呈菱状卵形至椭圆形，长1.5~2.5cm，宽1~2cm，先端急尖，基部宽楔形，边缘自中部以上有深刻锯齿，有时3裂，两面具稀疏绒毛，下表面叶脉凸起；叶柄长2~4mm，被短柔毛。花为伞形花序，具总梗，花梗长7~12mm；花萼钟状，外表面无毛，内表面有灰白色短柔毛；萼片卵状三角形，先端急尖。气微,味微苦。

【鉴别】(1)本品粉末黄绿色。非腺毛易见,无色或淡黄色,长短不一,表面光滑。花粉粒类圆球形,表面光滑,具3个萌发孔。草酸钙簇晶棱角不明显,常破碎成不规则扇形晶体。叶表皮细胞多角形或类长方形,壁平直或微弯曲,不均匀增厚。

(2)取本品粉末3.5g,加水50ml,加热回流45分钟,滤过,取续滤液1ml,加磷酸盐缓冲液(pH8.0)与2%茚三酮溶液各0.5ml,水浴加热15分钟,即显紫色。

【检查】水分 不得过7.0%(《中国药典》2020年版四部通则0832第二法)。

总灰分 不得过5.0%(《中国药典》2020年版四部通则2302)。

【浸出物】照水溶性浸出物测定法(《中国药典》2020年版四部通则2201)项下的热浸法测定,不得少于18.0%。

【含量测定】茶多酚 对照品溶液的制备 取没食子酸对照品约55mg,精密称定,置50ml量瓶中,加水溶解并稀释至刻度,摇匀(临用现配),即得(每1ml含没食子酸约1.1mg)。

标准曲线的制备 精密量取对照品溶液0ml、2ml、4ml、6ml、8ml、10ml,分别置100ml量瓶中,加水稀释至刻度,摇匀。再精密量取上述溶液各1ml,分别置10ml比色管中,分别精密加入10%福林酚溶液5ml,摇匀,放置5分钟,精密加入7.5%碳酸钠溶液4ml,摇匀,室温下放置60分钟。照紫外-可见分光光度法(《中国药典》2020年版四部通则0401),在748nm波长处测定吸光度,以吸光度为纵坐标,浓度为横坐标,绘制标准曲线。

测定法 取本品粉末1g,精密称定,加70%甲醇溶液(70℃水中预热)20ml,70℃水浴中浸提20分钟(隔5分钟搅拌一次),放冷,离心(4000转/分)5分钟,吸取上清液,转移至50ml量瓶中。残渣再重复提取一次,合并提取液,放冷,用70%甲醇稀释至刻度,摇匀,滤过。精密量取续滤液5ml,置100ml量瓶中,加70%甲醇稀释至刻度,摇匀,再精密量取1ml,置10ml比色管内,照标准曲线制备项下方法,自"分别精密加入10%福林酚溶液5ml"起,依法测定吸光度,从标准曲线上读出供试品溶液中含没食子酸的重量(μg),计算,即得。

本品按干燥品计算,含茶多酚以没食子酸($C_7H_6O_5$)计,不得少于4.0%。

【性味】味辛,性温。

【功能与主治】调赫依,止痛,散瘀。用于咽喉肿痛,跌打损伤。

【用法与用量】1~5g。多配方用。

【贮藏】置阴凉干燥处。

土茯苓 陶丕郎

Tufuling Tofilang

SMILACIS GLABRAE RHIZOMA

本品为百合科植物光叶菝葜*Smilax glabra* Roxb. 的干燥根茎。夏、秋二季采挖,除去须根,洗净,干燥;或趁鲜切成薄片,干燥。

【性状】【鉴别】【检查】【浸出物】【含量测定】应当符合《中国药典》现行版的规定。

【性味】味甘,性平。

【功能与主治】清热,解毒,除协日乌素,消肿。用于血热头痛,咽喉肿痛,经血淋漓,妇女血症,阴道虫症,宝如热症,希日热症,梅毒,淋病。

【用法与用量】多配方用,入汤、散、丸剂等;单味或加味,一次1~3g;外用适量。

【贮藏】置阴凉干燥处。

大风子 巴图-乌兰

Dafengzi Bat ulaan

HYDNOCARPI SEMEN

本品为大风子科植物泰国大风子*Hydnocarpus anthelmintica* Pierre. 的干燥成熟种子。秋、冬二季种子成熟时采收,除去杂质,干燥。

【性状】本品呈不规则的卵圆形或多面形,稍有不规则的钝棱角,长2~3cm,直径1~2cm。表面灰棕色至灰褐色,有细纹,较小的一端放射出多数明显的凹纹至种子1/3处。种皮厚而坚硬,砸破后,内表面光滑,浅黄色或黄棕色。种仁与种皮分离,种仁两瓣,灰白色,有油性,外被一层红棕色或暗紫色薄膜,较小端略皱缩。气微,味淡。

【鉴别】本品粉末红棕色。种皮石细胞较多,单个散在或数个成群,黄色或淡黄棕色,呈类圆形、类方形、类椭圆形、类三角形或类多角形,直径25~72μm,壁厚,孔沟、纹孔明显,胞腔较大,有的含少数草酸钙簇晶,有的内含棕色物。种皮内层石细胞较多,单个散在或数个成群,黄色或淡黄棕色,多呈长条形或不规则分枝状,直径19~48μm,壁较厚,孔沟明显,边缘平整或呈不规则凹凸,胞腔稍大或呈线缝状,有的内含棕色物。网纹细胞,类椭圆形或多边形,平周壁呈网状,微木化,垂周壁不均匀增厚,呈连珠状。子叶细胞,呈类长方形,富含脂肪油。

【检查】水分　不得过7.0%(《中国药典》2020年版四部通则0832第二法)。

总灰分　不得过4.0%(《中国药典》2020年版四部通则2302)。

【浸出物】照醇溶性浸出物测定法(《中国药典》2020年版四部通则2201)项下的热浸法测定,以乙醇做溶剂,不得少于12.0%。

【性味】味辛,性温,效燥、钝。有毒。

【功能与主治】杀虫,解痉,燥协日乌素,消奇哈,止腐,滋补。用于胃粘痧症,疥疮,黄水疮,梅毒,年老体衰等。

【用法与用量】多配方用,多入丸、散;胡麻油调和敷患部,每日一次。

【贮藏】置阴凉干燥处。

大托叶云实　　桌楞–乌日

Datuoyeyunshi　Zөөlon ur

CAESALPINIAE CRISTAE SEMEN

本品为豆科植物大托叶云实 *Caesalpinia crista* L. 的干燥成熟种子。冬、春季果实成熟时采收,剥取种子,晒干。

【性状】【鉴别】应当符合国家药品标准的规定。

【性味】味辛,性温。

【功能与主治】温肾、胃,补肾,止泻,除协日乌素。用于下身寒凉,腰痛,尿频,遗精,肌肉拘痛。

【用法与用量】多配方用,入汤、散、丸剂等;单味或加味,一次1~3g;外用适量。

【贮藏】置阴凉干燥处，防蛀。

大青叶 　　 呼和-那布其
Daqingye　Həh nabc
ISATIDIS FOLIUM

本品为十字花科植物菘蓝*Isatis indigotica* Fort. 的干燥叶。夏、秋二季分2~3次采收，除去杂质，晒干。

【性状】【鉴别】【检查】【浸出物】【含量测定】应当符合《中国药典》现行版的规定。

【性味】味苦、咸，性寒。

【功能与主治】杀粘，清热，解毒。用于流感，瘟热。

【用法与用量】多配方用，入汤、散、丸剂等；单味或加味，一次1~3g；外用适量。

【贮藏】置阴凉干燥处，防霉。

大青盐 　　 呼和-达布斯
Daqingyan　Həh dabs
HALITUM

本品为卤化物类石盐族湖盐结晶体，主含氯化钠（NaCl）。自盐湖中采挖后，除去杂质，干燥。

【性状】【鉴别】【含量测定】应当符合《中国药典》现行版的规定。

【性味】味咸、涩，性温。

【功能与主治】消食，破痞，通便。用于消化不良，赫依血引起胸满，牙痛。

【用法与用量】多配方用，入汤、散、丸剂等；单味或加味，一次1~3g；外用适量。

【贮藏】置阴凉干燥处，防潮。

大黄 ᠭᠡᠰᠢᠭᠦᠨᠡ 给喜古讷

Dahuang Gešuune

RHEI RADIX ET RHIZOMA

本品为蓼科植物掌叶大黄*Rheum palmatum* L.、唐古特大黄*Rheum tanguticum* Maxim. ex Balf. 或药用大黄*Rheum officinale* Baill. 的干燥根和根茎。秋末茎叶枯萎或次春发芽前采挖,除去细根,刮去外皮,切瓣或段,绳穿成串干燥或直接干燥。

【**性状**】【**鉴别**】【**检查**】【**浸出物**】【**含量测定**】应当符合《中国药典》现行版的规定。

【**性味**】味苦、酸,性凉,效稀、轻、浮、糙。

【**功能与主治**】缓泻,清热,解毒,消食,收敛疮疡。用于食积,便秘,腹胀,昌哈症,希日热,腑热,疮疡,疖肿,经闭,胎衣不下。

【**用法与用量**】多配方用,入汤、散、丸剂等;单味或加味,一次1~3g;外用适量。

【**注意**】孕妇慎用。

【**贮藏**】置阴凉干燥处,防蛀。

大瓣铁线莲 ᠬᠠᠷ ᠲᠡᠮᠦᠷ ᠣᠷᠣᠩ 哈尔-特木日-奥日秧古

Dabantiexianlian Har təmər oroong

CLEMATIDIS MACROPETALAE HERBA

本品为毛茛科植物大瓣铁线莲*Clematis macropetala* Ledeb. 的干燥地上部分。夏、秋二季采收,除去杂质和泥土,切段晒干。

【**性状**】本品呈段状,茎细圆柱形,直径0.5~2mm,表面淡棕色或棕褐色,外皮易剥落,剥落处显淡绿色,有扭曲状纹理,节部膨大,有对生叶柄或茎枝残痕。质硬而脆,折断面纤维性,皮部淡绿色,木部淡黄白色。叶多破碎,完整者,呈狭卵形,先端渐尖,基部楔形至圆形,边缘有锯齿,近无毛。花少见,偶有脱落的蓝紫色萼片。气异,味微咸、辛。

【鉴别】本品茎横切面:表皮细胞1列,类长方形或类圆形,外被角质层。皮层外侧为厚角组织,棱角处明显。中柱鞘纤维木化,连接成环。维管束外韧型,韧皮纤维成束或单个散在,束中形成层明显,木质部由导管和木纤维组成。髓薄壁细胞壁增厚,微木化。

粉末绿色或黄绿色。石细胞较多,成片或散在,黄绿色,呈方形、长方形或长梭形,壁较厚,直径14~36μm,长约至270μm,孔沟较细密,层纹不明显。非腺毛淡黄绿色,单细胞,直径16~24μm。木纤维多成束,灰绿色,直径5~23μm,壁稍厚,胞腔较大,有单斜纹孔,孔沟明显。中柱鞘纤维多成束,较长,直径5~27μm,孔沟不明显。导管以具缘纹孔为主,亦见网纹、螺纹导管,直径6~24μm。表皮细胞呈多角形,壁波状弯曲,气孔不定式或不等式。

【检查】水分   不得过9.0%(《中国药典》2020年版四部通则0832第二法)。

总灰分   不得过8.0%(《中国药典》2020年版四部通则2302)。

【浸出物】照醇溶性浸出物测定法(《中国药典》2020年版四部通则2201)项下的热浸法测定,用乙醇做溶剂,不得少于10.0%。

【性味】味辛、微甘,性热,效钝、燥、糙、轻。有毒。

【功能与主治】破痞,止腐,温胃,燥协日乌素,止泻。用于胃脘痞,铁垢巴达干,石痞,大肠痞,寒性脓疡,水肿,寒泻症。

【用法与用量】多配方用,入丸、散。

【贮藏】置阴凉干燥处。

大蒜干　　　　赛日木斯格

Dasuangan   Sarimsag

ALLII SATIVI BULBUS SICCUM

本品为百合科植物大蒜*Allium sativum* L. 的鳞茎。夏季叶枯时采挖,除去须根和泥沙,通风晾晒至干燥,除去外皮和皮膜。

【性状】本品呈短圆锥状或瓣状,长2~3cm,宽0.5~1.5cm,表面黄棕色或棕色,粗糙,先端急尖，底部凹陷，半透明状。质硬脆，断面角质样，平坦。有蒜臭，味微辛、咸。

【鉴别】取本品粉末5g，加正己烷50ml，浸渍过夜后，低温超声30分钟，放置，倾出上清液至蒸发皿中，室温挥干，残渣加甲醇0.5ml溶解，作为供试品溶液。另取大蒜素对照品，用甲醇制成每1ml含20μl的溶液，作为对照品溶液。照薄层色谱法（《中国药典》2020年版通则0502）试验，吸取供试品溶液10μl，对照品溶液1μl，分别点于同一羧甲基纤维素钠为黏合剂的硅胶GF$_{254}$薄层板上，以石油醚（30～60℃）–环己烷（10∶1）为展开剂，展至8cm，取出，晾干。置紫外灯（254nm）下检视，供试品色谱中，在与对照品色谱相应位置上，显相同颜色的荧光斑点。

【检查】总灰分　不得过2.0%（《中国药典》2020年版通则2302）。

【浸出物】照水溶性浸出物测定法（《中国药典》2020年版通则2201）项下的热浸法测定，不得少于30.0%。

【含量测定】照高效液相色谱法（《中国药典》2020年版通则0512）测定。

色谱条件与系统适用性试验　以十八烷基硅烷键合硅胶为填充剂；以甲醇–0.1%甲酸溶液（75∶25）为流动相；检测波长为210nm。理论板数按大蒜素峰计算应不低于3000。

对照品溶液的制备　取大蒜素对照品适量，精密称定，加无水乙醇制成每1ml含0.16mg的溶液，即得。

供试品溶液的制备　取本品粉末约1g，精密称定，置具塞锥形瓶中，在35℃水浴保温1小时，精密加入无水乙醇20ml，称定重量，加热回流1小时，取出，放冷，再称定重量，用无水乙醇补足减失的重量，摇匀，滤过，取续滤液，即得。

测定法　分别精密吸取对照品溶液与供试品溶液各10μl，注入液相色谱仪，测定，即得。

本品按干燥品计算，含大蒜素（C$_6$H$_{10}$S$_3$）不得少于0.15%。

【性味】味辛，性温，效锐、重、腻。

【功能与主治】镇赫依，平喘，祛痰，杀虫，解毒，燥协日乌素，温胃消食，除痞。用于赫依热病，喘息，赫依痞，蛇伤，配制毒，狂犬病，慢性铅中毒。

【用法与用量】多配方用。

【贮藏】置阴凉干燥处。

万年灰 　 霍钦-朝灰

Wannianhui　Huoqin chaohai

CAIX CONSTRUCTIONIS　PRICAE

本品为古建筑物的石灰性块状物, 主含碳酸钙（$CaCO_3$）, 采挖后, 除去泥沙及杂物。

【性状】本品呈不规则块状, 大小不一。表面白色或类白色, 具大小不等的孔隙。质坚, 不易折断, 断面白色, 不平坦, 条痕白色。无臭, 无味。

【鉴别】取本品粉末约0.2g, 加稀盐酸10ml, 加热使溶解, 滤过, 滤液显钙盐（《中国药典》2020年版四部通则0301）的鉴别反应。

【性味】味辛, 性温。有毒。

【功能与主治】温中散寒, 破痞, 助消化, 祛胃巴达干。用于消化不良, 铁垢巴达干, 宝如病, 寒性痞症。

【用法与用量】炮制后多配方用。

【贮藏】置干燥处。

小叶锦鸡儿 　 阿拉坦-哈日根

Xiaoyejinjier　Altan hargan

CARAGANAE MICROPHYLLAE RADIX

本品为豆科植物小叶锦鸡儿*Caragana microphylla* Lam. 的干燥根。春、秋二季采挖, 洗净泥土, 晒干。

【性状】本品呈圆柱形, 弯曲, 多有支根, 直径至2cm。表面棕色或棕黄色, 有的外皮易脱落。质坚硬, 不易折断, 断面纤维性, 皮部黄白色, 木部淡黄色。气微, 味微甜, 嚼之微有豆腥味。

【鉴别】本品横切面: 木栓层为数列扁平的棕色细胞; 韧皮部纤维成束, 壁厚, 木化; 木质部导管单个散在或数个相聚, 木质部射线较多。

粉末淡棕黄色。纤维成束, 直径10~30μm, 周围薄壁细胞含草酸钙方晶, 形成晶纤维。网纹导管、环纹导管多见, 直径10~125μm。

【检查】水分 不得过9.0%(《中国药典》2020年版四部通则0832第二法)。

总灰分 不得过9.0%(《中国药典》2020年版四部通则2302)。

酸不溶性灰分 不得过3.0%(《中国药典》2020年版四部通则2302)。

【含量测定】对照品溶液的制备 精密称取芦丁对照品约16mg, 置50ml量瓶中, 加70%乙醇适量, 温热使溶解, 放冷, 再加70%的乙醇至刻度, 摇匀。精密量取25ml, 置50ml量瓶中, 加水至刻度, 摇匀, 即得(每1ml中含无水芦丁0.16mg)。

标准曲线的制备 精密量取对照品溶液2.0ml、4.0ml、6.0ml、8.0ml、10.0ml、12.0ml, 分别置25ml量瓶中, 各加5%亚硝酸钠溶液1ml, 摇匀, 放置6分钟, 加10%硝酸铝溶液1ml, 摇匀, 放置6分钟, 加4%的氢氧化钠溶液10ml, 再加水稀释至刻度, 摇匀, 放置15分钟, 以相应试剂为空白。照紫外-可见分光光度法(《中国药典》2020年版四部通则0401), 在510nm波长处测定吸光度, 以吸光度为纵坐标, 浓度为横坐标, 绘制标准曲线。

测定法 取本品粗粉约2g, 精密称定, 置索氏提取器中, 加乙醚适量回流提取1小时, 放冷, 弃去乙醚液, 药渣加70%乙醇25ml, 在50℃水浴中温浸5小时, 冷却, 滤过, 滤渣用70%乙醇分次洗涤, 合并滤液及洗液于50ml量瓶中, 加70%乙醇至刻度, 摇匀。精密量取10ml, 置25ml量瓶中, 照标准曲线制备项下的方法, 自"加5%亚硝酸钠溶液1ml"起同法操作。同时另取10ml, 除不加4%氢氧化钠溶液外, 其余同上操作, 作为空白, 依法测定吸光度, 从标准曲线上读出供试品溶液中含芦丁的重量(mg), 计算, 即得。

本品按干燥品计算, 含总黄酮以无水芦丁($C_{27}H_{30}O_{16}$)计, 不得少于0.12%。

【性味】味苦, 性凉, 效淡、轻。

【功能与主治】清热, 收敛。用于赫依血症, 头痛, 头晕, 咽喉肿痛, 毒热。

【用法与用量】多配方用, 入丸、散; 煮散剂, 每次3~5g; 服用。

【贮藏】置通风干燥处。

小白蒿　ᠶᠤ　艾给

Xiaobaihao　Agi

ARTEMISIAE FRIGIDAE HERBA

本品为菊科植物冷蒿*Artemisia frigida* Willd. 的干燥地上部分。夏、秋季花盛开时采收，除去老茎杂质，阴干。

【性状】本品茎呈圆柱形，少数分枝，直径1～3mm。表面淡黄绿色，密被灰白色毛茸，具纵棱线。质脆，易折断。叶多脱落，皱缩或破碎，完整叶2～3回羽状全裂，小裂片条形或条状披针形，二面均被白色毛茸，全缘。头状花序小，直径约2mm，灰黄色，总苞密生银白色长柔毛。气芳香，味辛苦。

【鉴别】（1）本品粉末棕绿色。"丁"字形毛较多，全长270～870μm，两臂不等长，柄细胞2～3个，但多断开，只见一个柄细胞；单列性非腺毛甚长，可达1～2mm，由1～3个细胞组成。花粉粒易见，近球形，直径20～27μm，外壁有较稀疏的小刺状突起。花瓣碎片易见，薄壁细胞多长梭形。纤维壁较厚。石细胞少见。偶见双头腺毛。

（2）取本品粉末1g，置锥形瓶中，加20ml甲醇，超声处理30分钟，放冷，滤过，滤液挥干，残渣加甲醇5ml溶解，作为供试品溶液。另取绿原酸对照品，加甲醇制成每1ml含1mg的溶液，作为对照品溶液。照薄层色谱法（《中国药典》2020年版四部通则0502）试验，吸取上述两种溶液各1～2μl，分别点于同一聚酰胺薄膜上，以冰醋酸-水（1.2∶2）为展开剂，展开，取出晾干，在紫外灯（365nm）下检视，供试品色谱中在与对照药材色谱相对应的位置上，显相同颜色的斑点。

【检查】水分　不得过10.0%（《中国药典》2020年版四部通则0832第二法）。

总灰分　不得过11.0%（《中国药典》2020年版四部通则2302）。

酸不溶性灰分　不得过5.0%（《中国药典》2020年版四部通则2302）。

【含量测定】照高效液相色谱法（《中国药典》2020年版四部通则0512）测定。

色谱条件与系统适用性试验　用十八烷基硅烷键合硅胶为填充剂；以乙腈-0.4%磷酸溶液（12∶88）为流动相；检测波长为327nm。理论板数按绿原酸峰计算应不低于2000。

对照品溶液的制备　精密称取绿原酸对照品适量，置棕色瓶中，加50%甲醇制成每1ml含0.1mg的溶液，即得。

供试品溶液的制备　取本品粉末（过四号筛）约0.5g，精密称定，置具塞锥形瓶中，精密加入

50%甲醇50ml，密塞，称定重量，超声处理（功率150W，频率40kHz）30分钟，放冷，再称定重量，用50%甲醇补足减失重量，摇匀，滤过，精密量取续滤液10ml，置25ml棕色量瓶中，加50%甲醇稀释至刻度，摇匀，即得。

测定法　分别精密吸取对照品溶液与供试品溶液各10μl，注入液相色谱仪，测定，即得。

本品按干燥品计算，含绿原酸（$C_{16}H_{18}O_9$）不得少于0.20%。

【性味】味苦，性凉，效燥、淡、糙、钝。

【功能与主治】止血，消肿，消奇哈。用于各种出血，关节肿胀，肾热，月经不调，疮痈。

【用法与用量】多配方或用于药浴。

【贮藏】置阴凉干燥处。

小花草玉梅　　　　　那木根–宝根–查干–其其格

Xiaohuacaoyumei　Namgiin bugan cagaan ceceg

ANEMONES FLORE MINORE HERBA

本品为毛茛科小花草玉梅 *Anemone rivularis* Bush.Ham.ex DC. var. *flore-minore* Maxim. 的干燥带花全草。夏秋季采挖，除去茎叶，洗净泥土，晒干。

【性状】本品多呈段状，偶见类圆柱状的根，表面黑褐色至红棕色，根头部密被白色长柔毛。茎类圆柱形，光滑无毛，绿色、灰绿色或棕褐色，质脆，易折断，断面纤维性，皮部淡绿色，木部淡黄色，髓部常呈空洞状。叶多卷曲破碎，灰绿色或淡棕色。气微，味酸、涩。

【鉴别】（1）本品茎横切面：表皮细胞1列，类方形，外被角质。皮层细胞3～4列，切向延长。维管束呈两轮排列，外韧型，其周围薄壁细胞壁木化增厚，韧皮部外侧具纤维束，木质部由导管和木薄壁细胞组成。髓宽广。

粉末浅黄绿色。非腺毛单细胞，直径14～25μm，壁稍厚，木化，有的有角质螺纹。木纤维成束，直径12～28μm，壁较薄，不均匀增厚，纹孔明显。韧皮纤维成束，直径11～23μm，壁厚，胞腔窄小，纹孔不明显。叶表皮细胞多角形，壁稍弯曲，气孔不定式，副卫细胞3～6个。木化薄壁细胞，表面观呈类长方形，直径18～51μm，壁不均匀增厚，纹孔明显。导管以具缘纹孔、网纹导管为主，短节状，亦有环纹、螺纹导管，直径12～25μm。

（2）取本品粉末4g，加石油醚（60～90℃）40ml，置具塞锥形瓶中，超声处理40分钟，放冷，滤过, 滤液蒸干, 残渣加甲醇1ml使溶解, 作为供试品溶液。另取β-谷甾醇对照品, 加甲醇制成每1ml含1mg的溶液, 作为对照品溶液。照薄层色谱法(《中国药典》2020年版四部通则0502)试验, 吸取上述两种溶液各10μl, 分别点于同一以0.5%羧甲基纤维素钠为黏合剂的硅胶G薄层板上, 以石油醚(60~90℃)-乙酸乙酯-甲酸(8:2:0.01)为展开剂, 展开, 取出, 晾干, 喷以10%硫酸乙醇溶液, 在105℃加热至斑点显色清晰。供试品色谱中, 在与对照品色谱相应的位置上, 显相同颜色的斑点。

【检查】水分　不得过9.5%(《中国药典》2020年版四部通则0832第二法)。

总灰分　不得过9.0%(《中国药典》2020年版四部通则2302)。

【浸出物】照醇溶性浸出物测定法(《中国药典》2020年版四部通则2201)项下的热浸法测定, 用乙醇做溶剂, 不得少于13.0%。

【性味】味辛、苦, 性热, 效锐、燥、糙、轻。有毒。

【功能与主治】破痞, 止腐, 温胃, 燥协日乌素, 杀虫, 止痛, 解毒。用于胃脘痞, 食痞, 虫痞, 食积不消, 白癜风, 蛇伤。

【用法与用量】多配方用, 入丸、散; 粉碎调和敷患处。

【贮藏】置阴凉干燥处。

小花棘豆　　　　扫格图-奥日都扎

Xiaohuajidou　Sogtuu urtuuz

OXYTROPIS GLABRAE HERBA

本品为豆科植物小花棘豆*Oxytropis glabra*(Lam.)DC. 的干燥地上部分。夏、秋二季茎叶茂盛时采割, 除去杂质, 干燥。

【性状】本品茎呈圆柱形, 直径3~6mm, 暗绿色, 有纵沟及棱线, 有节。质硬, 易折断。羽状复叶暗绿色, 皱缩卷曲, 质脆, 叶轴疏被短柔毛; 托叶草质, 披针形、披针状卵形, 无毛或微被软柔毛; 小叶5~15, 披针形、披针状卵形, 尖端渐尖, 基部圆形, 上面无毛, 下面微被伏柔毛。总状花序, 花萼钟形, 萼齿披针状锥形, 花冠淡紫色或蓝紫色。荚果膜质, 长圆形, 膨胀, 下垂, 腹缝具深沟, 背部圆形, 疏被短柔毛。气微, 味微苦。

【鉴别】叶横切面: 上表皮细胞类方形, 下表皮细胞较大, 形状不规则, 上、下表皮外被角质层;

栅栏组织1层。主脉维管束外韧型,木质部导管2~5个成群,有红棕色块状物。

茎横切面:表皮细胞类方形,皮层较窄,4~5层细胞;维管束外韧型,连续排列成1轮;中柱鞘部位纤维新月形,韧皮部狭长,形成层明显,髓射线宽3~7列细胞;木质部呈三角形,导管2~5个成群,纤维成束。

【检查】水分　不得过12.0%(《中国药典》2020年版四部通则0832第二法)。

总灰分　不得过15.0%(《中国药典》2020年版四部通则2302)。

酸不溶性灰分　不得过4.0%(《中国药典》2020年版四部通则2302)。

【浸出物】照醇溶性浸出物测定法(《中国药典》2020年版四部通则2201)项下的热浸法测定,用稀乙醇做溶剂,不得少于20.0%。

【性味】味苦、甘,性凉。有毒。

【功能与主治】杀粘,清热,燥协日乌素,愈伤,生肌,锁脉,消肿,通便。用于瘟疫,发症,肠刺痛,脑刺痛,颈强痛,痛风,合如乎症,创伤,抽筋,鼻衄,月经过多,创伤出血,腮腺肿胀,咳痰,麻疹。

【用法与用量】多配方用。

【注意事项】本品使用前应炮制。

【贮藏】置通风干燥处。

小果白刺 　　哈日莫格

Xiaoguobaici　Harmag

NITRARIAE FRUCTUS

本品为蒺藜科植物小果白刺Nitraria sibirica Pall. 的干燥成熟果实。秋季果实成熟时采收,除去杂质,干燥。

【性状】本品呈卵圆形或椭圆形,长4~5mm。表面暗红色,皱缩,多数顶端尖,基部有果梗痕和短毛。果核卵形,先端尖,先端有裂隙,有数个小凹陷。气微,味酸、甜、微咸。

【鉴别】本品粉末红棕色。表皮细胞表面观多角形,垂周壁稍厚。石细胞多见,呈类圆形、类方形或长方形,壁较厚。非腺毛具壁疣或外壁光滑,内壁粗糙。草酸钙簇晶存在于薄壁细胞中。

【检查】水分　不得过16.0%(《中国药典》2020年版四部通则0832第二法)。

总灰分　不得过10.0%（《中国药典》2020年版四部通则2302）。

【浸出物】照醇溶性浸出物测定法（《中国药典》2020年版四部通则2201）项下的热浸法测定，用70%乙醇做溶剂，不得少于30.0%。

【性味】味甘、酸、微咸，性温。

【功能与主治】助消化，镇静，下乳。用于脾胃虚弱，食不消，神经衰弱，感冒。

【用法与用量】多配方用，入汤、散、丸剂等；单味或加味，一次1~3g；外用适量。

【贮藏】置通风干燥处，防霉，防蛀。

小茴香　照日高德斯

Xiaohuixiang　Zorgodos

FOENICULI FRUCTUS

本品为伞形科植物茴香*Foeniculum vulgare* Mill. 的干燥成熟果实。秋季果实初熟时采割植株，晒干，打下果实，除去杂质。

【性状】【鉴别】【检查】【含量测定】应当符合《中国药典》现行版的规定。

【性味】味涩、辛，性温，效腻、钝、轻。

【功能与主治】清赫依热，开胃，明目，解毒，消肿。用于赫依热，视野朦胧，视力减退，中毒性呕吐，胃腹胀满，泄泻，食积不消，恶心。

【用法与用量】多配方用，入汤、散、丸剂等；单味或加味，一次1~3g；外用适量。

【贮藏】置阴凉干燥处。

小黄紫堇   沙日-浩如海-其其格

Xiaohuangzijin   Šar horhoi ceceg

CORYDALIS RADDEANAE HERBA

本品为罂粟科植物小黄紫堇*Corydalis raddeana* Regel. 的干燥全草。6—8月采收,除去杂质,阴干。

【别名】东日斯力瓦(小)。

【性状】本品茎扁圆柱形,长短不一;表面黄绿色,有纵棱,黄色至黄棕色;质脆,易折断,断面白色,髓部常中空。叶多破碎,完整者有细长叶柄,叶片二至三回羽状全裂,小裂片卵形或倒卵形;上表面绿色,下表面灰绿色。总状花序顶生。花黄色,花瓣连距长1.6~1.8cm,距细长。果实狭矩圆形或倒披针形,长0.8~1.5cm;种子间稍缢细。气味香,味苦。

【鉴别】(1)本品茎横切面:表皮细胞1列,外被角质层。厚角细胞分布于棱角处。皮层为数列薄壁细胞,外侧1~2列小型细胞含叶绿体,颜色较深,内侧数列细胞大型,细胞壁木化。中柱鞘部位纤维束木化。外韧维管束在棱角处发达。髓部薄壁细胞较大,常中空。

粉末黄绿色。花粉粒圆球形,直径30~36μm,表面具网状雕纹,萌发孔沟3个。叶上表皮细胞垂周壁平直,下表皮细胞垂周壁弯曲,气孔不定式,多分布于下表皮。导管多为孔纹及网纹导管。纤维平直,壁薄腔宽,直径16~26μm。

(2)取本品粉末约3g,加1%盐酸溶液40ml,浸泡3小时,超声处理(功率200W,频率40kHz)30分钟,滤过,滤液加10%氢氧化钠溶液调pH至10,离心,取上清液,加三氯甲烷萃取2次,每次30ml,合并三氯甲烷液,加浓氨水0.5ml,振摇,回收溶剂至干,残渣加三氯甲烷1ml使溶解,作为供试品溶液。另取原阿片碱对照品,加三氯甲烷制成每1ml含0.5mg的溶液,作为对照品溶液。照薄层色谱法(《中国药典》2020年版四部通则0502)试验,吸取上述两种溶液各10μl,分别点于同一硅胶G薄层板上,以环己烷-乙酸乙酯-甲醇-三乙胺(10:5:1:1)为展开剂,展开,取出,晾干,喷以改良碘化铋钾试液。供试品色谱中,在与对照品色谱相应的位置上,显相同颜色的斑点。

【检查】水分   不得过8.0%(《中国药典》2020年版四部通则0832第二法)。

【浸出物】照水溶性浸出物测定法(《中国药典》2020年版四部通则2201)项下的热浸法测定,不得少于10.0%。

【含量测定】照高效液相色谱法（《中国药典》2020年版四部通则0512）测定。

色谱条件与系统适用性试验　以十八烷基硅烷键合硅胶为填充剂；以乙腈-三乙胺冰醋酸溶液（精密吸取三乙胺溶液8ml，冰醋酸30ml，置1000ml量瓶中，加水稀释至刻度，摇匀）（18:82）为流动相；检测波长为289nm。理论板数按原阿片碱峰计算应不低于3000。

对照品溶液的制备　取原阿片碱对照品适量，精密称定，加三氯甲烷制成每1ml含0.16mg的溶液，即得。

供试品溶液的制备　取本品粉末1g，精密称定，置具塞锥形瓶中，精密加50%甲醇-盐酸（100:1）混合溶液50ml，密塞，称定重量，超声处理（功率200W，频率40kHz）30分钟，放冷，再称定重量，用上述50%甲醇-盐酸混合溶液补足减失的重量，摇匀，滤过，取续滤液，即得。

测定法　分别精密吸取对照品溶液与供试品溶液各10μl，注入液相色谱仪，测定，即得。

本品按干燥品计算，含原阿片碱（$C_{20}H_{19}NO_5$）不得少于0.15%。

【性味】味苦，性凉。

【功能与主治】清热，平息希日，愈伤，消肿。用于伏热，希日热，血热，瘟疫，烧伤等。

【用法与用量】多入汤、散、丸剂。

【贮藏】置阴凉干燥处。

小蜀季　　额莫-占巴

Xiaoshuji　Em zhanba

MALVAE SINENSIS FRUCTUS

本品为锦葵科植物锦葵*Malva sinensis* Cavan.的干燥近成熟果实。夏、秋二季果实近成熟时采收，除去杂质，阴干。

【性状】本品呈扁球状盘形，直径4~9mm。外被黄绿色或黄棕色宿萼，杯状，先端5齿裂，裂片内卷，宽三角形，密被星状绒毛，其外有长椭圆形的小苞片3片。果梗长1~4cm。果实由分果瓣10~14枚组成，在圆锥形中轴周围排成1轮，分果类扁圆形，直径1.5~3.5mm。表面黄绿色或黄褐色，果瓣背部具网纹，侧面具辐射状皱纹。种子肾形，棕黄色或黑褐色。气微，味涩。

【鉴别】（1）本品宿萼表面观：下表皮星状毛由2~8（多由3~6）个细胞组成，单个细胞长40~500μm，直径10~15μm，壁稍厚；腺毛头部椭圆形，5~8个细胞，直径8~12μm。上表皮单细胞非腺毛细长，弯曲或平直，壁薄或稍厚。上下表皮气孔均为不等式。薄壁细胞含草酸钙簇晶，直径11~18μm，棱角较尖。

本品果皮横切面：外果皮为1列长方形表皮细胞，壁稍厚，外被角质层。中果皮由2~3列类圆形薄壁细胞和1列含草酸钙棱晶的细胞组成，薄壁组织中有大型黏液细胞散在。含晶细胞类圆形，壁厚且木化。中果皮与内果皮间有10余束纤维束，呈环状排列。内果皮为1列径向延长的石细胞，呈栅栏状，侧壁及内壁甚厚，木化。

（2）取本品粉末约2g，加石油醚（60~90℃）30ml，加热回流30分钟，放冷，弃去石油醚液，药渣挥干，加乙醇30ml，超声处理30分钟，放冷，滤过，滤液浓缩至2ml，作为供试品溶液。另取小蜀季对照药材2g，同法制成对照药材溶液。照薄层色谱法（《中国药典》2020年版四部通则0502）试验，吸取上述两种溶液各10μl，分别点于同一硅胶G薄层板上，以三氯甲烷-甲醇-水（13:7:2）10℃以下放置12小时的下层溶液为展开剂，展开，取出，晾干，喷以5%香草醛硫酸溶液，在105℃加热至斑点显色清晰。供试品色谱中，在与对照药材色谱相应的位置上，显相同颜色的斑点。

【检查】水分　不得过10.0%（《中国药典》2020年版四部通则0832第二法）。

总灰分　不得过12.0%（《中国药典》2020年版四部通则2302）。

酸不溶性灰分　不得过1.5%（《中国药典》2020年版四部通则2302）。

【浸出物】照水溶性浸出物测定法（《中国药典》2020年版四部通则2201）项下的热浸法测定，不得少于15.0%。

【性味】味甘、涩，性凉。

【功能与主治】开脉窍，利尿，燥脓，止泻，止渴。用于肾热，尿闭，膀胱结石等症。

【用法与用量】多配方用，入汤、散、丸剂等；单味或加味用时一次1~3g。

【贮藏】置阴凉干燥处。

小蜀季花　　　　额莫-占巴-其其格

Xiaoshujihua　Em zamba ceceg

MALVAE SINENSIS FLOS

本品为锦葵科植物锦葵*Malva sinensis* Cavan. 的干燥花。夏、秋二季花开时采摘，及时干燥。

【性状】本品多皱缩破碎。完整者，副萼3片，长椭圆形，长3~4mm，宽1~2mm，离生，疏被柔毛。

花萼杯状,5裂,裂片宽三角形,两面均被星状疏柔毛。花冠5瓣,匙形,先端微缺,长约2cm,蓝色至紫色。雄蕊柱长8~10mm,被刺毛;花柱分枝9~11。子房上位。气微,味淡。

【鉴别】(1)本品粉末蓝色至紫色。花粉粒类球形,直径约110μm,表面具刺状雕纹。星状非腺毛,多破碎,完整者由3~8个细胞组成,单细胞长40~500μm,直径10~15μm。草酸钙簇晶多见,直径约10μm,棱角尖。螺纹导管较多。

(2)取本品粉末2g,加石油醚(60~90℃)30ml,加热回流30分钟,放冷,弃去石油醚液,药渣挥干,加乙醇30ml,超声处理30分钟,放冷,滤过,滤液蒸干,残渣加乙醇1ml使溶解,作为供试品溶液。另取小蜀季花对照药材2g,同法制成对照药材溶液。照薄层色谱法(《中国药典》2020年版四部通则0502)试验,吸取上述两种溶液各10μl,分别点于同一硅胶G薄层板上,以三氯甲烷–甲醇–水(13:7:2)10℃以下放置12小时的下层溶液为展开剂,展开,取出,晾干,喷以5%香草醛硫酸溶液,在105℃加热至斑点显色清晰。供试品色谱中,在与对照药材色谱相应的位置上,显相同颜色的斑点。

【检查】水分 不得过7.5%(《中国药典》2020年版四部通则0832第二法)。

总灰分 不得过11.0%(《中国药典》2020年版四部通则2302)。

酸不溶性灰分 不得过1.5%(《中国药典》2020年版四部通则2302)。

【浸出物】照水溶性浸出物测定法(《中国药典》2020年版四部通则2201)项下的热浸法测定,不得少于38.0%。

【含量测定】照高效液相色谱法(《中国药典》2020年版四部通则0512)测定。

色谱条件与系统适用性试验 以十八烷基硅烷键合硅胶为填充剂;以甲醇–0.4%磷酸溶液(47:53)为流动相;检测波长为360nm。理论板数按山奈素峰计算应不低于4000。

对照品溶液的制备 取山奈素对照品适量,精密称定,加甲醇制成每1ml含5μg的溶液,即得。

供试品溶液的制备 取本品粉末(过三号筛)约1g,精密称定,置具塞锥形瓶中,精密加入80%甲醇50ml,密塞,称定重量,加热回流1小时,放冷,再称定重量,用80%甲醇补足减失的重量,摇匀,滤过,精密量取续滤液25ml,置锥形瓶中,加盐酸5ml,置90℃水浴中加热回流1小时,放冷,转移至50ml量瓶中,加80%甲醇稀释至刻度,摇匀,滤过,取续滤液,即得。

测定法 分别精密吸取对照品溶液与供试品溶液各10μl,注入液相色谱仪,测定,即得。

本品按干燥品计算,含山奈素($C_{15}H_{10}O_6$)不得少于0.030%。

【性味】味甘、涩,性凉。

【功能与主治】开脉窍,利尿,消肿,燥脓,止泻,止渴。用于尿闭,膀胱结石症。

【用法与用量】1~5g。多配方用。

【贮藏】置阴凉干燥处。

山羊角　亚曼－额布日

Shanyangjiao　AlŠa agruu

CAPRAE HIRCI CORNU

本品为牛科动物山羊*Capra hircus* Linnaeus 的干燥角。

【性状】本品多呈长圆锥形而偏扁，较直，长18~20cm，基部直径3~4cm。表面黄棕色或灰褐色。中部微弯，角尖外上方反卷，表面光滑，略透明。环脊间距约1cm，角尖部位无环脊。表面灰黑色或灰白色，不透明，背侧呈纵沟状，有轻微隆起的环脊约10个，间距0.5~1.0cm。基部横截面圆形，具骨塞，无锯齿状嵌合。质坚硬，气微，味淡。

【鉴别】取本品粉末1g，加水10ml，水浴加热15分钟，放冷，滤过，取滤液2ml，加茚三酮试液0.5ml，摇匀，水浴加热数分钟，显蓝紫色。另取续滤液2ml，加10%氢氧化钠溶液2滴，摇匀，滴加0.5%硫酸铜溶液，显浅紫色。

【检查】水分　不得过10.0%（《中国药典》2020年版四部通则0832第二法）。

【浸出物】照水溶性浸出物测定法（《中国药典》2020年版四部通则2201）项下的热浸法测定，用水做溶剂，不得少于5.0%。

【炮制】照清炒法炮制后入药。

【性味】味苦、咸，性寒。

【功能与主治】清热，解毒，活血化瘀，燥脓，破血痞，止泻。主治肺脓肿，瘀血症，血痞，子宫痞，脉痞，闭经。

【用法与用量】多配方用，入汤、散、丸剂等；单味或加味，一次1~3g；外用适量。

【贮藏】置阴凉干燥处，密闭，防蛀。

山杨　乌力雅苏

Shanyang　Uliyaas

POPULI DAVIDIANAE CORTEX

本品为杨柳科植物山杨*Populus davidiana* Dode 的干燥树皮。春、夏、秋季剥取树皮，晒干，切丝备用。

【性状】本品为槽状、卷筒状、不规则板状，厚1.0～3.2mm。外表面灰棕色或淡绿色，粗糙，有不规则纵沟。内表面黄白色，光滑，有细纵纹。质硬而脆，易折断，断面不平坦，刺状，外侧呈棕褐色，内侧黄色或淡黄色。气微，味苦。

【鉴别】本品横切面：木栓细胞数列，细胞呈类长方形。皮层较宽广，具石细胞群、纤维束及黏液细胞，纤维周围的薄壁细胞中含草酸钙方晶，石细胞群及纤维束断续成环。韧皮部宽广，约占皮部的二分之一，射线弯曲，射线细胞1～2列，纤维束众多，断续成环，亦有黏液细胞散在。薄壁细胞中含众多草酸钙簇晶、方晶及淀粉粒。

粉末淡黄色或黄白色。纤维及晶纤维较多，大多成束。纤维甚长，直径13～45μm，壁极厚，木化，孔沟不明显，胞腔线形。草酸钙方晶呈略扁的类双锥形、长方形或类方形，直径8～16μm。草酸钙簇晶极多，大小不一，直径8～20μm，棱角大多锐尖。淀粉粒多单粒，直径2～7μm，脐点点状，复粒稀少，由2～4分粒组成。

【检查】水分　不得过9.0%（《中国药典》2020年版四部通则0832第二法）。

总灰分　不得过7.0%（《中国药典》2020年版四部通则2302）。

【浸出物】照醇溶性浸出物测定法（《中国药典》2020年版四部通则2201）项下的热浸法测定，以乙醇做溶剂，不得少于25.0%。

【性味】味苦，性凉。

【功能与主治】排脓，止咳。用于咳嗽，肺脓肿，麻疹。

【用法与用量】水煎服，或研末冲服。

【贮藏】置通风干燥处。

山沉香（根）　　ᠠᠷᠠ ᠠᠭᠠᠷᠣ　阿拉善–阿嘎如

Shanchenxiang　Alša agruu

RADIX SYRING

本品为木犀科植物贺兰山丁香*Syringa pinnatifolia* Hemsl.var.*alashanensis* Ma et S.Q.Zhou 除去栓皮的根。全年均可采收，采收后，削除栓皮及白色部分，干燥。

【性状】本品呈圆柱形，略弯曲或扭曲，偶见分叉。长30～40cm，直径2～3.5cm。表面光滑，但不平，有刀痕、纵裂纹及刀削凹槽，紫色或紫褐色，并有黄白色部分相间；断面为黄白色和紫褐色相间的环纹。体重质坚，沉水，不易折断。气微香，味淡。

【性味】味辛、苦，性凉，效柔、腻、燥、重、钝。

【功能与主治】镇赫依，清热，止痛，平喘。用于心赫依热，气喘，失眠，心跳，心绞痛。

【用法与用量】多配方用。

【贮藏】阴凉干燥处，密闭保存。

山苦荬　　ᠰᠥᠰ ᠥᠪᠰᠥ　苏斯–额布斯

Shankumai　Səs əbs

IXERIS CHINENSIS HERBA

本品为菊科植物山苦荬*Ixeris chinensis*（Thunb.）Nakai 的干燥全草。夏、秋二季花刚开时采收，除去杂质，晒干。

【性状】【鉴别】应当符合国家药品标准的规定。

【性味】味苦，性凉，效糙、钝、稀。

【功能与主治】清希日，清热。用于希日性头痛，发烧，黄疸。

【用法与用量】多配方用，入汤、散、丸剂等；单味或加味，一次1~3g；外用适量。

【贮藏】置阴凉干燥处。

山茶花 敖林切-其其格

Shanchahua Uulan caigiin ceceg

CAMELLIAE JAPONICAE FLOS

本品为山茶科植物山茶*Camellia japonica* L. 的花。春分至谷雨为采收期。一般在含苞待放时采摘，晒干或烘干，存于干燥处。

【性状】卷缩成块状或不规则形，长2~3.8cm，宽1.8~2.5cm，黄褐色。花萼背面密布灰白色细绒毛，有光泽。花瓣5~7片，基部合生，上端倒卵形，先端微凹，具脉纹；雄蕊多数，2轮，外轮花丝连合成一体。质脆，微有香气，味甘淡。

【鉴别】(1)本品粉末黄褐色。花粉粒类三角形或类椭圆形或类圆形，直径2.9~3.9μm，外壁表面具圆形细颗粒状雕纹或细条状雕纹。孔沟3个，明显或不明显。石细胞较多，多单个散在，多呈不规则分枝状，少卵圆形，边缘波状凹凸，长4.0μm，宽2.0μm。孔沟较疏。非腺毛众多，多单细胞，平直或稍弯曲，边缘有的具细锯齿，长490~1280μm，体部直径27~42μm，有的具单或双螺纹。草酸钙簇晶多散在，直径28~57μm，棱角多宽钝。花粉囊内壁细胞类椭圆形，垂周壁连珠状，平周壁具条状增厚。

(2)取本品粉末1g，加乙醇10ml，加热回流10分钟，滤过。取滤液点于滤纸上，喷以1%三氯化铝试液，干后，置紫外灯（365nm）下观察，显黄绿色荧光。另取滤液1ml，加镁粉少量及盐酸3~4滴（必要时置水浴上稍加热），显红色。

(3)取山茶花粉末2g（过二号筛），乙醇20ml，加热回流15分钟，滤过。滤液浓缩至约5ml，作为供试品溶液。另取对照品药材，与供试品同样条件提取，作为对照品溶液。照薄层色谱法（《中国药典》2020年版四部通则0502）试验，吸取上述两种溶液各5μl点样于聚酰胺薄层板上，以乙醇-水-甲酸（10∶5∶1）为展开剂，展开，取出，晾干，喷以1%三氯化铝溶液，置紫外光灯（365nm）下检视。供试品色谱中，在与对照药材色谱相应的位置上，显相同颜色的荧光斑点。

【检查】水分　不得过11.0%（《中国药典》2020年版四部通则0832第二法）。

总灰分　不得过5.0%（《中国药典》2020年版四部通则2302）。

重金属　照重金属测定法（《中国药典》2020年版四部通则0821）测定，不得过百万分之十。

【浸出物】照水溶性浸出物测定法项下的热浸法（《中国药典》2020年版四部通则2201）测定，用水做溶剂，不得少于18.0%。

【含量测定】总黄酮对照品溶液的制备　精密称取在120℃减压干燥至恒重的芦丁对照品10.67mg，置50ml量瓶中，加60%乙醇适量，温热溶解，放冷，加60%乙醇至刻度，摇匀，即得（每1ml中含无水芦丁0.2134mg）。

标准曲线的制备　精密量取对照品溶液1.0ml、2.0ml、3.0ml、4.0ml、5.0ml、6.0ml，分别置于25ml量瓶中，各加30%乙醇稀释至6ml，加5%亚硝酸钠溶液1ml，使混匀，放置6分钟，加10%硝酸铝溶液1ml，摇匀，放置6分钟，加氢氧化钠试液10ml，加30%乙醇至刻度，摇匀，放置15分钟，以相应试剂为空白，照分光光度法（《中国药典》2020年版四部通则0401），在510nm波长处测定吸收度。以吸收度为纵坐标，浓度为横坐标，绘制标准曲线。

供试品溶液的制备　取本品粗粉2g，精密称定，加20ml石油醚（60~90℃）浸泡过夜并用超声30分钟脱脂处理，水浴蒸除石油醚。加60%乙醇30ml超声提取30分钟，放冷，滤过，残渣再分别加60%乙醇25ml超声提取2次，每次30分钟，滤过，合并滤液置100ml量瓶中，残渣用60%乙醇洗涤后置同一量瓶中，加60%乙醇至刻度，摇匀，作为供试品溶液。

测定法　精密量取供试品溶液1ml，置于25ml量瓶中，加30%乙醇至6ml，加5%亚硝酸钠溶液1ml，使混匀，放置6分钟，加10%硝酸铝溶液1ml，摇匀，放置6分钟，加氢氧化钠试液10ml，再加30%乙醇至刻度，摇匀，放置15分钟。同时取供试品溶液1ml，除不加氢氧化钠试液外，其余操作同上，作为空白。照紫外-可见分光光度法（《中国药典》2020年版四部通则0401），在510nm的波长处测定吸收度，从标准曲线上读出供试品溶液中芦丁的重量，计算，即得。

本品按干燥品计算，含总黄酮以无水芦丁（$C_{27}H_{30}O_{16}$）计，不得少于1.5%。

【性味】味酸、涩，性温。

【功能与主治】清希日，清热，镇刺痛。用于希日病引起的皮肤和眼睛发黄，血希日即亚玛引起的头痛。

【用法与用量】多配方用；麻油调敷患部。

【贮藏】置阴凉干燥处。

山奈　〔蒙文〕　查干-嘎

Shannai　Cagaan ga

KAEMPFERIAE RHIZOMA

本品为姜科植物山奈*Kaempferia galanga* L. 的干燥根茎。冬季采挖, 洗净, 除去须根, 切片, 晒干。

【性状】【鉴别】【检查】【浸出物】【含量测定】应当符合《中国药典》现行版的规定。

【性味】味辛、苦、涩, 性热, 效轻、锐、燥、糙。

【功能与主治】祛巴达干赫依, 温胃, 化瘀。用于食积不消, 胃病, 恶心, 恶血瘀积, 血痞, 月经不调。

【用法与用量】多配方用, 入汤、散、丸剂等; 单味或加味, 一次1~3g; 外用适量。

【贮藏】置阴凉干燥处。

川木香　〔蒙文〕　色布斯格日-其奴嘎纳

Chuanmuxiang　Sebsger conoono

VLADIMIRIAE RADIX

本品为菊科植物川木香*Vladimiria souliei*（Franch.）Ling 或灰毛川木香*Vladimiria souliei*（Franch.）Ling var. *cinerea* Ling 的干燥根。秋季采挖, 除去须根、泥沙及根头上的胶状物, 干燥。

【性状】【鉴别】【检查】【含量测定】应当符合《中国药典》现行版的规定。

【性味】味辛、苦, 性凉, 效轻、糙。

【功能与主治】清巴达干热, 滋补, 止刺痛。用于巴达干热, 巴达干宝如症, 食积不消, 胸灼, 吐酸水, 身体虚弱, 肋间刺痛。

【用法与用量】多配方用, 入汤、散、丸剂等; 单味或加味, 一次1~3g; 外用适量。

【贮藏】置阴凉干燥处。

川贝母 吉吉格–诺格图如–额布斯

Chuanbeimu Zizig nogtruu ɵbs

FRITILLARIAE CIRRHOSAE BULBUS

本品为百合科植物川贝母*Fritillaria cirrhosa* D.Don、暗紫贝母*Fritillaria unibracteata* Hsiao et K.C.Hsia、甘肃贝母*Fritillaria przewalskii* Maxim.、梭砂贝母*Fritillaria delavayi* Franch.、太白贝母*Fritillaria taipaiensis* P.Y.Li 或瓦布贝母*Fritillaria unibracteata* Hsiao et K.C.Hsiavar. wabuensis（S.Y.Tang et S.C.Yue）Z.D.Liu, S.Wang et S.C.Chen 的干燥鳞茎。按性状不同分别习称"松贝""青贝""炉贝"和"栽培品"。夏、秋二季或积雪融化后采挖，除去须根、粗皮及泥沙，晒干或低温干燥。

【性状】【鉴别】【检查】【浸出物】【含量测定】应当符合《中国药典》现行版的规定。

【性味】味苦、甘，性平，效软、柔、稀。

【功能与主治】清热，止咳，祛痰，开胃。用于肺热，咳嗽，肺刺痛，咳喘症，气喘，喉感冒，鼻感冒，不思饮食。

【用法与用量】多配方用，入汤、散、丸剂等；单味或加味，一次1~3g；外用适量。

【贮藏】置阴凉干燥处，防蛀。

川楝子 巴如日阿

Chuanlianzi Barur

TOOSENDAN FRUCTUS

本品为楝科植物川楝*Melia toosendan* Sieb.et Zucc. 的干燥成熟果实。冬季果实成熟时采收，除去杂质，干燥。

【性状】【鉴别】【检查】【浸出物】【含量测定】应当符合《中国药典》现行版的规定。

【性味】味涩、苦,性凉,效轻、淡、燥、钝。有小毒。

【功能与主治】清巴达干希日,燥热性协日乌素,杀虫,止痛,明目。用于热性协日乌素病,巴达干希日合并症,脱发,皮肤瘙痒,协日乌素疮,水痘,湿疹,白癜风,秃疮,疥癣,陶赖,合如乎,浊热,新热,陈热,眼疾。

【用法与用量】多配方用,入汤、散、丸剂等;单味或加味,一次1~3g;外用适量。

【贮藏】置通风干燥处,防蛀。

广角 ᠬᠡᠷᠰᠢᠢᠨ ᠬᠠᠷ ᠡᠪᠡᠷ 贺日森-哈日-额布日

Guangjiao　Hersiin har eber

CORNU RHINOCERI AFRICANI

本品为犀科动物黑犀 *Rhinoceros bicornis* L. 和白犀 *Rhinoceros simus* Gottoni 的角。

【性状】呈圆锥形或长圆锥形,大小不等,体长15~60cm,底盘直径10~20cm,体重由数百克至数千克,表面灰黄色、灰色或乌黑色。多数角的上部稍弯曲略扁而光滑。中部圆形,基部近圆形,较粗糙。底盘椭圆形似马蹄,边缘不呈锯齿状或有裂隙,中间凹陷,有较小而细的网状鬃眼。质坚实而硬。气微腥,无味。

广角瓣为加工后的不规则块状物,断面稍光滑,纹丝多而粗腻。中间灰黑色,四周青白色或黄白色,半透明。

【鉴别】(1)本品质坚实不易劈开,劈开后有坚韧粘连的细丝,其丝纹微显弯曲。

(2)本品用沸水浸泡后,无清香气,镑片后用水搓之,其质柔韧不脆,口嚼发绵。

【炮制】照炒黄法炮制后入药。

【性味】味苦、酸、咸,性凉,效燥。

【功能与主治】燥脓,燥恶血,燥协日乌素,镇刺痛,解毒,愈伤。用于肺脓肿,协日乌素病,痛风,游痛症,刺痛,痧症,配毒症,胸部伤,水肿。

【用法与用量】多配方用,入汤、散、丸剂等;单味或加味,一次1~3g;外用适量。

【贮藏】置干燥处。

叉分蓼 希莫勒德格

Chafenliao Xmeldeg

POLYGONI DIVARICATI HERBA

本品为蓼科植物叉分蓼*Polygonum divaricatum* L. 的干燥地上部分。夏、秋二季茎叶茂盛时采割,除去杂质,干燥。

【性状】本品长50~150cm,茎具细棱槽,节部膨大,疏生柔毛或无毛。叶多脱落、破碎,完整者短柄或近无柄,披针形或椭圆形,长5~15cm,宽可达3cm,全缘或微波状,被疏柔毛。托叶鞘膜质,淡褐色或褐色,开裂,被柔毛或无毛。圆锥花序顶生,苞片卵形,膜质,内含2~3朵花,花被白色或淡黄色,5深裂。瘦果卵状或椭圆状菱形,具三棱,黄褐色,有光泽。气微,味酸、苦、涩。

【鉴别】(1)本品粉末灰绿色。单细胞非腺毛长短不一,先端尖或稍钝圆,直径约至22μm。叶上表皮细胞呈类多角形,垂周壁稍增厚或略呈连珠状,有微细的角质纹理;叶片下表皮细胞壁波状弯曲,气孔不定式或不等式,副卫细胞3~5个。草酸钙簇晶散在或存在于薄壁细胞中,直径18~63μm。茎表皮细胞扁平长方形,垂周壁稍厚,平直,表面有角质纹理。茎纤维细长,直径7~25μm,壁厚至3μm,有细小圆纹孔。厚壁细胞呈类长方形或长条形,有的一端偏斜,层纹隐约可见,孔沟明显。花粉粒类圆形,直径33~48μm,具3个萌发孔,表面有细颗粒状雕纹。萼片表皮细胞表面观类长方形,垂周壁波状弯曲,连珠状增厚,圆纹孔明显。网纹、螺纹、梯纹、具缘纹孔导管多见,直径18~42μm。

(2)取本品粉末1g,加稀乙醇50ml,加热回流1.5小时,放冷,滤过,滤液蒸至无醇味,加水10ml,用石油醚(30~60℃)洗涤2次,每次20ml,弃去石油醚液,水液加乙酸乙酯振摇提取2次,每次20ml,合并乙酸乙酯液,蒸干,残渣加乙醇2ml使溶解,作为供试品溶液。另取金丝桃苷对照品,加乙醇制成每1ml含0.4mg的溶液,作为对照品溶液。照薄层色谱法(《中国药典》2020年版四部通则0502)试验,吸取上述两种溶液各2μl,分别点于同一聚酰胺薄膜上,以乙醇-丙酮-水-冰醋酸(7:5:6:0.25)为展开剂,展开,取出,晾干,喷以三氯化铝试液,热风吹干,置紫外光灯(365nm)下检视。供试品色谱中,在与对照品色谱相应的位置上,显相同颜色的荧光斑点。

【检查】水分 不得过8.0%(《中国药典》2020年版四部通则0832第二法)。

总灰分 不得过10.0%(《中国药典》2020年版四部通则2302)。

酸不溶性灰分　不得过2.0%（《中国药典》2020年版四部通则2302）。

【浸出物】照醇溶性浸出物测定法（《中国药典》2020年版四部通则2201）项下的热浸法测定，用乙醇做溶剂，不得少于10.0%。

【含量测定】照高效液相色谱法（《中国药典》2020年版四部通则0512）测定。

色谱条件与系统适用性试验　以十八烷基硅烷键合硅胶为填充剂；以甲醇－0.1%磷酸溶液（53∶47）为流动相；检测波长为370nm。理论板数按槲皮素峰计算应不低于5000。

对照品溶液的制备　取槲皮素对照品适量，精密称定，加甲醇制成每1ml含20μg的溶液，即得。

供试品溶液的制备　取本品粉末（过三号筛）约0.25g，精密称定，置具塞锥形瓶中，精密加入甲醇－25%盐酸溶液（4∶1）50ml，称定重量，水浴加热回流30分钟，迅速冷却，再称定重量，用甲醇补足减失的重量，摇匀，滤过，取续滤液，即得。

测定法　分别精密吸取对照品溶液与供试品溶液各10μl，注入液相色谱仪，测定，即得。

本品按干燥品计算，含槲皮素（$C_{15}H_{10}O_7$）不得少于0.30%。

【性味】味酸、苦、涩，性凉，效稀、轻、糙、钝。

【功能与主治】清热，止泻。用于肠刺痛，便频量少，便带脓血，杂有黏液，里急后重，大小肠热，腹泻，便稀黄绿。

【用法与用量】多配方用，入汤、散、丸剂等；单味或加味用时一次1~3g。

【贮藏】置阴凉干燥处。

马钱子　　混其勒

Maqianzi　Huncel

STRYCHNI SEMEN

本品为马钱科植物云南马钱 *Strychnos pierriana* A. W. Hill 或马钱 *Strychnos nux-vomica* L. 的干燥成熟种子。冬季采收成熟果实，取出种子，晒干。

【性状】【鉴别】【检查】【含量测定】应当符合《中国药典》现行版的规定。

【性味】味苦，性凉，效轻、钝。有大毒。

【功能与主治】平喘，清热，止刺痛，解毒。用于赫依血相搏，胸闷气喘，狂犬病，咽喉痛，炭疽。

【用法与用量】炮制后多配方用，入汤、散、丸剂等；单味或加味，一次0.3~0.6g；外用适量。

【注意】孕妇禁用；不宜多服久服及生用；运动员慎用；有毒成分能经皮肤吸收，外用不宜大面积涂敷。

【贮藏】置干燥处。

马铃薯 ᠲᠤᠮᠤᠰᠤ 土木苏

Malingshu Tums

SOLANI TUBEROSI RHIZOMA

本品为茄科植物马铃薯Solanum tuberosum L.的块茎。秋季采收，洗净，切片，晒干。蒙药习用名称"土豆"。

【性状】本品为不规则厚片，皱缩不平，切面白色或黄白色。质硬。气微，味淡。

【鉴别】本品粉末灰白色。淀粉粒甚多，类圆形或类椭圆形，直径8~60μm，脐点点状、"人"字状或裂缝状，层纹明显。

【检查】水分　不得过11.0%（《中国药典》2020年版四部通则0832第二法）。

总灰分　不得过6.0%（《中国药典》2020年版四部通则2302）。

【性味】味甘，性平。

【功能与主治】健胃，便秘，滋补强身，消肿，愈伤。用于肠胃虚弱，蜂蜇伤，烧伤，冻伤。

【用法与用量】多配方用，入汤、散、丸剂等；单味或加味，一次1~3g；外用适量。

【贮藏】置通风干燥处，防蛀。

马蔺子 查黑勒德根–乌日

Malinzi Cahildagiin ur

IRIDIS CHINENSIS SEMEN

本品为鸢尾科植物马蔺*Iris lactea* pall. var. *chinensis*（Fisch.）koidz. 干燥成熟种子。秋季果实成熟时割下果穗，晒干，打取种子，除去杂质。

【性状】本品呈不规则多面体，具角棱，长约5mm，宽3~4mm。表面红棕色至黑棕色，略有细皱纹，基部有黄棕色或淡棕色的种脐，顶端有合点略突起。质坚硬，不易碎裂。切断面胚乳肥厚，灰白色，角质性，胚位于种脐的一端，白色，细小弯曲。气微，味淡。

【鉴别】本品横切面：种皮厚壁细胞1~2列，长方形，黄棕色。薄壁细胞层为7~9列类圆形细胞。棕色细胞层5~6列，细胞小型，排列整齐。外胚乳细胞类方形，1~2列。内胚乳细胞大型，含糊粉粒。

粉末红棕色。种皮厚壁细胞成片，黄色或黄棕色，侧面观呈类长方形，排列紧密，长100~160μm，直径约至55μm，壁较厚，胞腔较大，纹孔明显，点状或缝状。胚乳细胞呈不规则形，壁呈瘤状增厚。糊粉粒细小。

【检查】水分　不得过9.0%（《中国药典》2020年版四部通则0832第二法）。

总灰分　不得过6.0%（《中国药典》2020年版四部通则2302）。

重金属　不得过百万分之二十（《中国药典》2020年版四部通则0821）。

【浸出物】照水溶性浸出物测定法（《中国药典》2020年版四部通则2201）项下的热浸法测定，不得少于9.0%。

【性味】味辛、甘，性平，效重、固、糙、燥。

【功能与主治】杀虫，解毒，解痉，助消化，退黄，愈伤，燥协日乌素。用于各种虫疾，中毒，胃痧，消化不良，黄疸，金伤，协日乌素病，烧伤，皮肤瘙痒，黄水疮。

【用法与用量】多配方用，入丸、散；羊脂或獾油调和敷患部，每日一次。

【贮藏】置阴凉干燥处。

马蔺花 　　　　　查黑勒德格音-其其格

Malinhua　Cahildagiin ceceg

IRIDIS CHINENSIS FLOS

本品为鸢尾科植物马蔺*Iris lactea* Pall. var. *chinensis*（Fisch.）koidz. 的干燥花。5—7月花盛开时采收，阴干。

【性状】本品多皱缩，成条状，完整者长2.5~3cm。表面深棕色或蓝紫色，顶端弯曲，基部膨大，花被裂6片，雄蕊3枚，花药多碎断或脱落，有残存的花丝，花柄长短不等。质轻。气特异，味微苦。

【鉴别】（1）本品粉末黄绿色。花粉粒较多，呈类圆形，直径30~70μm，外壁具有网状纹理。螺纹或环纹导管常见，直径7~15μm；纤维成束。

（2）取本品粉末0.5g，加60%甲醇25ml，加热回流2个小时，滤过，取滤液作为供试品溶液。另取芒果苷对照品，加甲醇制成每1ml含1mg的溶液，作为对照品溶液。照薄层色谱法（《中国药典》2020年版四部通则0502）试验，吸取上述两种溶液各5μl，分别点于同一聚酰胺薄膜上，以甲醇-氯仿-水（10∶1∶0.1）为展开剂，展开，取出，晾干，置紫外光灯（365nm）下检视。供试品色谱中，在与对照品色谱相应的位置上，显相同颜色的荧光斑点。

【检查】水分　不得过10.0%（《中国药典》2020年版四部通则0832第二法）。

总灰分　不得过17.0%（《中国药典》2020年版四部通则2302）。

酸不溶性灰分　不得过7.0%（《中国药典》2020年版四部通则2302）。

【浸出物】照醇溶性浸出物测定法（《中国药典》2020年版四部通则2201）项下的热浸法测定，用稀乙醇做溶剂，不得少于17.0%。

【性味】味咸、酸、微苦，性凉。

【功能与主治】清热，解毒，止血，利尿。用于白喉，口鼻出血，月经过多，便血，肾、膀胱石痞，疝气，痈疽，烫伤。

【用法与用量】多配方用，入汤、散、丸剂等；单味或加味，一次1~3g；外用适量。

【贮藏】置阴凉干燥处，防潮。

马蔺根 ᠴᠠᠬᠢᠯᠳᠠᠭ 查黑勒德格音–温都苏

Malingen Cahildagiin undes

IRIDIS CHINENSIS RADIX

本品为鸢尾科植物马蔺*Iris lactea* Pall. var. *chinensis*（Fisch.）koidz. 的干燥根。7—10月采挖，除去根茎，洗净，晒干或鲜用。

【性状】本品呈细长圆柱形，弯曲，少分枝，长可达10cm，直径0.1~0.4cm。表面黄白色。质稍坚硬，易折断，断面不平坦。气微，味淡。

【性味】味甘，性平。

【功能与主治】清热，燥脓、协日乌素，消肿，利咽。用于咽喉肿痛，皮肤瘙痒，烧伤，痤疮，协日乌素病。

【用法与用量】多配方用，入汤、散、丸剂等；单味或加味，一次1~3g；外用适量。

【贮藏】置阴凉干燥处。

天仙子 ᠲᠡᠨᠡᠭ ᠡᠪᠡᠰᠤ 特讷格–额布斯

Tianxianzi Teneg ɵbs

HYOSCYAMI SEMEN

本品为茄科植物莨菪*Hyoscyamus niger* L. 的干燥成熟种子。夏、秋二季果皮变黄色时，采摘果实，暴晒，打下种子，筛去果皮、枝梗，晒干。

【性状】【鉴别】【检查】【含量测定】应当符合《中国药典》现行版的规定。

【性味】味苦，性平，效糙、钝、腻。有大毒。

【功能与主治】杀虫，止痛，镇静。用于皮肤虫病，亚玛病，阴部虫病，呕吐，下泻，胃、肠痧，健忘, 昏迷, 癫痫, 癔病, 奇哈。

【用法与用量】 多配方用, 入汤、散、丸剂等; 单味或加味, 一次0.06~0.6g; 外用适量。

【注意】 患有心脏病、心动过速、青光眼患者及孕妇禁用。

【贮藏】 置通风干燥处。

天冬　ᠬᠡᠷᠡᠨ　赫热-尼都

Tiandong　Hereen nud

ASPARAGI RADIX

本品为百合科植物天冬*Asparagus cochinchinensis*(Lour.) Merr. 的干燥块根。秋、冬二季采挖, 洗净, 除去茎基和须根, 置沸水中煮或蒸至透心, 趁热除去外皮, 洗净, 干燥。

【性状】【鉴别】【检查】【浸出物】 应当符合《中国药典》现行版的规定。

【性味】 味苦、涩、甘, 性温, 效轻、钝、燥。

【功能与主治】 滋补, 壮阳, 固精, 祛协日乌素, 镇赫依, 清隐伏热。用于协日乌素病, 身体虚弱, 头晕, 赫依瘀结症, 肾寒, 遗精, 阳痿, 隐伏热, 陈热。

【用法与用量】 多配方用, 入汤、散、丸剂等; 单味或加味, 一次1~3g; 外用适量。

【贮藏】 置通风干燥处, 防霉, 防蛀。

天花粉　ᠴᠠᠭᠠᠨ　查干-温都斯

Tianhuafen　Cagaan undes

TRICHOSANTHIS RADIX

本品为葫芦科植物栝楼*Trichosanthes kirilowii* Maxim. 或日本栝楼*Trichosanthesr japonica* Regel 的干燥根。秋、冬二季采挖, 洗净, 除去外皮, 切段或纵剖成瓣, 干燥。

【性状】【鉴别】【检查】【浸出物】应当符合《中国药典》现行版的规定。

【性味】味甘、微苦，性温，效轻、燥。

【功能与主治】祛寒，祛协日乌素，滋补，壮阳。用于肾虚，协日乌素病，皮肤病，腰腿疼痛，风湿病，阳痿，滑精，遗精，营养不良，子宫病，膀胱结石。

【用法与用量】多配方用，入汤、散、丸剂等；单味或加味，一次1~3g；外用适量。

【注意】孕妇慎用。

【贮藏】置干燥处，防蛀。

天竺黄　　胡鲁森-竹岗

Tianzhuhuang　Hulsan zuugang

BAMBUSAE CONCRETIO SILICEA

本品为禾本科植物青皮竹*Bambusa textilis* McClure 或华思劳竹*Schizostachyum chinese* Rendle 等杆内的分泌液干燥后的块状物。秋、冬二季采收。

【性状】【鉴别】【检查】应当符合《中国药典》现行版的规定。

【性味】味甘，性凉，效软、柔、重、钝。

【功能与主治】清热，止咳，愈伤，退黄。用于肺热，隐伏热，咳喘病，肺脓疡，黄疸，骨折，伤热。

【用法与用量】多配方用，入汤、散、丸剂等；单味或加味，一次1~3g；外用适量。

【贮藏】密闭，置干燥处。

天南星 巴日森-塔布嘎

Tiannanxing　Barsiin tabag

ARISAEMATIS RHIZOMA

本品为天南星科植物天南星*Arisaema erubescens*（Wall.）Schott.、异叶天南星*Arisaema heterophyllum* Bl. 或东北天南星*Arisaema amurense* Maxim. 的干燥块茎。秋、冬二季茎叶枯萎时采挖，除去须根及外皮，干燥。

【性状】【鉴别】【检查】【浸出物】【含量测定】应当符合《中国药典》现行版的规定。

【性味】味苦、辛，性温，效糙、锐、轻。有毒。

【功能与主治】杀虫，消肿，消奇哈，止腐，祛胃巴达干赫依。用于蛀牙，蛲虫，奇哈症，痈肿，白喉，秃疮，协日乌素病，疥疮，亚玛病引起的胃火衰败，胃痛，嗳气，腹胀肠鸣，干呕，胃寒症。

【用法与用量】多配方用，入散、丸剂；外用适量。

【注意】孕妇慎用，内服宜慎。

【贮藏】置通风干燥处，防霉、防蛀。

木瓜 嘎迪日阿

Mugua　Gadir

CHAENOMELIS FRUCTUS

本品为蔷薇科植物贴梗海棠*Chaenomeles speciosa*（Sweet）Nakai 的干燥成熟果实。夏、秋二季果实绿黄时采收，置沸水中烫至外皮灰白色，对半纵剖，晒干。

【性状】【鉴别】【检查】【浸出物】【含量测定】应当符合《中国药典》现行版的规定。

【性味】味酸、涩，性凉，效燥、糙、固。

【功能与主治】清热, 止泻。用于肠刺痛, 热泻。

【用法与用量】多配方用, 入汤、散、丸剂等; 单味或加味, 一次1~3g; 外用适量。

【贮藏】置阴凉干燥处, 防潮, 防蛀。

木香　如达

Muxiang　Ruuda

AUCKLANDIAE RADIX

本品为菊科植物木香*Aucklandia lappa* Decne. 的干燥根。秋、冬二季采挖, 除去泥沙和须根, 切段, 大的再纵剖成瓣, 干燥后撞去粗皮。

【性状】【鉴别】【检查】【含量测定】应当符合《中国药典》现行版的规定。

【性味】味辛、苦, 性温, 效腻、糙、轻。

【功能与主治】祛巴达干, 解赫依血相搏, 破痞, 调解三根, 祛痰排脓, 止腐, 止痛。用于肺脓肿, 咳痰, 气喘, 耳脓, 宝如病, 胃病, 嗳气, 呕吐, 胃昌哈, 萨喉。

【用法与用量】多配方用, 入汤、散、丸剂等; 单味或加味, 一次1~3g; 外用适量。

【贮藏】置干燥处, 防潮。

木棉花　毛敦-胡泵根-其其格

Mumianhua　Modon hubunggiin ceceg

GOSSAMPIM FLOS

本品为木棉科植物木棉*Gossampinus malabarica*（DC.）Merr. 的干燥花。春季花盛开时采收, 除去杂质, 晒干。

【性状】【鉴别】【浸出物】应当符合《中国药典》现行版的规定。

【性味】味甘、涩, 性凉, 效钝、糙。

【功能与主治】花蕾（或花瓣）、花萼、花蕊依次分别清心、肺、肝热。用于心、肺、肝热。

【用法与用量】多配方用，入汤、散、丸剂等；单味或加味，一次1~3g；外用适量。

【贮藏】置通风干燥处。

木棉花萼　　毛敦-胡泵根-杜格体

Mumianhuae　Modon hubunggiin dogtei

BOMBAX CALYX

本品为木棉科植物木棉*Bombax malabaricum* DC. 的干燥花萼。春季花开时采收，除去杂质，晒干。

【性状】本品呈杯状，厚革质，长2~4cm，直径1.5~3cm，顶端3或5片裂，裂片钝圆形，反曲。外表面棕褐色，有纵皱纹，内表面被棕黄色短绒毛。气微，味淡、微甘、涩。

【鉴别】（1）本品粉末浅棕红色。非腺毛众多，2~4（6）个簇生或单个散在，每个分枝为一个单细胞，呈狭长披针形，完整者约2000μm，直径10~25μm，有的胞腔内含棕色物。花萼薄壁细胞中含草酸钙簇晶，直径20~45μm，角短而尖锐。

（2）取本品粉末2g，加乙酸乙酯25ml，浸泡2小时，超声处理15分钟，滤过，滤液浓缩至干，残渣加甲醇1ml使溶解，作为供试品溶液。另取木棉花对照药材2g，同法制成对照药材溶液。照薄层色谱法（《中国药典》2020年版四部通则0502）试验，吸取上述两种溶液各5μl，分别点于同一硅胶G薄层板上，以二氯甲烷-丙酮-甲酸（20：4：0.2）为展开剂，展开，取出，晾干，置紫外光灯（365mn）下检视。供试品色谱中，在与对照药材色谱相应的位置上，显相同颜色的荧光斑点。

【检查】水分　不得过9.0%（《中国药典》2020年版四部通则0832第二法）。

总灰分　不得过9.0%（《中国药典》2020年版四部通则2302）。

【浸出物】照水溶性浸出物测定法（《中国药典》2020年版四部通则2201）项下的热浸法测定，不得少于22.0%。

【含量测定】照高效液相色谱法（《中国药典》2020年版四部通则0512）测定。

色谱条件与系统适用性试验　以十八烷基硅烷键合硅胶为填充剂；以乙腈-0.2%冰醋酸溶液（12：88）为流动相；检测波长为258nm。理论板数按芒果苷峰计算应不低于6000。

对照品溶液的制备　取芒果苷对照品适量，精密称定，加稀乙醇制成每1ml含40μg的溶液，即得。

供试品溶液的制备　取本品粉末（过三号筛），取约0.5g，精密称定，置具塞锥形瓶中，精密加入稀乙醇25ml，密塞，称定重量，超声处理（功率400W，频率50kHz）20分钟，放冷，再称定重量，用稀乙醇补足减失的重量，摇匀，滤过，取续滤液，即得。

测定法　分别精密吸取对照品溶液与供试品溶液各10μl，注入液相色谱仪，测定，即得。

本品按干燥品计算，含芒果苷（$C_{19}H_{18}O_{11}$）不得少于0.15%。

【性味】味甘、涩，性凉。

【功能与主治】清热，止血，燥脓。用于气喘，胸闷，咳黄痰，胸部刺痛，陈旧性创疡，出血，鼻出血，经血淋漓。

【用法与用量】多配方用，入汤、散、丸剂等；单味或加味用时一次1～3g。

【贮藏】置通风干燥处。

木棉花蕊　　　　　毛敦–胡泵根–陶日朝格

Mumianhuarui　Modon hubunggiin torceg

BOMBAX STAMEN ET PISTILLUM

本品为木棉科植物木棉 *Bombax malabaricaum* DC. 的干燥花蕊。春季花盛开时采收，除去杂质，晒干或烘干。

【性状】本品雄蕊多数，雄蕊管短，花丝较粗，基部粗，向上渐细。内轮部分花丝上部分2叉；中间雄蕊较短，不分叉；外轮雄蕊多数，基部合生呈筒状；最外轮集生成5束，每束花丝10枚以上，较长。花柱长于雄蕊，柱头5裂。气微，味淡、微甘、涩。

【鉴别】（1）本品粉末棕黄色。花粉粒类三角形，直径50～60μm，表面有网状纹理，具3个萌发孔。花粉囊薄壁细胞类圆形，淡黄色，壁菲薄。花粉囊内壁细胞，断面观类方形，壁条状或网状增厚。非腺毛两种，一种为单细胞；另一种为2～6分枝簇生毛，每分枝呈长披针形单细胞，长60～500μm。草酸钙簇晶少见。

（2）取本品粉末2g，加乙酸乙酯25ml，浸泡2小时，超声处理15分钟，离心，取上清液浓缩至干，残渣加甲醇1ml使溶解，作为供试品溶液。另取木棉花对照药材2g，同法制成对照药材溶液。照薄层色谱法（《中国药典》2020年版四部通则0502）试验，吸取上述两种溶液各10μl，分别点于同一硅胶G薄层板上，使成条状，以甲苯–丙酮–甲酸（5∶1.5∶0.2）为展开剂，展开，取出，晾干，喷以10%硫酸乙醇溶液，加热至斑点显色清晰。供试品色谱中，在与对照药材色谱相应的位置上，显相同颜色的斑点。

【检查】水分　不得过9.0%（《中国药典》2020年版四部通则0832第二法）。

总灰分　不得过9.0%（《中国药典》2020年版四部通则2302）。

【浸出物】照水溶性浸出物测定法（《中国药典》2020年版四部通则2201）项下的热浸法测定，不得少于18.0%。

【含量测定】照高效液相色谱法（《中国药典》2020年版四部通则0512）测定。

色谱条件与系统适用性试验　以十八烷基硅烷键合硅胶为填充剂；以乙腈–1%冰醋酸溶液（5∶95）为流动相；检测波长为260nm。理论板数按原儿茶酸峰计算应不低于3000。

对照品溶液的制备　取原儿茶酸对照品适量，精密称定，加甲醇–1%冰醋酸溶液（70∶30）制成每1ml含40μg的溶液，即得。

供试品溶液的制备　取本品粉末（过三号筛）约1g，精密称定，置具塞锥形瓶中，精密加入甲醇–1%冰醋酸溶液（70∶30）25ml，密塞，称定重量，超声处理（功率500W，频率40kHz）40分钟，取出，放冷，再称定重量，用甲醇–1%冰醋酸溶液（70∶30）补足减失的重量，摇匀，滤过，取续滤液，即得。

测定法　分别精密吸取对照品溶液和供试品溶液各10μl，注入液相色谱仪，测定，即得。

本品按干燥品计算，含原儿茶酸（$C_7H_6O_4$）不得少于0.03%。

【性味】味甘、涩，性凉。

【功能与主治】清热，燥脓。用于肝病，胸胁作痛，黄疸，食欲不振，心肌劳损。

【用法与用量】多配方用，入汤、散、丸剂等；单味或加味用时一次1~3g。

【贮藏】置通风干燥处。

木棉花瓣　　　毛敦–胡泵根–和勒德斯

Mumianhuaban　Modon hubunggiin heltes

BOMBAX PETALUM

本品为木棉科植物木棉*Bombax malabaricaum* DC. 的干燥花瓣。春季花开时采收，分离，除去杂质，晒干。

【性状】本品多破碎，完整者呈椭圆状倒卵形或披针状椭圆形，长3~8cm，宽1.5~3.5cm。外表面浅棕黄色或浅棕褐色，密被星状毛，内表面紫棕色，有疏毛。气微，味淡、微甘、涩。

【鉴别】（1）本品表面观：上表皮细胞表面观呈多边形，有的可见角质纹理，气孔较少，副卫细胞4~6个；非腺毛较多，簇生，每个分枝为一个单细胞，有长短两种，一种短的2~6分枝，似牛角状，长50~100μm，另一种长的2~5分枝，披针形，长约190μm。下表皮气孔较多，副卫细胞5~7个；密被星状非腺毛，每个分叉为一个单细胞，细胞壁弯曲，有长短两种，一种短的2~6个分叉，长50~120μm；另一种长的5~8（10）个分叉，长约400μm。

（2）取本品粉末2g，加乙酸乙酯25ml，浸泡2小时，超声处理15分钟，滤过，滤液浓缩至干，残渣加甲醇2ml使溶解，作为供试品溶液。另取木棉花对照药材2g，同法制成对照药材溶液。照薄层色谱法（《中国药典》2020年版四部通则0502）试验，吸取上述两种溶液各15μl，分别点于同一硅胶G薄层板上，以甲苯–丙酮–甲酸（5∶1∶0.2）为展开剂，展开，取出，晾干，喷以10%硫酸乙醇溶液，加热至斑点显色清晰。供试品色谱中，在与对照药材色谱相应的位置上，显相同颜色的斑点。

【检查】水分　不得过9.0%（《中国药典》2020年版四部通则0832第二法）。

总灰分　不得过9.0%（《中国药典》2020年版四部通则2302）。

【浸出物】照水溶性浸出物测定法（《中国药典》2020年版四部通则2201）项下的热浸法测定，不得少于25.0%。

【含量测定】照高效液相色谱法（《中国药典》2020年版四部通则0512）测定。

色谱条件与系统适用性试验　以十八烷基硅烷键合硅胶为填充剂；以乙腈–0.2%冰醋酸溶液（5∶95）为流动相；检测波长为260nm。理论板数按原儿茶酸峰计算应不低于5000。

对照品溶液的制备　取原儿茶酸对照品适量，精密称定，加稀乙醇制成每1ml含8μg的溶液，即得。

供试品溶液的制备　取本品粉末(过三号筛)约1g,精密称定,置具塞锥形瓶中,精密加入稀乙醇25ml,密塞,称定重量,超声处理(功率500W,频率40kHz)10分钟,放冷,再称定重量,用稀乙醇补足减失的重量,摇匀,滤过,取续滤液,即得。

测定法　分别精密吸取对照品溶液和供试品溶液各10μl,注入液相色谱仪,测定,即得。

本品按干燥品计算,含原儿茶酸($C_7H_6O_4$)不得少于0.03%。

【性味】味甘、涩,性凉。

【功能与主治】清热。用于肝热,肺热,心热。

【用法与用量】多配方用,入汤、散、丸剂等;单味或加味用时一次1~3g。

【贮藏】置通风干燥处。

木鳖子　阿拉坦–其其格

Mubiezi　Altanceceg

MOMORDICAE SEMEN

本品为葫芦科植物木鳖*Momordica cochinchinensis*(Lour.)Spreng.的干燥成熟种子。冬季采收成熟果实,剖开,晒至半干,除去果肉,取出种子,干燥。

【性状】【鉴别】【含量测定】应当符合《中国药典》现行版的规定。

【性味】味苦、微甘、涩,性凉,效钝、轻、糙。有毒。

【功能与主治】清希日,清热,解毒。用于胃肠希日,黄疸,食积不消,腹胀,肝、胆、脾热。

【用法与用量】多配方用,入汤、散、丸剂等;单味或加味,一次0.9~1.2g;外用适量。

【注意】孕妇慎用。

【贮藏】置干燥处。

五灵脂　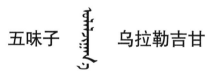　哈登–海鲁木勒

Wulingzhi　Hadan hailmal

TROGOPTERORI FAECES

本品为鼯鼠科动物复齿鼯鼠*Trogopterus xanthipes* Milne-Edwards 的干燥粪便。全年均可采收，除去杂质，晒干。根据外形的不同常分为"灵脂块"和"灵脂米"。

【性状】应当符合《中国药典》现行版的规定。

【性味】味苦、微咸，性凉，效锐。

【功能与主治】清热，调解三根，止痛，利尿，消腺肿，燥协日乌素。用于肝胆热，胃热，肾热，腹泻，陶赖，协日乌素病，淋巴腺肿，慢性肝病。

【用法与用量】多配方用，入汤、散、丸剂等；单味或加味，一次1~3g；外用适量。

【贮藏】置干燥处。

五味子　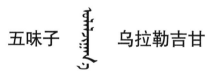　乌拉勒吉甘

Wuweizi　Ulaalzgana

SCHISANDRAE CHINENSIS FRUCTUS

本品为木兰科植物五味子*Schisandra chinensis* (Turcz.) Baill. 或华中五味子*Schisandra sphenanthera* Rehd. et Wils 的干燥成熟果实。前者习称"北五味子"，后者习称"南五味子"。秋季果实成熟时采摘，晒干或蒸后晒干，除去果梗和杂质。

【性状】【鉴别】【检查】【含量测定】应当符合《中国药典》现行版的规定。

【性味】味甘、酸，性平，效燥、轻、固、糙。

【**功能与主治**】止泻, 止吐, 开胃, 平喘。用于腹泻, 胃火衰败, 呕吐, 哮喘, 肺瘤疾。

【**用法与用量**】多配方用, 入汤、散、丸剂等; 单味或加味, 一次1~3g; 外用适量。

【**贮藏**】置通风干燥处, 防霉。

车前子　乌赫日-乌日根讷

Cheqianzi　Uher urgene

PLANTAGINIS SEMEN

本品为车前科植物车前*Plantago asiatica* L. 或平车前*Plantago depressa* Willd. 的干燥成熟种子。夏、秋二季种子成熟时采收果穗, 晒干, 搓出种子, 除去杂质。

【**性状**】【**鉴别**】【**检查**】【**含量测定**】应当符合《中国药典》现行版的规定。

【**性味**】味甘、涩, 性平, 效轻、燥。

【**功能与主治**】止泻, 利尿, 燥协日乌素, 愈伤。用于肠昌哈, 热性腹泻, 尿闭, 尿血, 口鼻出血, 小便淋痛, 水肿, 锐器伤。

【**用法与用量**】多配方用, 入汤、散、丸剂等; 单味或加味, 一次1~3g; 外用适量。

【**贮藏**】置通风干燥处, 防潮。

水牛角　沃森-乌赫仁-额布日

Shuiniujiao　Usun uheriin eber

BUBALI CORNU

本品为牛科动物水牛*Bubablus bubalis* Linnaeus 的角。取角后, 水煮, 除去角塞, 干燥。

【**性状**】【**鉴别**】应当符合《中国药典》现行版的规定。

【性味】味涩、咸，性温。

【功能与主治】燥脓血、协日乌素，消肿，解毒。用于肺脓肿，水肿。

【用法与用量】多配方用，入汤、散、丸剂等；单味或加味，一次1~3g；外用适量。

【贮藏】置干燥处，防霉。

水金凤 札奈–哈莫日–其其格

Shuijinfeng　Zanai hmer ceceg

IMPATIENSIS NOTI-TANGEREAE HERBA

本品为凤仙花科植物水金凤*Impatiens noli-tangere* L. 的干燥全草。7—8月采收带花全草，除尽杂质，阴干。

【性状】本品根茎粗短，簇生黄褐色细根。茎呈圆柱形，长40~100cm，直径0.2~0.8cm，有分枝，表面淡黄绿色、棕黄色或深棕色，具纵棱，节部常膨大成膝状；质脆易折断，断面略显纤维性，皮部和木部菲薄，中空。叶片多卷曲破碎，完整叶展平后呈椭圆形或椭圆状披针形，长5~10cm，宽2~5cm，先端短渐尖，边缘有粗锯齿，齿端有疣状刺，上表面绿色，下表面灰绿色。总花梗腋生，花2~3朵，花梗纤细，易脱落；花棕黄色或黄色，喉部常有棕色斑点。气清香，味淡。

【鉴别】本品粉末灰绿色。纤维众多，单个或成束，壁薄，纹孔明显，直径10~30μm。导管多为螺纹、环纹、孔纹导管，梯纹、网纹导管少见，偶见具缘纹孔导管。花粉粒无色，椭圆形或矩圆形，直径15~40μm，具4个萌发孔，外壁具颗粒状突起。草酸钙针晶成束，长30~80μm。

【检查】水分　不得过10.0%（《中国药典》2020年版四部通则0832第二法）

总灰分　不得过16.0%（按《中国药典》2020年版四部通则2302）。

酸不溶性灰分　不得过1.0%（《中国药典》2020年版四部通则2302）。

【浸出物】照醇溶性浸出物测定法（《中国药典》2020年版四部通则2201）项下的热浸法测定，用70%乙醇做溶剂，不得少于20.0%。

【性味】味甘，性凉。

【功能与主治】利尿，愈伤，燥协日乌素。用于水肿，尿闭，膀胱热，协日乌素。

【用法与用量】一次1~5g；多配方用；外用，煎汤洗。

【贮藏】置通风阴凉干燥处。

水菖蒲　　　　查干-乌莫黑-哲格斯

Shuichangpu　Cagaan ɵmhei zegs

ACORI CALAMI RHIZOMA

本品为天南星科植物水菖蒲Acorus calamus L. 的干燥根茎。秋季采挖根茎,除去茎叶及须根,洗净,干燥。

【性状】本品呈扁圆形厚片,直径0.8~2cm。外表皮灰棕色至棕褐色,有的可见环节及根痕。质硬,切面淡棕色,内皮层环明显,可见众多棕色小点。气浓烈而特异,味辛。

【鉴别】取本品粉末2g,置锥形瓶中,加甲醇5ml,超声处理(功率200W,频率40kHz)45分钟,滤过,滤液作为供试品溶液。另取β-细辛醚对照品,加甲醇制成每1ml含5mg的溶液,作为对照品溶液。照薄层色谱法(《中国药典》2020年版四部通则0502)试验,吸取上述两种溶液各5μl,分别点于同一硅胶G薄层板上,以石油醚(60~90℃)-乙酸乙酯(5:1)为展开剂,展开,取出,晾干,喷以10%硫酸乙醇溶液,在105℃加热至斑点显色清晰。供试品色谱中,在与对照品色谱相应的位置上,显相同颜色的斑点。

【检查】水分　不得过14.0%(《中国药典》2020年版四部通则0832第四法)。

总灰分　不得过8.0%(《中国药典》2020年版四部通则2302)。

【含量测定】照高效液相色谱法(《中国药典》2020年版四部通则0512)测定。

色谱条件与系统适用性试验　以十八烷基硅烷键合硅胶为填充剂;以甲醇-0.1%甲酸溶液(70:30)为流动相;检测波长为257nm;柱温为35℃。理论板数按β-细辛醚峰计算应不低于3000。

对照品溶液的制备　取β-细辛醚对照品适量,精密称定,加甲醇制成每1ml含0.16mg的溶液,即得。

供试品溶液的制备　取本品粉末(过四号筛)0.1g,精密称定,置于具塞锥形瓶中,精密加入甲醇25ml,密塞,称定重量,超声处理(功率200W,频率40kHz)45分钟,放冷,再称定重量,用甲醇补足减失的重量,摇匀,滤过,取续滤液,即得。

测定法　分别精密吸取对照品溶液与供试品溶液各10μl,注入液相色谱仪,测定,即得。

本品按干燥品计算,含β-细辛醚($C_{12}H_{16}O_3$)不得少于0.20%。

【性味】味苦、辛,性温,效锐、糙、轻。

【功能与主治】杀粘, 祛协日乌素, 温胃, 消食, 开欲, 止腐。用于白喉病, 炭疽, 关节协日乌素病, 粘病, 麻风病, 消化不良, 呃逆, 巴达干赫依病。

【用法与用量】多入汤、散、丸剂。

【贮藏】置阴凉干燥处, 防蛀, 防霉。

水银 孟根-沃斯

Shuiyin Menggen us

MERCURY

本品为液态金属汞(Hg)。

【性状】在常温下为不透明的重质液体, 银白色, 具金属光泽, 极易流动或分裂成小球, 流过处不留污痕, 不沾手, 遇热易挥发。

【检查】铁　取本品0.2g, 加盐酸-硝酸(3∶1)的混合溶液10ml, 使溶解, 蒸干, 加水10ml使溶解, 滤过, 滤液置50ml纳氏比色管中, 用水洗容器与滤器, 并入同一纳氏比色管中使成25ml, 照铁盐检查法(《中国药典》2020年版四部通则0807)检查, 如显颜色, 与标准铁溶液2ml制成的对照液比较, 不得更深(0.01%)。

可溶性汞盐　取本品1g, 加水10ml, 搅匀, 滤过, 静置, 滤液不得显汞盐(《中国药典》2020年版四部通则0301)的鉴别反应。

【含量测定】取本品约0.2g, 精密称定, 置锥形瓶中, 加硫酸10ml与硝酸钾1.5g, 加热使溶解, 放冷, 加水50ml, 并加1%高锰酸钾溶液至显粉红色, 再滴加2%硫酸亚铁溶液至红色消失后, 加硫酸铁铵指示液2ml, 用硫氰酸铵滴定液(0.1mol/L)滴定。每1ml硫氰酸铵滴定液(0.1mol/L)相当于10.03mg的汞(Hg)。

本品含汞(Hg)不得少于99.5%。

【性味】味辛, 性凉, 效重。有毒。

【功能与主治】燥协日乌素, 燥脓血, 杀虫, 清奇哈。用于协日乌素病, 陶赖, 合如乎, 结喉, 发症, 吾雅曼, 奇哈, 梅毒, 疥癣, 黄水疮, 秃疮, 痘疹, 瘙痒, 淋巴腺肿大, 胸伤。

【用法与用量】多配方用, 入散剂、丸剂。

【注意】本品有毒, 不宜大量服用, 也不宜少量长期服用; 孕妇及肝肾功能不全者禁用。

【贮藏】密闭, 置干燥处。

手参 ᠡᠷᠲᠡᠨᠡᠢ ᠭᠠᠷ 额日和滕奈-嘎日

Shoushen Erhtenei gar

GYMNADENAE RHIZOMA

本品为兰科植物手掌参 *Gymnadeania conopsea* (L.) R. Br. 的干燥块茎。夏、秋二季采挖, 洗净泥土, 晒干。蒙药习用名称"手掌参"。

【性状】【鉴别】应当符合国家药品标准的规定。

【性味】味甘、涩, 性温, 效重、腻、软、稀、钝。

【功能与主治】补精华, 固精, 滋补。用于营养不良, 身体虚弱, 肾寒, 精液耗损, 阳痿, 陶赖, 合如乎, 巴木病。

【用法与用量】多配方用, 入汤、散、丸和油剂等; 单味或加味, 一次1~3g; 外用适量。

【贮藏】置通风干燥处。

牛心 ᠦᠬᠡᠷᠢᠨ ᠵᠢᠷᠦᠬᠡ 乌赫仁-吉如和

Niuxin Ʋheriin zʋreh

BOVIS COR

本品为牛科动物牛 *Bos taurus domesticus* Gmelin 的干燥心脏。宰杀后取心脏, 除掉脂肪, 切成数瓣, 置通风处阴干。

【性状】本品呈椭圆形或圆锥形瓣状, 表面棕褐色至紫红褐色, 皱缩不平, 一面凹陷, 长约15 cm。气腥, 味甘。

【检查】水分　不得过8.0%(《中国药典》2020年版四部通则0832第二法)。

总灰分　不得过7.0%（《中国药典》2020年版四部通则2302）。

【浸出物】照醇溶性浸出物测定法（《中国药典》2020年版四部通则2201）项下的热浸法测定，以乙醇做溶剂，不得少于16.0%。

【性味】味甘、涩，性温，效重、腻。

【功能与主治】镇心赫依刺痛。用于心赫依，心悸，心刺痛。

【用法与用量】多配方用，入丸、散。

【贮藏】置通风阴凉干燥处，防蛀。

牛角　　乌赫仁–额布日
Niujiao　Uheriin eber

BOVIS CORNU

本品为牛科动物牛*Bos taurus domesticus* Gmelin 的角。取角后，水煮，去除骨塞，干燥。

【性状】本品呈弯曲圆锥形，长短不一，上部渐尖，中空。外表面下部灰白色，具横向层状皱纹，中上部灰黑色，由下至上颜色逐渐加深，具纵纹。内表面下部黄白色，间有棕褐色斑纹，中上部灰黑色或黑色，光滑。角质，坚硬。气微腥，味淡。

【鉴别】本品粉末灰褐色。碎块不规则形，灰白色，纵断面观可见长梭形纹理，常具裂隙，布有棕色色素颗粒。横断面观可见平行纹理，多弧形弯曲，波峰状，可见多数棕色色素颗粒。

【炮制】镑片，炒黄，研细粉。

【性味】味涩、咸，性温。

【功能与主治】燥脓恶血，燥协日乌素，消水肿。用于肺脓肿，水肿，肝热。

【用法与用量】炮制后入药。多入散、丸剂。

【贮藏】置干燥处，防霉。

牛胆粉　ᠤᠬᠡᠷᠢᠨ ᠰᠥᠰᠥᠨ ᠲᠠᠯᠬ　乌赫仁-苏森-塔拉哈

Niudanfen　Uheriin soson talh

BOVIS FEL PULVIS

本品为牛科动物牛*Bos taurus domesticus* Gmelin 的干燥胆汁。宰牛后取出胆囊，自胆管处剪开，将胆汁倾入容器内，干燥。

【性状】本品为黄棕色至黄褐色粉末。气微腥，味极苦。

【鉴别】取本品50mg，加甲醇10ml，超声处理使充分溶解，静置使澄清，取上清液作为供试品溶液。另取牛胆粉药材50mg，同法制成对照药材溶液。照薄层色谱法（《中国药典》2020年版四部通则0502）试验，吸取上述两种溶液各4μl，分别点于同一硅胶G薄层板上，以甲苯-冰醋酸-水（7.5∶10∶0.3）为展开剂，展开，取出，晾干，喷以10%磷钼酸乙醇溶液，在105℃加热5分钟。供试品色谱中，在与对照药材色谱相应的位置上，显相同颜色的斑点。

【检查】水分　不得过5.0%（《中国药典》2020年版四部通则0832第二法）。

【含量测定】胆酸　对照品溶液的制备　取胆酸对照品12.5mg，精密称定，置25ml容量瓶中，加60%冰醋酸溶液溶解，并稀释至刻度，摇匀，即得（每1ml中含胆酸0.5mg）。

标准曲线的制备　精密量取对照品溶液0.2ml、0.4ml、0.6ml、0.8ml、1.0ml，分别置于具塞试管中，各管加入60%冰醋酸溶液稀释成1.0ml，再分别加新制的糠醛溶液（1→100）1.0ml，摇匀，在冰浴中放置5分钟，精密加入硫酸溶液（水65ml∶硫酸50ml）13ml，混匀，在70℃水浴中加热10分钟，迅速移至冰浴中冷却2分钟，以相应的试剂为空白，照紫外-可见分光光度法（《中国药典》2020年版四部通则0401），在605nm波长处测定吸光度。以浓度为横坐标，吸光度为纵坐标绘制标准曲线。

测定法　取本品约60mg，精密称定，加60%冰醋酸溶液适量，充分研磨，转移至50ml量瓶中，用60%冰醋酸溶液稀释至刻度，摇匀，滤过，弃去初滤液，精密量取续滤液1.0ml，分别置于甲、乙两个具塞试管中，于甲管中加新制的糠醛溶液1ml，乙管中加水1ml做空白，照标准曲线的制备项下的方法，自"在冰浴中放置5分钟"起，依法测定吸光度。从标准曲线上读出供试品溶液中含胆酸的重量，计算，即得。

本品按干燥品计算，含胆酸（$C_{24}H_{40}O_5$）不得少于42.0%。

【性味】味苦，性寒。

【功能与主治】平息希日, 愈伤, 解毒, 明目。用于希日病, 视力减退, 外伤, 配毒症。

【用法与用量】多配方用。

【贮藏】置通风干燥处。

牛黄 $\quad$ 给旺

Niuhuang $\quad$ Giwang

BOVIS CALCULUS

本品为牛科动物牛*Bos taurus domesticus* Gmelin 的干燥胆结石。宰牛时, 如发现有牛黄, 即滤去胆汁, 将牛黄取出, 除去外部薄膜, 阴干。

【性状】【鉴别】【检查】【含量测定】应当符合《中国药典》现行版的规定。

【性味】味苦、甘, 性凉, 效重、钝、软、柔。

【功能与主治】清热, 解毒, 镇静。用于瘟疫, 毒热, 肝热, 胆热, 高烧抽搐, 昏迷, 神志不清, 狂犬病, 癫狂症。

【用法与用量】多配方用, 入汤、散、丸剂等; 单味或加味, 一次0.15～0.35g; 外用适量。

【注意】孕妇慎用。

【贮藏】遮光, 密闭, 置阴凉干燥处, 防潮, 防压。

牛蒡子 $\quad$ 希波–额布斯

Niubangzi $\quad$ Šibee ɵbs

ARCTII FRUCTUS

本品为菊科植物牛蒡*Arctium lappa* L. 的干燥成熟果实。秋季果实成熟时采收果序, 晒干, 打下果实, 除去杂质, 再晒干。

【性状】【鉴别】【检查】【含量测定】应当符合《中国药典》现行版的规定。

【性味】味苦、辛, 性寒。

【功能与主治】利尿, 脉泻, 破石痞。用于尿闭, 石痞, 脉痞, 脉伤, 死胎不下。

【用法与用量】多配方用, 入汤、散、丸剂等; 单味或加味, 　次1~3g; 外用适量。

【贮藏】置通风干燥处。

牛鞭　　宝合因–赫日茎

Niubian　Buhiin herzheng

BOVIS PENIS

本品为牛科动物黄牛 *Bos taurus domesticus* Gmelin、水牛 *Bubalus bubalis* Linnaeus 或牦牛 *Bos grunniens* Linnaeus 的雄性生殖器。全年均可宰杀, 以秋、冬二季为多; 成熟雄牛宰杀后, 割取阴茎, 除去残肉和油脂, 洗净、整形后风干或低温干燥。

【性状】本品呈类扁圆柱形, 长20~90cm, 直径1~3cm。表面棕黄色至棕褐色, 半透明。背面稍有隆脊, 腹面多有凹沟, 侧面光滑, 斜肋纹明显。龟头近圆锥形, 先端渐尖, 光滑, 可见斜肋纹, 龟头下包皮环抱微隆起。横切面类圆形, 可见尿道空洞, 海绵体黄白色, 纤维性。质坚韧, 不易折断。气腥, 味咸。

【检查】水分　照水分测定法 (《中国药典》2020年版四部通则0832第四法) 测定, 不得过10.0%。

总灰分　不得过5.0% (《中国药典》2020年版四部通则2302)。

酸不溶性灰分　不得过2.0% (《中国药典》2020年版四部通则2302)。

【浸出物】照醇溶性浸出物测定法 (《中国药典》2020年版四部通则2201) 项下的热浸法测定, 用稀乙醇做溶剂, 不得少于10.0%。

【性味】味甘、咸, 性温。

【功能与主治】补肾益精, 壮阳治疝, 散寒止痛。用于体虚, 腰酸膝痛, 肾虚耳鸣, 阳痿遗精, 宫寒不孕。

【用法与用量】多配方用, 入汤、散、丸剂等; 单味或加味用时一次1~3g。

【贮藏】置阴凉干燥处, 密闭, 防蛀。

毛诃子 宝德-巴如日阿

Maohezi Bod barur

TERMINALIAE BELLIRICAE FRUCTUS

本品为使君子科植物毗黎勒*Terminalia bellirica*（Gaertn.）Roxb. 的干燥成熟果实。冬季果实成熟时采收，除去杂质，晒干。

【性状】【鉴别】【检查】【浸出物】应当符合《中国药典》现行版的规定。

【性味】味涩、甘，性凉，效轻、淡、燥、钝。

【功能与主治】清巴达干希日，燥协日乌素。用于脱发，皮肤瘙痒，湿疹，黄水疮，白癜风，疥癣，秃疮，游痛症，痛风，热性协日乌素病，浊热，赤眼。

【用法与用量】多配方用，入汤、散、丸剂等；单味或加味，一次1~3g；外用适量。

【贮藏】置干燥处，防蛀。

毛茛 浩勒都森-其其格

Maogen Holtoson ceceg

RANUNCULI JAPONICI HERBA

本品为毛茛科植物日本毛茛*Ranunculus japonicus* Thunb. 的干燥全草。夏、秋二季采收，除去杂质，洗净泥土，鲜用或切段晒干。

【性状】本品多呈段状，长短不一，有时可见少数纤细的须状根碎段呈细柱状。茎与叶柄碎段呈圆柱形，直径0.5~3mm，表面淡绿色，质脆，易折断，断面中空。叶多卷曲破碎，灰绿色、黄绿色或黄棕色。花多见，花冠黄色多脱落。气微，味淡。

【鉴别】（1）本品茎横切面：表皮细胞1列，类方形，外被角质层。皮层细胞4~6列，外侧为厚角组织。维管束外韧型,韧皮部外侧伴有纤维束。髓宽广,髓射线明显。

粉末灰绿色或绿色。花粉粒黄色,类球形或椭圆形,直径19~28μm,表面具颗粒状突起。非腺毛单细胞,直径18~27μm,具壁疣。纤维成束或散在,直径28~36μm,壁稍厚,纹孔点状,明显。淀粉粒细小,直径3~8μm。表皮细胞波状弯曲,气孔不定式。导管为具缘纹孔、螺纹、环纹导管。

（2）取本品粉末4g,置具塞锥形瓶中,加石油醚（60~90℃）40ml,超声处理40分钟,放冷,滤过,滤液蒸干,残渣加甲醇5ml使溶解,作为供试品溶液。另取β-谷甾醇对照品,加甲醇制成每1ml含1mg的溶液,作为对照品溶液。照薄层色谱法（《中国药典》2020年版四部通则0502）试验,吸取上述两种溶液各10μl,分别点于同一硅胶G薄层板上,以石油醚（60~90℃）-乙酸乙酯-甲酸（8:2:0.01）为展开剂,展开,取出,晾干。喷以10%硫酸乙醇溶液,105℃加热至斑点显色清晰。供试品色谱中,在与对照品色谱相应的位置上,显相同颜色的斑点。

【检查】水分　不得过9.0%（《中国药典》2020年版四部通则0832第二法）。

总灰分　不得过13.0%（《中国药典》2020年版四部通则2302）。

酸不溶灰分　不得过4.0%（《中国药典》2020年版四部通则2302）。

【浸出物】照醇溶性浸出物测定法（《中国药典》2020年版四部通则2201）项下的热浸法测定,以乙醇做溶剂,不得少于10.0%。

【含量测定】照高效液相色谱法（《中国药典》2020年版四部通则0512）测定。

色谱条件与系统适用性试验　用十八烷基键合硅胶为填充剂;甲醇-0.4%磷酸（52:48）为流动相;检测波长为360nm。理论板数按槲皮素峰计算应不低于3000。

对照品溶液的制备　精密称取槲皮素对照品适量,加甲醇制成每1ml含5μg的溶液,即得。

供试品溶液的制备　取本品粉末（过三号筛）约2g,精密称定,置具塞锥形瓶中,精密加80%甲醇50ml,密塞,称定重量。加热回流1小时,放冷,再称定重量,用80%甲醇补足减失的重量,摇匀,滤过,精密量取续滤液10ml,加盐酸1ml,置90℃水浴中加热回流1小时,取出,放冷,转移至25ml量瓶中,加80%甲醇稀释至刻度,摇匀,即得。

测定法　分别精密吸取对照品溶液和供试品溶液各20μl,注入液相色谱仪,测定,即得。

本品按干燥品计算,含槲皮素（$C_{15}H_{10}O_7$）不得少于0.02%。

【性味】味辛,性热,效钝、燥、糙、轻。有毒。

【功能与主治】破痞,温胃,止腐,燥协日乌素。用于寒痞,虫痞,水肿。

【用法与用量】多配方用,入丸、散。

【贮藏】置阴凉干燥处。

长毛银莲花 ᠎᠎᠎ 乌苏图-宝根-查干-其其格

Changmaoyinlianhua　Uset bugan cagaan ceceg

ANEMONES HERBA

本品为毛茛科植物长毛银莲花*Anemone narcissiflora* var. 的干燥全草。6—9月采收,除去杂质,晒干。

【性状】本品茎呈近圆柱形,长30～60cm,直径1～3mm。表面黄绿色或黄褐色;质脆,易折断,断面中空,密被白色长柔毛。叶片皱缩、多破碎,完整者展平后呈圆状肾形,长3～5.5cm,宽4～9cm,3全裂,两面疏被长柔毛。花被白色开展的长柔毛;总苞苞片掌状深裂,两面被长柔毛;花梗长5～8cm,疏被长柔毛;萼片5,白色,菱状倒卵形。气微,味微甘、苦。

【性味】味苦、辛,性温。

【功能与主治】祛巴达干,助消化,燥协日乌素。用于食不消,协日乌素疮,关节肿痛。

【用法与用量】多配方用,入汤、散、丸剂等;单味或加味,一次1～3g;外用适量。

【贮藏】置阴凉干燥处。

长柱金丝桃 ᠎᠎᠎ 陶如格-阿拉坦-其克楚亥

Changzhujinsitao　Turag altan cegcuuhei

HYPERICUI LONGISTYLI HERBA

本品为藤黄科植物长柱金丝桃*Hypericum longistylum* Oliv. 的干燥地上部分。夏、秋二季花开放时采收,除去杂质,洗净泥土,晒干。

【性状】本品茎呈圆柱形,长60～80cm,表面黄棕色,多分枝,茎和分枝两侧各具一条纵棱。单叶对生,无柄抱茎,叶片宽披针形,长5~9cm,宽1~3cm,先端钝尖,散布透明或黑色的腺点。花黄色,花萼、花瓣各5片,卵圆形,边缘有黑色腺点;雄蕊多数,合生为5束。气微,味苦。

【鉴别】(1)本品粉末棕黄色或棕绿色。叶上表皮细胞多角形,壁稍厚,波状弯曲。叶下表皮细胞多角形,细胞壁稍增厚。花粉粒圆形或类椭圆形,直径20~30μm,具3个萌发孔。导管为螺纹和环纹导管。

取本品粉末0.5g,加甲醇-25%盐酸溶液(4:1)20ml,置水浴中加热回流1小时,滤过,滤液浓缩近干,加水15ml使其溶解,用乙酸乙酯萃取3次(2ml、20ml、10ml),合并乙酸乙酯萃取液,浓缩至干,加甲醇2ml溶解,作为供试品溶液。另取槲皮素对照品,加甲醇制成每1ml含0.1mg的溶液,作为对照品溶液。照薄层色谱法(《中国药典》2020年版四部通则0502)试验,吸取上述两种溶液各4μl,分别点于同一硅胶G板上,以环己烷-乙酸乙酯-甲酸(5:4:0.5)为展开剂,展开,取出,晾干,喷以3%三氯化铝溶液,置紫外光灯(365nm)下检视。供试品色谱中,在与对照品色谱相应的位置上,显相同颜色的斑点。

【检查】水分　不得过10.0%(《中国药典》2020年版四部通则0832第二法)。

总灰分　不得过7.0%(《中国药典》2020年版四部通则2302)。

酸不溶性灰分　不得过3.0%(《中国药典》2020年版四部通则2302)。

【浸出物】照醇溶性浸出物测定法项下的冷浸法测定,用稀乙醇做溶剂,不得少于18.0%(《中国药典》2020年版四部通则2201)。

【性味】味苦,性寒。

【功能与主治】清血热,止血。用于吐血、子宫出血、黄疸、肝热、尿血、便血、月经过多、跌打损伤、外伤出血、肝热头痛、疟疾、烫伤、湿疹、协日乌素症、毒蛇咬伤。

【用法与用量】多配方用,入汤、散、丸剂等;单味或加味,一次1~3g;外用适量。

【贮藏】置阴凉干燥处。

反枝苋　　　阿日柏-淖高

Fanzhixian　Arbai nogoo

AMARANTHI RETROFLEXI HERBA

本品为苋科植物反枝苋 *Amaranthus retroflexus* L. 的干燥全草。夏、秋季采收,晒干。

【性状】本品根呈圆锥形，类白色或者淡黄色。茎圆柱形，长20~80cm，黄绿色，具有钝棱、叶痕及细毛。叶多破碎，完整者呈菱状卵形或者椭圆状卵形，先端渐尖，有小凸尖，基部楔形，全缘或波状缘，两面及边缘有柔毛，叶柄长1.5~3cm。穗状花序集成圆锥状，苞片披针状锥形，先端有白色针芒，花被片5，长圆形或者倒披针形，透明膜状，有一淡绿色中脉。气微，味淡。

【鉴别】（1）本品粉末黄绿色。非腺毛多见，由3~7个细胞组成。叶下表皮气孔不定式，副卫细胞3~5个。草酸钙簇晶众多，大小不一，棱角稍钝。具环纹导管、螺纹导管。纤维多成束。

（2）取本品粉末1g，加50%甲醇溶液25ml，超声处理30分钟，滤过，滤液蒸干，残渣加水2ml使溶解，通过D101型大孔吸附树脂柱（内径为1.5cm，柱高为10cm），用蒸馏水洗脱，弃去水液，洗脱至无色时，换用15%乙醇液200ml洗脱，弃去洗脱液，继续用30%乙醇液100ml洗脱。收集洗脱液，蒸干，残渣加甲醇2ml使溶解，作为供试品溶液。另取芦丁对照品适量，加甲醇制成每1ml含1mg的溶液，作为对照品溶液。照薄层色谱法（《中国药典》2020年版四部通则0502）试验，吸取上述供试品溶液3μl，对照品溶液1μl分别点于同一硅胶G薄层板上，以乙酸乙酯-甲酸-水（6:1:1）为展开剂，展开，取出，晾干，喷以三氯化铝试液，在105℃加热至斑点显色清晰，置紫外灯（365nm）下检视。供试品色谱中，在与对照品色谱相应的位置上，显相同颜色的荧光斑点。

（3）取本品粉末1g，加50%甲醇溶液25ml，超声处理30分钟，放冷，摇匀，滤过，滤液蒸干，残渣加甲醇2ml使溶解，作为供试品溶液。另取亮氨酸、缬氨酸对照品适量，加甲醇制成每1ml各含1mg的溶液，作为对照品溶液。照薄层色谱法（《中国药典》2020年版四部通则0502）试验，吸取上述两种溶液各1μl分别点于同一硅胶G薄层板上，以正丁醇-冰醋酸-水-2%茚三酮乙醇溶液（3:1:1:0.25）为展开剂，展开，取出，晾干，在105℃加热至斑点显色清晰，置日光下检视。供试品色谱中，在与对照品色谱相应的位置上，显相同颜色的斑点。

【检查】水分　不得过10.0%（《中国药典》2020年版四部通则0832第二法）。

总灰分　不得过20.0%（《中国药典》2020年版四部通则2302）。

酸不溶性灰分　不得过4.0%（《中国药典》2020年版四部通则2302）。

【浸出物】照水溶性浸出物测定法（《中国药典》2020年版四部通则2201）项下的热浸法测定，不得少于18.0%。

【性味】味甘，性寒。

【功能与主治】清肝热，明目。用于结膜炎，角膜炎，高血压。

【用法与用量】多配方用，入汤、散、丸剂等；单味或加味，一次1~3g；外用适量。

【贮藏】置干燥处。

丹参 ᠤᠯᠠᠭᠠᠨ ᠦᠨᠳᠦᠰᠦ 乌兰-温都斯

Danshen　Ulaan undes

SALVIAE MILTIORRHIZAE RADIX ET RHIZOMA

本品为唇形科植物丹参*Salvia miltiorrhiza* Bge. 的干燥根和根茎。春、秋二季采挖, 除去泥沙, 干燥。

【性状】【鉴别】【检查】【浸出物】【含量测定】应当符合《中国药典》现行版的规定。

【性味】味苦, 性凉, 效轻、钝、糙。

【功能与主治】清血热, 燥恶血, 止泻。用于血热, 脉热, 宝如热, 热泻, 心热症。

【用法与用量】多配方用, 入汤、散、丸剂等; 单味或加味, 一次1~3g; 外用适量。

【贮藏】置干燥处。

乌奴龙胆 ᠰᠤᠪᠤᠷᠠᠭᠠᠨ ᠴᠡᠴᠡᠭ 扫布日根-其其格

Wunulongdan　Subragan ceceg

GENTIANAE URNULAE HERBA

本品为龙胆科植物乌奴龙胆*Gentiana urnula* H. Smith 的干燥全草。秋季花期采集, 阴干。

【性状】应当符合国家药品标准的规定。

【性味】味苦, 性寒, 效钝、糙、燥。

【功能与主治】清热, 解毒, 止泻。用于血希日热, 毒热和热性腹泻。

【用法与用量】多配方用, 入汤、散、丸剂等; 单味或加味, 一次1~3g; 外用适量。

【贮藏】置通风干燥处。

乌梢蛇 ᠬᠠᠷᠠ ᠮᠣᠭᠠᠢ 哈日-毛盖

Wushaoshe　Har mogoi

ZAOCYS

本品为游蛇科动物乌梢蛇*Zaocys dhumnades*（Cantor）的干燥体。多于夏、秋二季捕捉，剖开腹部或先剥皮留头尾，除去内脏，盘成圆盘状，干燥。

【**性状**】【**鉴别**】【**浸出物**】应当符合《中国药典》现行版的规定。

【**性味**】味甘，性平。

【**功能与主治**】明目，通窍，镇静，燥协日乌素。用于目赤肿痛，视力减退，目赤干涩，疥癣、白癜风等皮肤病，血瘀宫中，血痞，经闭。

【**用法与用量**】多配方用，入汤、散、丸剂等；单味或加味，一次1~3g；外用适量。

【**贮藏**】置干燥处，防霉，防蛀。

文冠木 ᠰᠡᠩᠳᠡᠩ 僧登

Wenguanmu　Sendeng

XANTHOCERATIS LIGNUM

本品为无患子科植物文冠果*Xanthoceras sorbifolia* Bunge 的干燥木材或茎枝。春、夏季采集茎干、茎枝，剥去外皮，切段阴干；或取鲜枝，切碎，熬膏。

【**性状**】【**鉴别**】应当符合国家药品标准的规定。

【**性味**】味甘、涩、微苦，性凉，效燥、浮、轻、糙。

【**功能与主治**】燥恶血与协日乌素，清热，消肿，止痛。用于陶赖，合如乎，热性协日乌素病，麻风病，疥癣，皮肤瘙痒，浊热。

【用法与用量】多配方用，入汤、散、丸剂等；单味或加味，一次1~3g；外用适量。

【贮藏】置通风干燥处。

文冠枝 ᠰᠡᠩᠳᠡᠩᠢᠨ ᠮᠣᠴᠢᠷ 僧登音木其日

Wenguanzhi   Sengdengin muqir

XANTHOCERATIS RAMULUS

本品为无患子科植物文冠果*Xanthoceras sorbifolia* Bge. 的干燥细枝条。春、夏二季采收，除去树皮，截断，或再劈成木丁，干燥。

【性状】本品呈不规则条状或块状，表面黄白色、黄褐色或红棕色，较光滑，具细纵纹；质坚硬，不易折断，断面纤维性。气微，味甘、涩、苦。

【鉴别】(1)本品粉末红棕色至棕黄色。木纤维多成束，直径6~20μm，胞腔明显，具壁孔；有的纤维束周围薄壁细胞中含有草酸钙方晶，形成晶纤维。草酸钙方晶直径6~17μm。导管多为具缘纹孔导管和网纹导管，直径23~140μm，有的胞腔内含红棕色或黄棕色块状物。厚壁细胞散在或数个连接，长方形或类圆形，壁稍厚，木化，纹孔明显。色素块红棕色、黄棕色或棕色，有的表面具纹理。

(2)取本品粉末1g，加乙醚30ml，超声处理10分钟，滤过，滤液蒸干，残渣加甲醇5ml溶解，作为供试品溶液。取表儿茶素对照品，加甲醇制成每1ml含1mg的溶液，作为对照品溶液。照薄层色谱法（《中国药典》2020年版四部通则0502)试验，吸取供试品溶液5μl，对照品溶液2μl，分别点于同一硅胶G薄层板上，用三氯甲烷丙酮甲酸（12.5：8：1.8)为展开剂，展开，取出，晾干，喷以5%的香草醛硫酸溶液，在105℃加热至斑点显色清晰。供试品色谱中，在与对照品相应的位置上，显相同颜色的斑点。

【检查】水分　不得过8.0%（《中国药典》2020年版四部通则0832第二法）。

总灰分　不得过2.0%（《中国药典》2020年版四部通则2302）。

酸不溶性灰分　均不得过1.0%（《中国药典》2020年版四部通则2302）。

【浸出物】照水溶性浸出物测定法（《中国药典》2020年版四部通则2301)项下的热浸法测定，均不得少于6.0%。

【含量测定】照高效液相色谱法（《中国药典》2020年版四部通则0512)测定。

色谱条件与系统适用性试验　以十八烷基硅烷键合硅胶为填充剂；乙腈–1%甲酸水溶液（13：87）为流动相；检测波长280nm；柱温28℃。理论板数按表儿茶素峰计算应不低于3000。

对照品溶液的制备　取表儿茶素对照品适量，精密称定，加50%甲醇制成每1ml含0.4mg的溶液，即得。

供试品溶液的制备　取本品粉末（过三号筛）0.5g，精密称定，置具塞锥形瓶中，精密加入甲醇10ml，称定重量，超声处理（功率200W，频率40kHz）30分钟，放冷，再称定重量，用甲醇补足减失的重量，摇匀，滤过，取续滤液1ml，加水定容至2ml，即得。

测定法　分别精密吸取对照品溶液与供试品溶液10μl，注入液相色谱仪，测定，即得。

本品按干燥品计算，含表儿茶素（$C_{15}H_{14}O_6$）不得少于0.60%。

【炮制】或制成文冠枝膏。

【性味】味甘、微苦、涩，性凉，效轻、动、燥、糙。

【功能与主治】燥协日乌素，清热，消肿，止痛。用于游痛症，痛风症，热性协日乌素病，吾雅曼病，巴木病，皮肤瘙痒，癣，脱发，风湿性心脏病，关节疼痛，淋巴肿大，浊热。

【用法与用量】多入汤、散、丸剂；适量，煎成洗剂，外用。

【贮藏】置阴凉处。

方海　奈玛勒吉

Fanghai　Naimalz

ERIOCHEIR SINESIS CORPUS

本品为方蟹科动物中华绒螯蟹*Eriocheir sinesis* H. Milne– Edwards 的干燥全体。夏、秋捕捉，洗净沙土，置开水中烫死，晒干或烘干。

【别名】螃蟹。

【性状】本品多破碎。有的被有坚硬的甲壳，背部黄褐色，腹部呈淡黄棕色，甲壳呈方圆形，后半部宽于前半部，背部隆起，有假"H"形纹理，额缘及前侧缘各有4齿。有的甲壳已脱落，露出风干的红棕色或暗褐色蟹肉。胸肢多不全，乃至脱落。腹甲黄白色，分节，中部有脐5节，雄性尖脐，雌性圆脐，脐前1节为两侧共有，两侧各有4大节与4小结。质脆，易碎，气腥，味咸。

【鉴别】(1)本品粉末灰黄色或棕黄色。不规则碎片透明或半透明，无色、淡黄色、棕黄色或棕褐色,表面有的颗粒状、棱柱状、网状或具细密波状纹理。刚毛碎片圆柱形或长条形,有的可见腔隙,少数具羽状毛或倒刺。

(2)取本品粉末2g,加水10ml,浸渍30分钟,滤过,取滤液5ml,加活性炭少许,置60~70℃水浴中脱色,滤过,取滤液1ml,加铬黑T颗粒少许,振摇使之溶解,溶液显紫红色。

(3)取本品粉末0.3g,置试管中,加胶塞(胶塞中间插入一弯管,另一端插入盛有氢氧化钙溶液的试管内),再加入盐酸,立即塞紧,则不断产生气泡,同时氢氧化钙溶液变成白色浑浊液,放置后有白色沉淀。

【检查】水分　不得过9.0%(《中国药典》2020年版四部通则0832第二法)。

总灰分　不得过60%(《中国药典》2020年版四部通则2302)。

酸不溶性灰分　不得过26%(《中国药典》2020年版四部通则2302)。

【浸出物】照水溶性浸出物测定法(《中国药典》2020年版四部通则2201)项下的热浸法测定,不得少于9.0%。

【含量测定】取本品细粉5g,置圆底烧杯中,加入1mol/L的盐酸20ml,室温搅拌24小时,滤过,取滤渣,用水洗至中性(pH7.0),移置另一圆底烧杯中,加入2mol/L的氢氧化钠溶液20ml,90~100℃加热持续搅拌2小时,滤过,收集滤渣,用水洗至中性,得粗甲壳素。粗甲壳素加0.5%的高锰酸钾溶液浸泡1小时,滤过,取滤渣,水洗除去高锰酸钾,用1%的草酸水溶液于60~70℃下搅拌脱色,直至全部变白色,水洗至中性,70℃干燥24小时,得甲壳素,称重,即得。

本品含甲壳素[$(C_8H_{13}NO_5)n$]不得少于40.0%。

【性味】味咸,性凉。

【功能与主治】利尿,消水肿。用于尿闭,肾热,膀胱热,尿道结石,水肿。

【用法与用量】多入汤、散、丸剂。

【贮藏】置通风干燥处,防蛀。

火麻仁 ᠠ᠊ᠯᠥᠰᠦᠨ ᠦᠷᠡ 奥鲁森-乌日

Huomaren　Olson ur

CANNABIS FRUCTUS

本品为桑科植物大麻*Cannabis sativa* L. 的干燥成熟果实。秋季果实成熟时采收,除去杂质,晒干。

【性状】【鉴别】应当符合《中国药典》现行版的规定。

【性味】味甘,性平,效腻。

【功能与主治】燥协日乌素,杀虫,滋补,通便。用于协日乌素病,痛风,游痛症,吾雅曼病,秃疮,癣,黄水疮,疥,便秘。

【用法与用量】多配方用。

【贮藏】置阴凉干燥处,防热,防蛀。

孔雀翎 ᠲᠣᠭᠣᠰᠢᠨ ᠦᠳ 陶格森-乌德

Kongqueling　Togosiin ud

PENNA PAVONIS LONGA

本品为雉科动物绿孔雀*Pavo muticus* Linnaeus 雄性成鸟的尾上覆羽。更换羽毛时,获取尾上覆羽,去除杂质,干燥。

【性状】本品呈长羽毛状,完整者长80~100cm。羽轴呈圆柱形,长60~90cm,腹面白色,背面中部以下白色,向上渐呈褐色;腹部面稍扁有1条纵棱突起及2条纵沟;基部约有3cm透明部分,角质样;质坚韧,不易折断,断面白色海绵状。羽轴下部两边有短小羽毛,长1~5mm;中上部的羽枝较长,长10~14cm,宽约2mm,具绿、紫、红色闪光,排列稀疏分离;近羽端处羽枝排列密集成羽片,中间有

1个闪耀蓝紫色和金黄色及翠绿色相嵌的眼状斑,卵圆形,长5~7cm,宽3~5cm,中心为一肾形斑,长径约2cm,闪光,暗紫蓝色,向边缘具有黄绿色、棕色等闪光彩环,不同观察角度颜色会发生明显变化。气微,味淡。

【鉴别】本品粉末灰褐色。羽枝中部直径30~80μm,表面扁平细胞呈覆瓦状排列,呈棕黄色或棕褐色。内部细胞圆形或类圆形。表皮角质层成束存在,纵纹明显,棕黄色。

【检查】水分　不得过8.0%(《中国药典》2020年版四部通则0832)。

总灰分　不得过1.0%(《中国药典》2020年版四部通则2302)。

【炮制】照烤法炮制后入药。

【性味】味辛,性凉。

【功能与主治】解毒,燥脓。用于肺脓肿,耳脓,毒热,狂犬病。

【用法与用量】多配方用,入汤、散、丸剂等;单味或加味,一次1~3g;外用适量。

【贮藏】置通风干燥处,防蛀。

巴豆　丹扰格

Badou　Danrog

CROTONIS FRUCTUS

本品为大戟科植物巴豆Croton tiglium L.的干燥成熟果实。秋季果实成熟时采收,堆置2~3天,摊开,干燥。

【性状】【鉴别】【检查】【含量测定】应当符合《中国药典》现行版的规定。

【性味】味辛,性平,效重、糙。有大毒。

【功能与主治】祛巴达干,峻泻,消肿。用于奇哈,粘肿,食不消,巴达干黏液过剩,食物毒,胃、肠痞症,腹水,狂犬病,癫狂症。

【用法与用量】多配方用,入丸剂;外用适量。

【注意】孕妇禁用,老年、幼儿、体虚者慎用。

【贮藏】置阴凉干燥处。

玉竹 ᠮᠥᠬᠦᠷ 毛浩日-查干

Yuzhu Muhur cagaan

POLYGONATI ODORATI RHIZOMA

本品为百合科植物玉竹*Polygonatum ordoratum*（Mill.）Druce 的干燥根茎。秋季采挖，除去须根，洗净，晒至柔软后，反复揉搓、晾晒至无硬心，晒干；或蒸透后，揉至半透明，晒干。

【性状】【鉴别】【检查】【浸出物】【含量测定】应当符合《中国药典》现行版的规定。

【性味】味甘，性温，效柔、轻。

【功能与主治】滋补，清协日乌素，祛肾赫依，温胃。用于体虚，阳痿，遗精，营养不良，肾寒，腰腿痛，浮肿，赫依瘀，寒性协日乌素病，胃巴达干病。

【用法与用量】多配方用，入汤、散、丸剂等；单味或加味，一次1~3g；外用适量。

【贮藏】置通风干燥处，防霉，防蛀。

甘松 ᠤᠨᠤᠷᠲ 乌奴日图-呼吉

Gansong Unurt huz

NARDOSTACHYOS RADIX ET RHIZOMA

本品为败酱科植物甘松*Nardostachys jatamansi* DC. 的干燥根及根茎。春、秋二季采挖，除去泥沙和杂质，晒干或阴干。

【性状】【鉴别】【检查】【含量测定】应当符合《中国药典》现行版的规定。

【性味】味苦、甘，性凉，效钝、稀、柔、轻。

【功能与主治】清热，解毒，镇静，消肿，止痛。用于毒热，陈热，心悸，失眠，心神不安，癫痫。

【用法与用量】多配方用，入汤、散、丸剂等；单味或加味，一次1~3g；外用适量。

【贮藏】置阴凉干燥处, 防潮, 防蛀。

甘草 ᠱ ᠱ 希和日-额布斯
Gancao   Šiher ɵbs
GLYCYRRHIZAE RADIX ET RHIZOMA

本品为豆科植物甘草*Glycyrrhiza uralensis* Fisch.、胀果甘草*Glycyrrhiza inflata* Bat. 或光果甘草 *Glycyrrhiza glabra* L. 的干燥根和根茎。春、秋二季采挖, 除去须根, 晒干。

【性状】【鉴别】【检查】【含量测定】应当符合《中国药典》现行版的规定。

【性味】味甘, 性凉, 效稀、柔、软、轻。

【功能与主治】止咳祛痰, 止渴, 滋补, 清热, 止吐, 解毒。用于肺热, 哮喘, 咳嗽, 肺脓疡, 舌咽发干, 口渴, 咽喉干痛, 恶心呕吐, 白脉病, 身体虚弱。

【用法与用量】多配方用, 入汤、散、丸剂等; 单味或加味, 一次1~3g; 外用适量。

【贮藏】置通风干燥处, 防蛀。

甘草叶 ᠱ ᠱ ᠱ ᠱ 希和日-额布斯音-那布其
Gancaoye   Šiher ɵbsiin nabc
GLYCYRRHIZAE FOLIUM

本品为豆科植物甘草*Glycyrrhiza uralensis* Fisch. 的干燥叶。夏、秋二季采收, 晾干。

【性状】本品多破碎, 完整者展开后呈卵圆形、卵状椭圆形或类圆形, 长1.5~5.5cm, 宽1.0~3cm, 绿色至黄绿色, 先端渐尖或钝, 基部圆形, 全缘, 两面被短毛及黄褐色腺点。气微, 味微甘。

【鉴别】(1) 本品粉末呈绿色至棕黄色。上表皮细胞呈类长方形, 具角质纹理。下表皮细胞呈类多角形, 细胞壁波状弯曲且连珠状增厚。气孔不定式。非腺毛多破碎, 完整者有2~7个细胞, 基部较粗且弯曲, 直径约30μm。纤维多成束, 直径7~18μm, 周围薄壁细胞含有草酸钙方晶, 形成晶纤维。

(2) 取本品粉末1g, 加80%甲醇50ml, 加热回流1小时, 放冷, 滤过, 滤液蒸干, 残渣加水20ml使溶解, 用乙酸乙酯萃取3次, 每次20ml, 弃去乙酸乙酯液, 水液加盐酸5ml, 加热回流1小时, 取出, 立即冷却, 用乙酸乙酯萃取2次, 每次20ml, 合并乙酸乙酯液浓缩至1ml, 作为供试品溶液。另取山奈素对照品, 加甲醇制成每1ml含1mg的溶液, 作为对照品溶液。照薄层色谱法(《中国药典》2020年版四部通则0502)试验, 吸取供试品溶液5μl、对照品溶液2μl, 分别点于同一硅胶G薄层板上, 以环己烷-乙酸乙酯-甲酸(8:4:0.5)为展开剂, 展开, 取出, 晾干, 喷以5%三氯化铝乙醇溶液, 立即置紫外灯(365nm)下检视。供试品色谱中, 在与对照品色谱相应的位置上, 显相同颜色的荧光斑点。

【检查】水分　不得过9.0%(《中国药典》2020年版四部通则0832第二法)。

总灰分　不得过10.0%(《中国药典》2020年版四部通则2302)。

【浸出物】照醇溶性浸出物测定法(《中国药典》2020年版四部通则2201)项下的热浸法测定, 用70%乙醇做溶剂, 不得少于24.0%。

【含量测定】照高效液相色谱法(《中国药典》2020年版四部通则0512)测定。

色谱条件与系统适用性试验　以十八烷基硅烷键合硅胶为填充剂; 以甲醇-0.5%磷酸溶液(48:52)为流动相; 检测波长360nm。理论塔板数按槲皮素峰计算应不低于3000。

对照品溶液的制备　取槲皮素对照品适量, 精密称定, 加80%甲醇制成每1ml含0.07mg的溶液, 即得。

供试品溶液的制备　取本品粉末2.0g, 精密称定, 置具塞锥形瓶中, 精密加入80%甲醇50ml, 密塞, 称定重量, 加热回流1小时, 放冷, 再称定重量, 用80%甲醇补足减失的重量, 摇匀, 滤过。精密量取续滤液25ml, 精密加入盐酸5ml, 置90℃水浴中加热水解1小时, 取出, 迅速冷却, 转移至50ml量瓶中, 用80%甲醇稀释至刻度, 摇匀, 滤过, 取续滤液即得。

测定法　分别精密吸取对照品溶液与供试品溶液各10μl, 注入液相色谱仪, 测定, 即得。

本品按干燥品计算, 含槲皮素($C_{15}H_{10}O_7$)不得少于0.20%。

【性味】味甘, 性凉。

【功能与主治】清热。用于希日热引起的咽喉肿痛, 嗓子干热, 声音嘶哑。

【用法与用量】多配方用, 入汤、散、丸等; 单味或加味用时一次1~3g。

【贮藏】置通风干燥处。

石韦　𝕴𝕴　哈登-呼吉

Shiwei　Hadan huz

PYRROSIAE FOLIUM

本品为水龙骨科植物庐山石韦*Pyrrosia sheareri*（Bak.）Ching、石韦*Pyrrosia lingua*（Thunb.）Farwell 或有柄石韦*Pyrrosia petiolosa*（Christ）Ching 的干燥叶。全年均可采收，除去根茎和根，晒干或阴干。

【性状】【鉴别】【检查】【浸出物】【含量测定】应当符合《中国药典》现行版的规定。

【性味】味苦、涩，性凉，效钝、柔、燥。

【功能与主治】敛伤，燥脓，固髓，清热，解毒。用于胸创，烫伤，创伤化脓，跌扑肿痛，伤热，配制毒。

【用法与用量】多配方用，入汤、散、丸剂等；单味或加味，一次1~3g；外用适量。

【贮藏】置通风干燥处。

石龙芮　𝕴𝕴　乌日乐和格-其其格

Shilongrui　Urelheg ceceg

RANUNCULI SCELERATI HERBA

本品为毛茛科植物石龙芮*Ranunculus sceleratus* L. 的干燥全草。夏季开花时采收，除去泥土，晒干。

【性状】本品根须状，簇生，淡褐色至棕褐色。茎圆柱形，直径2~5mm；表面黄白色至黄绿色，具细纵棱，无毛或稀疏生柔毛；质脆，断面白色，纤维性，中空。叶多皱缩破碎，完整者叶片轮廓肾状圆形，长1~4cm，宽1.5~5cm，3深裂或3全裂；表面黄绿色或绿色，疏生柔毛；叶柄基部膜质扩大抱茎。聚伞花序；花小，直径4~8mm，花冠5，黄色，花萼及花托被柔毛。聚合果矩圆形，长8~12mm；瘦果卵圆形，稍扁，略偏斜，长约1mm，表面具细皱纹，顶端具短喙。气微，味淡。

【鉴别】（1）本品粉末黄绿色至灰绿色。叶上表皮细胞壁平直多角形，叶下表皮细胞细胞壁弯曲，气孔不定式，副卫细胞4~6个。非腺毛单细胞，稍弯曲或平直，壁薄。花粉粒类球形，表面具颗粒状雕纹，萌发孔3个，直径23~35μm。木纤维直径12~20μm，壁厚，微木化。导管为螺纹、网纹或具缘纹孔导管。

（2）取本品粉末2g，加稀乙醇50ml，加热回流1.5小时，放冷，滤过，滤液蒸至无醇味，加水10ml，用石油醚（30~60℃）振摇提取2次，每次20ml，弃去石油醚液，水液加乙酸乙酯振摇提取2次，每次20ml，合并乙酸乙酯，蒸干，残渣加乙醇2ml使溶解，作为供试品溶液。另取芦丁对照品适量，加乙醇制成每1ml含0.1mg的溶液，作为对照品溶液。照薄层色谱法（《中国药典》2020年版四部通则0502）试验，吸取上述两种溶液各1~2μl，分别点于同一聚酰胺薄膜，以乙醇-丙酮-水（7:5:6）为展开剂，展开，取出，晾干，喷以三氯化铝试液，热风吹干，置紫外光灯（365nm）下检视。供试品色谱中，在与对照品色谱相应的位置上，显相同颜色的荧光斑点。

【检查】水分　不得过13.0%（《中国药典》2020年版四部通则0832第二法）。

总灰分　不得过12.0%（《中国药典》2020年版四部通则2302）。

酸不溶性灰分　不得过5.0%（《中国药典》2020年版四部通则2302）。

【浸出物】照水溶性浸出物测定法（《中国药典》2020年版四部通则2201）项下的冷浸法测定，不得少于15.0%。

【含量测定】总黄酮对照品溶液的制备　取芦丁对照品25mg，精密称定，置25ml量瓶中，加甲醇适量，置水浴上微热使溶解，放冷，加甲醇至刻度，摇匀。精密量取10ml，置50ml量瓶中，加水稀释至刻度，摇匀，即得（每1ml中含芦丁0.2mg）。

标准曲线的制备　精密量取对照品溶液1ml、2ml、3ml、4ml、5ml、6ml与7ml，分别置25ml量瓶中，各加水7.0ml，加5%亚硝酸钠溶液1ml，混匀，放置6分钟，加10%硝酸铝溶液1ml，摇匀，放置6分钟，加氢氧化钠试液10ml，再加水至刻度，摇匀，放置15分钟，以相应的试剂为空白，照紫外-可见分光光度法（《中国药典》2020年版四部通则0401），在508nm波长处测定吸光度，以吸光度为纵坐标，浓度为横坐标，绘制标准曲线。

测定法　取本品粗粉约1g，精密称定，置索氏提取器中，加乙醚适量，加热回流至提取液无色，放冷，弃去乙醚液，药渣挥干，再加甲醇90ml，加热回流至提取液无色，转移至100ml量瓶中，用甲醇少量洗涤容器，洗液并入同一量瓶中，加甲醇至刻度，摇匀。精密量取3ml，置25ml量瓶中，照标准曲线制备项下的方法，自"加水7.0ml"起，依法测定吸光度，从标准曲线上读出供试品溶液中含芦丁的含量（μg/ml），计算，即得。

本品按干燥品计算，含总黄酮以芦丁（$C_{27}H_{30}O_{16}$）计，不得少于2.0%。

【性味】味辛、苦，性热，效轻、糙、燥、锐。有毒。

【功能与主治】破痞，调胃火，燥协日乌素，止腐，止痛，解毒。用于胸膈痞满，胃痞，虫痞，食不消，胃火衰败，协日乌素病，痈疖，瘰疬。

【用法与用量】多入散、丸剂；外用适量，研末调涂或制膏涂敷。

【贮藏】置阴凉干燥处。

石灰华　肖绕因-竹岗

Shihuihua Šoroon zuugang

CALCIOSINTER

本品为碳酸盐类矿物，主含碳酸钙（$CaCO_3$）。全年均可采集，除去泥土，杂石。

【性状】【鉴别】应当符合国家药品标准的规定。

【性味】味微甘，性凉，效柔、软、重、钝。

【功能与主治】清热，止咳，愈伤，退黄。用于肺热咳喘，咳喘病，咯血，肺脓肿，伤热，骨折，黄疸。

【用法与用量】多配方用，入汤、散、丸剂等；单味或加味，一次1~3g；外用适量。

【贮藏】置干燥处，密闭保存。

石决明　黑苏嘎

Shijueming Hyasaa

HALIOTIDIS CONCHA

本品为鲍科动物杂色鲍 *Haliotis diversicolor* Reeve、皱纹盘鲍 *Haliotis discus* hannai Ino、羊鲍 *Haliotis ovina* Gmelin、澳洲鲍 *Haliotis ruber*（Leach）、耳鲍 *Haliotis asinina* Linnaeus 或白鲍 *Haliotis laevigata*（Donovan）的贝壳。夏、秋二季捕捞，去肉，洗净，干燥。

【性状】【含量测定】应当符合《中国药典》现行版的规定。

【性味】味咸，性凉，效糙。

【功能与主治】解毒，愈伤，燥协日乌素，清脑，退云翳。用于白脉病，中风，脑伤，协日乌素病，眼翳白斑，骨折，创伤，颈强直。

【用法与用量】多配方用，入汤、散、丸剂等；单味或加味，一次1~3g；外用适量。

【贮藏】置干燥处。

石花 哈登-哈嘎

Shihua Hadeng hag

PARMOTREMAE THALLUS

本品为梅衣科粉芽网纹大叶梅*Parmotrema reticulatum*（Taylor）M.Choisy. 或大叶梅*Parmotrema tinctorum*（Despr. ex Nyl.）Hale 的干燥地衣体。生于树干上或岩石表面的腐殖质上，全年可采，铲下后，除净杂质，晒干。

【性状】粉芽网纹大叶梅地衣体叶状，不整齐伸展，部分裂片具深齿裂，部分裂片具不规则缺刻和条裂，裂片边缘外卷；上表面灰色、灰黄色或灰绿色，有网状白斑或在老裂片处有裂隙，边缘有小裂片，宽3~10mm，粉芽位于裂片边缘；下表面黑色或黑褐色，具假根状小突起，中央黑色，周边褐色或黑褐色。折断面分三层，中央髓部白色。微具清香气，味微苦。

大叶梅地衣体叶状，直径较大，裂片宽而平坦，顶端圆形，边缘不整齐，裂片间紧密相连至部分重叠；上表面灰色、灰黄色或灰绿色，无粉芽，具小颗粒状突起，中部有皱起的细折痕；下表面黑褐色至黑色，具假根状小突起，周边略光滑，色浅。折断面分三层，中央髓部白色。微具清香气，味淡。

【鉴别】本品粉末灰色、灰绿色或灰黑色。菌丝成团、散在或碎断，无色、淡棕色、绿色或淡黄绿色，细长，稍弯曲，有的有分枝，直径3~12μm。孢子成团或散在，呈球形或卵圆形，直径3~13μm，绿色。假表皮细胞类多角形、类纺锤形或长条形，有的边缘略弯曲，绿色、棕黄色或无色。色素块散在或存在于假表皮细胞中，棕色、黄棕色或绿色。

【检查】杂质　不得过6.0%（《中国药典》2020年版四部通则2301）。

水分　不得过10.0%（《中国药典》2020年版四部通则0832第二法）。

总灰分　不得过15.0%（《中国药典》2020年版四部通则2302）。

酸不溶性灰分　不得过8.0%（《中国药典》2020年版四部通则2302）。

【浸出物】照醇溶性浸出物测定法（《中国药典》2020年版四部通则2201）项下的热浸法测定，用乙醇做溶剂，不得少于15.0%。

【性味】味甘、苦，性凉。

【功能与主治】清热，解毒，燥协日乌素，止血。用于膀胱热；外用，治疗皮肤瘙痒，脚癣，小儿口疮，白癜风。

【用法与用量】1~5g；多配方用。

【贮藏】密封，置通风干燥处。

石菖蒲　　　　　哈日-乌莫黑-哲格斯

Shichangpu　Har umhei zegs

ACORI TATARINOWII RHIZOMA

本品为天南星科植物石菖蒲 *Acorus tatarinowii* Schott 的干燥根茎。秋、冬二季采挖，除去须根和泥沙，晒干。

【性状】【鉴别】【检查】【浸出物】【含量测定】应当符合《中国药典》现行版的规定。

【性味】味苦、辛，性温，效糙、锐、轻。

【功能与主治】温胃，消食，开胃，止腐，杀粘，引协日乌素。用于食不消，萨喉，炭疽，协日乌素病，粘症，呃逆。

【用法与用量】多配方用，入汤、散、丸剂等；单味或加味，一次1~3g；外用适量。

【贮藏】置干燥处，防霉。

石斛 ᠰᠣᠭᠰᠣᠷ 索格苏日–查赫日麻

Shihu Sugsur cahirmaa

DENDROBII CAULIS

本品为兰科植物金钗石斛*Dendrobium nobile* Lindl.、鼓槌石斛*Dendrobium chrysotoxum* Lindl. 或流苏石斛*Dendrobium fimbriatum* Hook. 的栽培品及其同属植物近似种的新鲜或干燥茎。全年均可采收, 鲜用者除去根和泥沙; 干用者采收后, 除去杂质, 用开水略烫或烘软, 再边搓边烘晒, 至叶鞘搓净, 干燥。

【性状】【鉴别】【检查】【含量测定】应当符合《中国药典》现行版的规定。

【性味】味甘、涩, 性凉, 效钝、稀、柔。

【功能与主治】祛巴达干热, 止吐。用于恶心, 呕吐, 宝如增盛期及胃痛。

【用法与用量】多配方用, 入汤、散、丸剂等; 单味或加味, 一次1~3g; 外用适量。

【贮藏】干品置通风干燥处, 防潮; 鲜品置阴凉潮湿处, 防冻。

石榴 ᠠᠨᠠᠷ 阿纳日

Shiliu Anar

GRANATI FRUCTUS SEU SEMEN

本品为石榴科植物石榴*Punica granatum* L.的干燥成熟果实。果实成熟时采收, 剖开, 晒干或低温烘干。

【性状】本品呈类圆球形, 直径4~7cm, 多破碎。外表面红棕色、棕黄色或暗棕色, 有多数疣状突起, 有的可见突起的筒状宿萼或粗短果梗或果梗痕。内表面黄色或黄棕色, 有隆起呈网状的种蒂残痕, 果皮厚1.5~3mm。质硬而脆, 断面黄色, 略显颗粒状。种子多数, 呈三角状卵形, 具钝棱, 有时数个粘连成团块。单粒长5~9mm,直径3~4mm。外表黄红色至暗褐色,外种皮皱缩,富糖性而稍黏;内种皮淡黄棕色至淡红棕色,革质,坚硬;种仁乳白色。气微,果皮味苦、涩,种子味酸、微甜。

【鉴别】粉末红棕色或黄棕色。石细胞极多,成群或散在,无色、淡黄色或淡黄棕色。类圆形、类方形、类多角形、类椭圆形、长条形或不规则形,少数分枝状,直径16~120μm,壁厚5~45μm,胞腔细窄或较大。草酸钙簇晶直径5~24μm,棱角较钝。螺纹及网纹导管,直径12~25μm。淀粉粒类圆形,直径2~8μm。

【检查】水分 不得过9.0%(《中国药典》2020年版四部通则0832第二法)。

总灰分 不得过5.0%(《中国药典》2020年版四部通则2302)。

【浸出物】照水溶性浸出物测定法(《中国药典》2020年版四部通则2201)项下的热浸法测定,不得少于48.0%。

【含量测定】没食子酸照高效液相色谱法(《中国药典》2020年版四部通则0512)测定。

色谱条件与系统适用性试验 以十八烷基硅烷键合硅胶为填充剂;甲醇–0.5%磷酸(5:95)为流动相;检测波长为273nm。理论板数按没食子酸峰计算应不低于5000。

对照品溶液的制备 精密称取没食子酸对照品适量,加流动相制成每1ml含没食子酸10μg的溶液,即得。

供试品溶液的制备 取本品粉末(过二号筛)1g,精密称定,置具塞锥形瓶中,精密加入水50ml,称定重量,静置12小时,加热回流3小时,放冷,再称定重量,用水补足减失的重量,摇匀,滤过,取续滤液,即得。

测定法 分别精密吸取对照品与供试品溶液各20μl,注入液相色谱仪,测定,即得。

本品按干燥品计算,含没食子酸($C_7H_6O_5$)不得少于0.05%。

【性味】味酸、甘,效腻、燥、锐、糙、轻、动,性热。

【功能与主治】温胃消食,开胃,祛巴达干,止泻。用于胃寒,巴达干病,恶心,食积不消,肺、肝、肾赫依,寒泻,腹胀嗳气。

【用法与用量】多配方用。

【贮藏】置通风干燥处,防霉,防蛀。

石膏 朝伦-竹岗

Shigao Culuun zuugang

GYPSUM FIBROSUM

本品为硫酸盐类矿物硬石膏族石膏, 主含含水硫酸钙（$CaSO_4 \cdot 2H_2O$）, 采挖后, 除去杂石及泥沙。

【性状】【鉴别】【检查】【含量测定】 应当符合《中国药典》现行版的规定。

【性味】 味微甘; 性凉; 效柔、软、重、钝。

【功能与主治】 清热, 止咳, 愈伤, 退黄。用于肺热咳喘, 肺痼疾, 跌打损伤, 肺脓肿, 伤热, 骨折, 黄疸。

【用法与用量】 多配方用, 入汤、散、丸剂等; 单味或加味, 一次1~3g; 外用适量。

【贮藏】 置干燥处。

龙骨 洛-亚斯

Longgu Luu yas

OS DRACONIS

本品为古代哺乳动物象类、犀类、三趾马类等的骨骼化石或象类门齿的化石。以象类门齿的化石（五花龙骨）质地较优。挖出后, 除去泥沙及杂质。

【性状】【鉴别】 应当符合《中国药典》现行版的规定。

【性味】 味甘、涩, 性平。

【功能与主治】 杀粘, 止刺痛, 止腐, 生肌, 镇静安神。用于脑刺痛, 头痛, 肠刺痛, 锐器伤, 盗汗, 淋漓不尽, 筋骨损伤, 遗精, 失眠多梦, 巴木病。

【用法与用量】多配方用,入汤、散、丸剂等;单味或加味,一次1~3g;外用适量。

【贮藏】置干燥处,防潮。

东北岩高兰　　哈日-阿日查
Dongbeiyangaolan　Har arc
EMPETRI RAMULUS

本品为岩高兰科东北岩高兰*Empetrum nigrum* L. var. *japonicum* K. Koch的干燥枝梢和叶。多在夏、秋二季采收,阴干。

【性状】本品多分枝,小枝扁平。叶细小鳞片状,叶轮生或交互对生,线形,先端钝,边缘略反卷,叶面略有光泽,深绿色或黄绿色。质脆,易折断。气微,味苦。

【性味】味苦,性凉。

【功能与主治】清热,解毒,消食。用于肝热,腹胀,食不消。

【用法与用量】多配方用,入汤、散、丸剂等;单味或加味,一次1~3g;外用适量。

【贮藏】置阴凉干燥处。

东北点地梅　　达楞-套布其
Dongbeidiandimei　Dalan tobc
ANDROSACIS HERBA

本品为报春花科植物东北点地梅*Androsace filiformis* Retz.的干燥全草。夏季采收,除去杂质,阴干。

【性状】本品长约10cm。主根不发达,具多数纤维状须根。叶基生,莲座状,完整者叶柄纤细,叶片长圆形至卵状长圆形,叶尖钝,叶基渐狭下延,叶缘具稀疏小牙齿。花葶纤细,长2.5~15cm;伞形花序；苞片线状披针形；花梗丝状，长短不一，长2~7cm；花萼杯状，裂片三角形，边缘膜质；花冠白色，裂片长圆形。蒴果近球形，直径约2mm，果皮近膜质。质脆，易碎。气微，味微苦。

【鉴别】(1)本品花葶横切面：表皮细胞1列，外被厚角质层。皮层狭窄，细胞2~3层，含叶绿体。中柱鞘部位纤维束连续成环。外韧维管束8~12束环列，形成层不明显，束间薄壁细胞大型，细胞壁木化。髓宽广或中空。

本品粉末黄绿色至绿色。花粉粒圆球形，直径18~32μm，表面具细颗粒雕纹，萌发孔3个。下表皮细胞垂周壁波状弯曲，上表皮细胞垂周壁较平直，气孔不定式、不等式。导管多螺纹、网纹和孔纹，直径15~35μm。纤维成束，壁平直，腔大，直径10~25μm。种皮细胞棕色，内含糊粉粒和脂肪油。

(2)取本品粉末0.5g，加甲醇–25%盐酸(4:1)混合溶液25ml，加热回流1小时，取续滤液，作为供试品溶液。另取槲皮素和山奈素对照品适量，分别加甲醇溶解制成每1ml含0.3mg的溶液，作为对照品溶液。照薄层色谱法(《中国药典》2020年版四部通则0502)试验，吸取供试品溶液5μl、对照品溶液各2μl，分别点于同一硅胶G薄层板上，以甲苯–甲酸乙酯–甲酸(10:8:1)为展开剂，展开，取出，晾干，喷以三氯化铝试液，置紫外光灯(365nm)下检视。供试品色谱中，在与对照品色谱相应的位置上，显相同颜色的荧光斑点。

【检查】水分 不得过7.0%(《中国药典》2020年版四部通则0832第二法)。

【含量测定】照高效液相色谱法(《中国药典》2020年版四部通则0512)测定。

色谱条件与系统适用性试验 以十八烷基硅烷键合硅胶为填充剂；以乙腈–0.4%磷酸(40:60)为流动相；检测波长为360nm。理论板数按槲皮素峰计算应不低于10000。

对照品溶液的制备 精密称取槲皮素对照品和山奈素对照品适量，分别加甲醇制成每1ml含0.3mg的溶液，即得。

供试品溶液的制备 取本品粉末0.5g，精密称定，置具塞锥形瓶中，精密加入甲醇–25%盐酸(4:1)混合溶液25ml，称定重量，加热回流1小时，放冷，再称定重量，用甲醇–25%盐酸(4:1)混合溶液补足减失的重量，摇匀，过滤，取续滤液，即得。

测定法 分别精密吸取对照品溶液与供试品溶液各10μl，注入液相色谱仪，测定，即得。

本品按干燥品计算，含槲皮素($C_{15}H_{10}O_7$)和山奈素($C_{16}H_{12}O_6$)总量不得少于1.0%。

【性味】味苦、甘，性寒。

【功能与主治】清热，解毒，消肿，愈伤，祛协日乌素，滋养强壮。用于创伤化脓疼痛，脓毒性关节炎，赫依、协日乌素合并症。

【用法与用量】多入汤、散、丸剂。

【贮藏】置阴凉干燥处。

北豆根　𖡂𖤭　哈日–奥日秧古

Beidougen　Har oroongo

MENISPERMI RHIZOMA

本品为防己科植物蝙蝠葛*Menispermum dauricum* DC. 的干燥根茎。春、秋二季采挖，除去须根和泥沙，干燥。蒙药习用名称"山豆根"。

【性状】【鉴别】【检查】【浸出物】【含量测定】应当符合《中国药典》现行版的规定。

【性味】味苦，性凉，效稀、柔、钝。

【功能与主治】清热，清希日，愈伤，止渴，除协日乌素。用于协日乌素病，脓疮，口渴，皮肤协日乌素病，丹毒。

【用法与用量】多配方用，入汤、散、丸剂等；单味或加味，一次1~3g；外用适量。

【贮藏】置干燥处。

北沙参　𖤭𖡂　查干–扫日劳

Beishashen　Cagaan sorool

GLEHNIAE RADIX

本品为伞形科植物珊瑚菜*Glehnia littoralis* Fr. Schmidt ex Miq. 的干燥根。夏、秋二季采挖，除去须根，洗净，稍晾，置沸水中烫后，除去外皮，干燥；或洗净直接干燥。

【性状】【鉴别】应当符合《中国药典》现行版的规定。

【性味】味甘、微苦，性凉，效柔、腻、轻。

【功能与主治】清肺热，止咳，锁脉，愈伤。用于肺热咳嗽，咳痰带血，胸痛，胸闷，气喘，咳喘，体虚无力。

【用法与用量】多配方用,入汤、散、丸剂等;单味或加味,一次1~3g;外用适量。

【贮藏】置通风干燥处,防蛀。

北点地梅　塔林–达楞–套布其

Beidiandimei　Taliin dalan tobc

ANDROSACIS SEPTENTRIONALIS HERBA

本品为报春花科植物北点地梅*Androsace septentrionalis* L. 的干燥全草。7—9月采收,晒干。

【性状】本品主根直径0.5~1mm。表面黄棕色或灰棕色。有支根或支根痕;质脆,易折断,断面黄白色或淡黄色。基生叶莲座状,多破碎,完整展平后呈倒披针形、长圆状披针形或狭菱形,先端钝或稍锐尖,下部渐狭,中部以上边缘具稀疏锯齿,上面有极短的毛,叶面黄绿色;质脆,易碎。花葶长短不一,黄绿色或下部暗紫色,具分叉毛;花冠白色。有时可见先端5瓣裂的蒴果,浅橙黄色,内有多数种子。气微,味苦、甘。

【鉴别】本品粉末绿色。下表皮细胞呈不规则形,气孔不定式或不等式。螺纹导管直径19~23μm。花粉粒较少,类圆形,直径约21μm,外壁有齿状突起。T形毛,两臂近等长。单细胞非腺毛,长圆锥形,长87~95μm。腺毛头部4个细胞,椭圆形,柄单细胞。

【检查】水分　不得过8.0%(《中国药典》2020年版四部通则0832第二法)。

总灰分　不得过10.0%(《中国药典》2020年版四部通则2302)。

酸不溶性灰分　不得过5.0%(《中国药典》2020年版四部通则2302)。

【性味】味苦、甘,性寒。

【功能与主治】消肿,愈伤,清热性协日乌素,清热,解毒,滋补。用于创伤化脓,红肿,扩散于关节的协日乌素,赫依、协日乌素合并症,营养缺乏。

【用法与用量】多配方用,入汤、散、丸剂等;单味或加味,一次1~3g;外用适量。

【贮藏】置干燥处。

北寒水石 ᠡᠮ ᠵᠣᠩᠱᠢ 额莫-壮西

Beihanshuishi   Em zhongši

CYPSUM

本品为硫酸盐类矿物红石膏 Cypsum。主含含水硫酸钙（CaSO$_4$·2H$_2$O）。蒙药习用名称"红石膏""寒水石"。

【性状】【鉴别】应当符合国家药品标准的规定。

【性味】味辛,性平,效糙。

【功能与主治】清巴达干热, 止吐, 止泻, 消食, 解毒, 破痞, 调解三根, 愈伤, 接骨。用于巴达干热, 嗳气, 泛酸, 消化不良, 腹泻, 胃巴达干病, 宝如病, 痞, 身体营养缺乏, 骨折, 外伤。

【用法与用量】多配方用, 入散、丸剂等; 单味或加味, 一次1~3g; 外用适量。

【贮藏】置干燥处。

白及 ᠬᠤᠯᠤᠰᠤᠨ ᠴᠠᠬᠢᠷᠮᠠᠠ 胡鲁森-查赫日麻

Baiji   Hulsan cahirmaa

BLETILLAE RHIZOMA

本品为兰科植物白及 *Bletilla striata* (Thunb.) Reichb. f. 的干燥块茎。夏、秋二季采挖, 除去须根, 洗净, 置沸水中煮或蒸至无白心, 晒至半干, 除去外皮, 晒干。

【性状】【鉴别】【检查】应当符合《中国药典》现行版的规定。

【性味】味甘、苦、涩, 性温, 效轻、燥、柔。

【功能与主治】强壮, 生津, 温中开胃, 燥协日乌素, 燥脓, 祛巴达干。用于体虚, 胃寒, 腰腿痛, 消化不良, 巴达干病, 滑精, 阳痿。

【用法与用量】多配方用, 入汤、散、丸剂等; 单味或加味, 一次1~3g; 外用适量。

【贮藏】置通风干燥处。

白贝齿 查干–伊布海

Baibeichi Cagaan ibuuhai

MONETARIAE CONCHA

本品为宝贝科动物环纹货贝*Monetaria annulus* Linnaeus. 的贝壳。夏季捕捞, 去肉, 洗净, 晒干。

【性状】本品呈卵圆形, 长1.2~2.6cm, 宽0.7~2.0cm, 高0.6~1.5cm。壳面光滑, 具珍珠光泽; 贝壳背部中央隆起, 有一橘黄色环纹, 环纹内通常为淡灰蓝色或淡褐色, 具密细横纹, 环纹外为灰褐色或灰白色, 基部白色。壳内表面灰紫色。壳口两边均向内卷曲形成狭长的沟, 沟缘有细齿, 约12对。质坚硬。气微, 味淡。

【检查】酸不溶性灰分 取本品粉末2g, 置炽灼至恒重的坩埚中, 炽灼至完全灰化, 加入稀盐酸约20ml, 照酸不溶性灰分测定法 (《中国药典》2020年版四部通则2302) 测定, 不得过5.0%。

重金属 取本品粉末0.5g, 精密称定, 加水5ml, 混合均匀, 加稀盐酸4ml, 煮沸5分钟, 放冷, 滤过。滤器用少量水洗涤, 合并洗液与滤液, 加酚酞指示液1滴, 并滴加适量的氨试液至溶液显淡红色, 加稀醋酸2ml与水制成25ml, 加维生素C 0.5g, 溶解后, 照重金属检查法 (《中国药典》2020年版四部通则0821) 检查, 不得过20mg/kg。

【含量测定】取本品细粉约0.15g, 精密称定, 置锥形瓶中, 加稀盐酸10ml, 加热使溶解。加水20ml与甲基红指示液1滴, 滴加10%氢氧化钾溶液至溶液显黄色, 继续多加10ml, 再加钙黄绿素指示剂少量, 用乙二胺四醋酸二钠滴定液 (0.05mol/L) 滴定至溶液黄绿色荧光消失而显橙色。每1ml乙二胺四醋酸二钠滴定液 (0.05mol/L) 相当于5.004mg的碳酸钙 ($CaCO_3$)。

本品含碳酸钙 ($CaCO_3$) 不得少于96.0%。

【性味】味咸, 效平。

【功能与主治】破痞, 燥协日乌素, 止血, 退翳。用于腑痞, 阴道痞, 希日痞, 肺脓肿, 耳脓, 协日乌素病, 创伤出血, 云翳, 白斑, 口鼻出血。

【用法与用量】多配方用, 入汤、散、丸剂等; 单味或加味使用时, 一次1~3g。

【贮藏】置干燥处。

白芝麻　ᠴᠠᠭᠠᠨ　查干-混吉德

Baizhima　Cagaan gɯnzid

SESAMI SEMEN ALBUS

本品为脂麻科植物脂麻*Sesamum indicum* L.的干燥成熟白色种子。秋季果实成熟时采割植株，晒干，打下种子，除去杂质，再晒干。

【性状】本品呈扁卵圆形，长约3mm，宽约2mm。表面呈类白色，平滑或有网状皱纹。尖端有棕色点状种脐。种皮薄，子叶2，白色，富油性。气微，味甘，有油香气。

【鉴别】【检查】应当符合《中国药典》现行版的规定。

【性味】味甘，性温，效腻、重。

【功能与主治】镇赫依，润肤，破痞，温胃，生发。用于脏腑赫依病，皮肤瘙痒，脱发，子宫痞，失眠，牙蛀。

【用法与用量】多配方用，外用适量，调敷于患处。

【贮藏】置通风干燥处，防蛀。

白巨胜　ᠰᠢᠯᠬᠡᠢ　希鲁黑-查干-乌日

Baijusheng　Šɯlhii cagaan ɯr

LACTUCAE SENEM

本品为菊科植物莴苣*Lactuca sativa* L. 的干燥成熟种子。夏、秋二季果实成熟后，割取地上部分，晒干，打下种子，除去杂质，干燥。

【性状】【鉴别】应当符合国家药品标准的规定。

【性味】味微甘，性平，效轻、糙、钝、燥。

【功能与主治】消食,开胃。用于肺热咳嗽,咯血,失眠,肺脓肿,消化不良,恶心。

【用法与用量】多配方用,入汤、散、丸剂等;单味或加味,一次1~3g;外用适量。

【贮藏】置通风干燥处,防蛀。

白芷 查干–苏格巴

Baizhi　Cagaan sʉgbaa

ANGELICAE DAHURICAE RADIX

本品为伞形科植物白芷*Angelica dahurica*(Fisch. ex Hoffm.)Benth. et Hook.f. 或杭白芷*Angelica dahurica*(Fisch. ex Hoffm.)Benth. et Hook. f. var. *formosana*(Boiss.)Shan et Yuan 的干燥根。夏、秋间叶黄时采挖,除去须根和泥沙,晒干或低温干燥。

【性状】【鉴别】【检查】【浸出物】【含量测定】应当符合《中国药典》现行版的规定。

【性味】味辛,性温。

【功能与主治】开窍,止痛,排脓。用于头痛,牙疼,亚麻症,耳聋,痈肿,疮疡。

【用法与用量】多配方用,入汤、散、丸剂等;单味或加味,一次1~3g;外用适量。

【贮藏】置阴凉干燥处,防蛀。

白花龙胆 查干–朱勒根–其木格

Baihualongdan　Cagaan zʉlgen cimeg

GENTIANAE PURDOMII FLOS

本品为龙胆科植物高山龙胆*Gentiana purdomii* Marq. 的干燥花。8—9月采收,除去杂质,阴干。

【性状】本品多皱缩成条形,完整者长4~6cm。花萼钟形,萼筒膜质,花冠筒状钟形,黄白色,具多数蓝色斑点,先端5裂;雄蕊5,着生于花冠筒中下部;子房条状,柱头2裂。种子细小多数,黄褐色, 近椭圆形, 表面有多数海绵状网隙。气微, 味苦。

【鉴别】本品粉末浅绿黄色。花粉粒椭圆形, 直径26~34μm, 表面具颗粒状雕纹, 萌发孔3个。花粉囊内壁细胞细胞壁条状增厚。花萼外表皮细胞垂周壁弯曲不均匀增厚, 气孔不等式或不定式。子房外壁细胞外平轴壁具波状条纹, 内壁细胞为网纹细胞。外种皮细胞棕褐色, 表面观细胞壁网状增厚。

【检查】水分　不得过7.0%(《中国药典》2020年版四部通则0832第二法)。

总灰分　不得过6.0%(《中国药典》2020年版四部通则2302)。

【含量测定】照高效液相色谱法(《中国药典》2020年版四部通则0512)测定。

色谱条件与系统适用性试验　以十八烷基硅烷键合硅胶为填充剂; 以甲醇为流动相A, 以0.5%乙酸溶液为流动相B; 按下表中的规定进行梯度洗脱; 检测波长为360nm。理论板数按异荭草素峰计算应不低于10000。

时间(分钟)	流动相A(%)	流动相B(%)
0~40	10→70	90→30

对照品溶液的制备　取异荭草素对照品适量, 精密称定, 加甲醇制成每1ml含0.4mg的溶液, 即得。

供试品溶液的制备　取本品粉末1g, 精密称定, 加甲醇超声处理(功率250W, 频率40kHz)2次, 每次25ml, 1小时, 合并甲醇液, 滤过。用少量甲醇分次洗涤容器, 洗液与滤液合并, 减压回收溶剂至干。残渣加甲醇使溶解, 转移至25ml量瓶中, 加甲醇至刻度, 摇匀, 滤过, 取续滤液, 即得。

测定法　分别精密吸取对照品溶液与供试品溶液各10μl, 注入液相色谱仪, 测定, 即得。

本品按干燥品计算, 含异荭草素($C_{21}H_{20}O_{11}$)均不得少于0.20%。

【性味】味涩、苦, 性寒, 效柔、稀、软。

【功能与主治】清热, 解毒, 止咳, 利咽。用于咽喉肿痛, 音哑, 肺热, 毒热等。

【用法与用量】多入汤、散、丸剂。

【注意】孕妇禁用。

【贮藏】置阴凉干燥处, 防蛀, 防霉。

白花黄芪 ᠴᠠᠭᠠᠨ ᠬᠤᠩᠴᠢᠷ 查干-混其日

Baihuahuangqi Cagaan huncir

ASTRAGALI GALACTITIS HERBA

本品为豆科植物白花黄芪*Astragalus galactites* Pall.的干燥全草。5—6月花期采收,除去杂质,晒干。

【性状】本品根呈圆柱形,直径约为0.5cm,表面黄褐色至黑褐色,粗糙。质硬而韧,不易折断,断面显纤维性。皮部浅黄棕色,木部黄白色。地上茎极短缩,丛生于根茎顶端。奇数羽状复叶,小叶片多脱落,叶轴灰绿色,长至6cm,托叶膜质,叶轴及托叶均密被长毛;脱落小叶多破碎,完整者长圆形或狭长圆形,上面无毛,下面密被贴伏的毛。花黄白色,蝶形,花瓣具长爪,萼5齿,线状披针形,苞片卵形,先端披针状延长,花萼及苞片密被伏毛。子房密被伏毛,花柱细长。气微,味苦。

【鉴别】本品粉末浅灰棕色。T形毛纤维状,壁厚或略厚,臂近等长,表面可见瘤状突起或可见层纹。单细胞非腺毛梭形,壁厚,稍弯曲,表面可见瘤状突起或层纹,长短不一。花萼细胞表面观呈多角形或不规则形,壁稍弯曲,表面可见非腺毛脱落后留下的圆形窝痕。木纤维多破碎,平直或稍弯曲,淡黄色,木化,表面有单纹孔。

【检查】水分 不得过10.0%(《中国药典》2020年版第四部通则0832第二法)。

总灰分 不得过15.0%(《中国药典》2020年版第四部通则2302)。

酸不溶性灰分 不得过10.0%(《中国药典》2020年版第四部通则2302)。

【浸出物】照水溶性浸出物测定法(《中国药典》2020年版第四部通则2201)项下的冷浸法测定,不得少于6.0%。

【性味】味甘、涩,性微温。

【功能与主治】活血,化瘀,解热,止痛。用于疝气疼痛。

【用法与用量】多配方用,入汤、散、丸剂等;单味或加味,一次1~3g;外用适量。

【贮藏】置干燥处。

白矾 　　 查干-白邦

Baifan　　Cagaan baibang

ALUMEN

本品为硫酸盐类矿物明矾石经加工提炼制成。主含含水硫酸铝钾 $[\text{KAl}(\text{SO}_4)_2 \cdot 12\text{H}_2\text{O}]$。

【性状】【鉴别】【检查】【含量测定】应当符合《中国药典》现行版的规定。

【性味】味涩、酸、咸，性寒。

【功能与主治】止腐，杀虫，止血，止泻。用于口舌生疮，咽喉肿痛，呕血，希日疫，痢疾，疮疡，眼疾。

【用法与用量】多配方用，入汤、散、丸剂等；单味或加味，一次0.6~1.5g；外用适量。

【贮藏】置干燥处。

白胡椒 　　 查干-胡茱

Baihujiao　　Cagaan huuzu

PIPERIS FRUCTUS ALBUS

本品为胡椒科植物胡椒 *Piper nigrum* L. 的干燥近成熟或成熟果实。秋末至次春果实变红时采收，用水浸渍数日，擦去果肉，晒干。

【性状】【鉴别】【检查】【含量测定】应当符合《中国药典》现行版的规定。

【性味】味辛，性热，效轻、燥、糙、锐、浮。

【功能与主治】祛巴达干寒症，温中，开胃，消食。用于消化不良，腹泻，脘痞，铁垢巴达干，胃寒冷痛，皮肤瘙痒。

【用法与用量】多配方用，入汤、散、丸剂等；单味或加味，一次0.6~1.5g；外用适量。

【注意】本品忌用热性疾病。

【贮藏】密闭,置阴凉干燥处。

白桦叶 ᠴᠠᠭᠠᠨ ᠬᠤᠰᠤᠨ ᠨᠠᠪᠴᠢ 查干–胡森–那布其

Baihuaye Cagaan husan nabc

BETULAE FOLIUM

本品为桦木科植物白桦*Betula platyphylla* Suk.的干燥叶。夏季叶茂盛时采收,除去杂质,晒干。

【性状】本品多皱缩卷曲、破碎。完整者展平后呈三角状卵形、三角状菱形,少有菱状卵形和宽卵形,长3~9cm,宽2~7.5cm。绿色或黄绿色,顶端锐尖、渐尖至尾状渐尖,基部截形、宽楔形或楔形,有时微心形或近圆形,边缘具有重锯齿,有时具缺刻状重锯齿或单齿,幼时上面疏被毛和腺点,成熟后无毛无腺点,下面无毛,密生腺点,侧脉5~7对;叶柄长1~2.5cm。质脆,易碎。气微,味苦。

【鉴别】(1)本品粉末黄绿色。单细胞非腺毛,长60~900μm,直径10~22μm,壁光滑。腺鳞头部6~12细胞,直径约至90μm。下表皮细胞多角形,气孔不定式。导管直径7~20μm。草酸钙簇晶较多,直径8~15μm。草酸钙方晶亦多见。

(2)取本品粉末1g,加甲醇10ml,水浴上加热15分钟,放冷,滤过,取滤液即得,作为供试品溶液。另取β–谷甾醇对照品,加甲醇制成每1ml含0.5mg的溶液,作为对照品溶液。照薄层色谱法(《中国药典》2020年版四部通则0502)试验,吸取对照品溶液2μl,样品溶液10μl,分别点于同一硅胶G板上,以石油醚(60~90℃)–乙酸乙酯(7:1.5)为展开剂,展开,取出,晾干,喷以3%香草醛硫酸试液,在105℃加热至斑点显色清晰,在日光下检视。供试品色谱中,在与对照品色谱相应的位置上,显相同颜色的斑点。

【检查】水分 不得过6.0%(《中国药典》2020年版四部通则0832第二法)。

总灰分 不得过6.0%(《中国药典》2020年版四部通则2302)。

【浸出物】照醇溶性浸出物测定法(《中国药典》2020年版四部通则2201)项下的热浸法测定,用70%乙醇做溶剂,不得少于25.0%。

【性味】味苦,性平。

【功能与主治】清热解毒,祛痰止咳。用于肺热咳嗽,耳脓,烫伤。

【用法与用量】多配方用,入汤、散、丸剂等;单味或加味,一次1~3g;外用适量。

【贮藏】置阴凉干燥处。

白桦皮　　　　　查干-胡斯

Baihuapi　Cagaan hus

BETULAE CORTEX

本品为桦木科植物白桦*Betula platyphylla* Suk.的干燥树皮。春、夏、秋季剥取，晒干。

【性状】本品呈不规则片状，长宽不一，厚0.2～0.5cm。外表面灰白色，较光滑或粗糙，常呈膜质脱落，有棕色横长的皮孔；内表面棕黄色或红棕色，光滑或略显颗粒性。质韧，略显弹性，断面外侧黄白色，层状，内侧棕色，颗粒性，内外层大多分离，棕色皮孔贯穿皮外层。无臭，味苦。

【鉴别】本品粉末灰白色。木栓细胞表面观长条形，横断面观类长方形，纵断面观类方形或类长方形细胞与狭长形细胞呈层状排列。石细胞众多，类方形或类三角形，直径25～50um，壁极厚，纹孔道明显。

【检查】水分　不得过9.0%（《中国药典》2020年版四部通则0832第二法）。

总灰分　不得过4.0%（《中国药典》2020年版四部通则2302）。

【浸出物】照醇溶性浸出物测定法（《中国药典》2020年版四部通则2201）项下的热浸法测定，以50%乙醇做溶剂，不得少于18.0%。

【性味】味苦，性平。

【功能与主治】止咳，祛痰，清热，解毒。用于肺热咳嗽，耳脓，牙疼，疖痈，烫伤。

【用法与用量】煎汤或研末冲服。

【贮藏】置通风干燥处。

白萝卜　　　　查干-萝泵

Bailuobo　Cagan lobeng

RAPHANI RADIX

本品为十字花科植物萝卜*Raphanus sativus* L.的干燥块根。取原药材除去杂质，切成条状或片状，晾干或低温烤干即可。

【性状】本品呈长条状或厚片状。表面白色至灰白色，不平坦，偶有带表皮者，表皮灰黄色或青灰色，有皱纹。体轻，易碎。气微，味微甘。

【检查】水分　不得过13.0%（《中国药典》2020年版四部通则0832第二法）。

总灰分　不得过15.0%（《中国药典》2020年版四部通则2302）。

酸不溶性灰分　不得过2.0%（《中国药典》2020年版四部通则2302）。

【浸出物】照醇溶性浸出物测定法（《中国药典》2020年版四部通则2201）项下的冷浸法测定，用稀乙醇做溶剂，不得少于50.0%。

【含量测定】对照品溶液的制备　精密称取谷氨酸对照品适量，加水制成每1ml中含50μg的溶液，即得。

标准曲线的制备　精密量取对照品溶液0.2ml、0.4ml、0.6ml、0.8ml、1.0ml，分别置10ml具塞试管中，加水至1.0ml，精密加入0.2mol/L枸橼酸盐缓冲液（pH5.0）1ml，1%抗坏血酸溶液0.1ml，2%茚三酮乙二醇单甲醚溶液3ml，摇匀，置95℃水浴中加热20分钟，取出，放冷，再精密加入60%的乙醇溶液3ml，摇匀，以相应试剂为空白，照紫外-可见分光光度法（《中国药典》2020年版四部通则0401）试验，在570nm的波长处测定吸光度，以吸光度为纵坐标，浓度为横坐标，绘制标准曲线。

供试品溶液制备　取本品粉末（过三号筛）约0.2g，精密称定，置50ml量瓶中，加水40ml，超声处理（功率500W，频率40kHz）20分钟，放冷，加水至刻度，摇匀，滤过，精密量取续滤液5ml，置50ml量瓶中，加水稀释至刻度，摇匀，即得。

测定法　精密量取供试品溶液1ml，置10ml具塞试管中，照标准曲线制备项下的方法，自"精密加入0.2mol/L枸橼酸盐缓冲液（pH5.0）1ml"起，依法测定吸光度，从标准曲线上读出供试品溶液中谷氨酸的浓度，计算，即得。

本品按干燥品计算，含总氨基酸以谷氨酸（$C_5H_9NO_4$）计，不得少于4.0%。

【性味】味微辛、甘,性温。

【功能与主治】镇巴达干赫依,提升胃火,平喘,通便,祛痰,愈伤,破痞,燥协日乌素。用于赫依血所致气喘,主脉赫依症,便秘,痞症,耳脓等症。

【用法与用量】多配方用,入汤、散、丸剂等;单味或加味,一次1~3g。

【贮藏】置阴凉干燥处,防蛀、防霉。

注:(1)0.2mol/L枸橼酸盐缓冲液(pH5.0)的配制:取枸橼酸21.01g,加水200ml使溶解,加1mol/L氢氧化钠溶液200ml,加水至500ml,摇匀,调节pH值为5.0,即得。

(2)2%茚三酮乙二醇单甲醚溶液,应放置24小时后使用,在1周内使用有效。

(3)1%抗坏血酸溶液应临用现配。

白菜根　　　　　　　　查干-淖高奈-温都斯

Baicaigen　Cagaan nogoonai undes

BRASSICAE RADIX

本品为十字花科植物白菜 *Brassica pekinensis* (Lour) Rupr.的干燥根。秋季采收,洗净,晒干。

【性状】本品呈圆锥形。表面浅黄棕色,下部渐细,有须根。具扭曲的纵沟。断面黄白色,不平坦,质脆。气特异,味微甘。

【鉴别】(1)本品粉末浅黄色。纤维众多,成束。木栓细胞多角形、长方形,壁厚微波状弯曲。导管有具缘纹孔纹、螺纹导管。

(2)取本品粉末1g,加乙醇25ml,超声处理30分钟,放冷,滤过,滤液蒸干,残渣加乙醇1ml使溶解,作为供试品溶液。另取β-谷甾醇对照品,加甲醇制成每1ml含0.35mg的溶液,作为对照品溶液。照薄层色谱法(《中国药典》2020年版四部通则0502)试验,吸取上述两种溶液各5μl,分别点于同一硅胶G薄层板上,以石油醚(60~90℃)-乙酸乙酯(3:1)为展开剂,展开,取出,晾干,喷以3%香草醛硫酸溶液,在105℃加热至斑点显色清晰。供试品色谱中,在与对照品色谱相应的位置上,显相同颜色的斑点。

【检查】水分　不得过10.0%(《中国药典》2020年版四部通则0832)。

总灰分　不得过12.0%(《中国药典》2020年版四部通则2302)。

酸不溶性灰分　不得过4.0%(《中国药典》2020年版四部通则2302)。

【浸出物】照醇溶性浸出物测定法(《中国药典》2020年版四部通则2201)项下的热浸法测定,用乙醇做溶剂,不得少于9%。

【性味】味甘,性平。

【功能与主治】清热解毒,利尿,通便。用于清希日热,烦渴,尿闭。

【用法与用量】多配方用,入汤、散、丸剂等;单味或加味,一次1~3g;外用适量。

【贮藏】置阴凉干燥处。

冬虫夏草 浩如海–莫古

Dongchongxiacao   Horhoi mɵg

CORDYCEPS

本品为麦角菌科真菌冬虫夏草菌*Cordyceps sinensis*(BerK.)Sacc. 寄生在蝙蝠蛾科昆虫幼虫上的子座和幼虫尸体的干燥复合体。夏初子座出土、孢子未发散时挖取,晒至六七成干,除去似纤维状的附着物及杂质,晒干或低温干燥。

【性状】【含量测定】应当符合《中国药典》现行版的规定。

【性味】味甘,性温。

【功能与主治】固精,止血,补精,祛痰,润肺。用于遗精,腰膝酸痛,咯血,月经淋漓,月经不调。

【用法与用量】多配方用,入汤、散、丸剂等;单味或加味,一次1~3g。

【贮藏】置阴凉干燥处,防蛀。

地锦草　玛拉根–扎拉–额布斯

Dijincao　Malgan zalaa ebs

EUPHORBIAE HUMIFUSAE HERBA

本品为大戟科植物地锦*Euphorbia humifusa* Willd.的干燥全草。夏、秋二季采收，除去杂质，晒干。

【性状】【鉴别】【检查】【浸出物】【含量测定】应当符合《中国药典》现行版的规定。

【性味】味苦，性平，效钝、浮。

【功能与主治】止血，燥脓和协日乌素，愈伤，清脉热。用于口鼻出血，外伤出血，吐血，咳血，月经淋漓，便血等各种原因引起的出血，肺脓肿，皮肉伤，筋脉外伤，脑部创伤，白脉病，麻风病。

【用法与用量】多配方用，入汤、散、丸剂等；单味或加味，一次1~3g；外用适量。

【贮藏】置通风干燥处。

芒果核　芒果日–乌日

Mangguohe　Manggoor ur

MANGIFERAE INDICAE SEMEN

本品为漆树科植物芒果*Mangifera indica* L. 的干燥成熟果核。夏季果实成熟后采摘，除去果肉，取果核，晒干。

【性状】应当符合国家药品标准的规定。

【性味】味酸、甘，性温，效重、腻。

【功能与主治】补肾，祛肾寒。用于肾虚，肾寒，腰腿痛。

【用法与用量】多配方用，入汤、散、丸剂等；单味或加味，一次1~3g；外用适量。

【贮藏】置通风干燥处。

芒硝　查森-硝

Mangxiao　Casan šᴜᴜ

NATRII SULFAS

本品为硫酸盐类矿物芒硝族芒硝,经加工精制而成的结晶体。主含含水硫酸钠 $(Na_2SO_4 \cdot 10H_2O)$ 。

【**性状**】【**鉴别**】【**检查**】【**含量测定**】应当符合《中国药典》现行版的规定。

【**性味**】味咸、苦,性温。

【**功能与主治**】破痞,温胃,消食,消肿。用于胃脘痞,子宫痞,血痞,膀胱结石,尿闭,尿频。

【**用法与用量**】多配方用,入汤、散、丸剂等;单味或加味,一次1~3g;外用适量。

【**注意**】孕妇慎用。

【**贮藏**】密闭,在30℃以下保存,防风化。

亚麻子　麻灵古

Yamazi　Maalinga

LINI SEMEN

本品为亚麻科植物亚麻 *Linum usitatissimum* L. 的干燥成熟种子。秋季果实成熟时采收植株,晒干,打下种子,除去杂质,再晒干。

【**性状**】【**鉴别**】【**含量测定**】应当符合《中国药典》现行版的规定。

【**性味**】味甘、微苦,性温,效重、软、腻。

【**功能与主治**】镇赫依,化脓,润肠。用于赫依引起的眩晕,皮肤瘙痒症,肿块,便秘。

【**用法与用量**】多配方用,入汤、散、丸剂等;单味或加味,一次1~3g;外用适量。

【**贮藏**】置阴凉干燥处,防蛀。

西红花 克歆-古日古木

Xihonghua Kac gurgem

CROCI STIGMA

本品为鸢尾科植物番红花*Crocus sativus* L. 的干燥柱头。

【性状】【鉴别】【检查】【浸出物】【含量测定】应当符合《中国药典》现行版的规定。

【性味】味甘、微苦, 性凉, 效重、钝、柔、软、固。

【功能与主治】凉血, 清肝, 锁脉, 止血, 调经, 强身, 消肿, 止痛。用于肝热, 血热头痛, 月经不调, 吐血, 口鼻出血, 创伤出血等各种出血症。

【用法与用量】多配方用, 入汤、散、丸剂等; 单味或加味, 一次1~3g; 外用适量。

【注意】孕妇慎用。

【贮藏】置通风阴凉干燥处, 避光, 密闭。

西青果 哈日-阿如日阿

Xiqingguo Har arur

CHEBULAE FRUCTUS IMMATURUS

本品为使君子科植物诃子*Terminalia chebula* Retz. 的干燥幼果。蒙药习用名称 "藏青果"。

【性状】【鉴别】【检查】【浸出物】应当符合《中国药典》现行版的规定。

【性味】味苦、涩、微甘、酸, 性平。

【功能与主治】明目, 消肿。用于目赤肿痛, 云翳, 水肿。

【用法与用量】多配方用, 入汤、散、丸剂等; 单味或加味, 一次1~3g; 外用适量。

【贮藏】置阴凉干燥处。

西河柳 ᠊ᠵᡳ᠊ 苏亥

Xiheliu　Suhai

TAMARICIS CACUMEN

本品为柽柳科植物柽柳 *Tamarix chinensis* Lour. 的干燥嫩枝叶。夏季花未开时采收, 阴干。

【性状】【鉴别】【检查】【浸出物】应当符合《中国药典》现行版的规定。

【性味】味涩、甘, 性凉, 效钝、重、固。

【功能与主治】敛毒, 清热, 燥协日乌素, 透疹。用于陈热, 协日乌素病, 肉毒症, 毒热, 热症扩散, 血热, 麻疹。

【用法与用量】多配方用。

【注意】麻疹已透及体虚多汗者不宜用。

【贮藏】置通风干燥处。

百合 ᠊ᠵᡳ᠊ 萨日娜

Baihe　Saraana

LILII BULBUS

本品为百合科植物卷丹 *Lilium lancifolium* Thunb. 、百合 *Lilium brownii* F. E. Brown var. *viridulum* Baker 或细叶百合 *Lilium pumilum* DC. 的干燥肉质鳞叶。秋季采挖, 洗净, 剥取鳞叶, 置沸水中略烫, 干燥。

【性状】【鉴别】【浸出物】应当符合《中国药典》现行版的规定。

【性味】味甘、微苦, 性凉, 效轻、钝、燥、糙。

【功能与主治】接骨, 愈伤, 燥协日乌素, 清热, 解毒, 止咳, 止血。用于毒热, 外伤, 筋骨损伤,肺热咳嗽, 肺宝如, 月经过多, 空虚热。

【用法与用量】多配方用, 入汤、散、丸剂等; 单味或加味, 一次1~3g; 外用适量。

【贮藏】置通风干燥处。

百草霜 陶告奈-火

Baicaoshuang Togonai he

FUMI PULVIS CARBONISATUS

本品为杂草或庄稼秸秆经燃烧后附于锅底或烟囱内的烟灰。全年均可采收。将锅底或烟囱内的黑灰轻轻刮下或扫下, 过细筛, 除去杂质。

【性状】本品为黑色粉末或手捻即可散的小颗粒粉末。质轻, 易飞扬, 入水漂浮而分散, 手捻无油腻感。无臭, 味淡。

【检查】水分　不得过10.0%(《中国药典》2020年版第四部通则0832第二法)。

酸不溶性灰分　不得过8.0%(《中国药典》2020年版第四部通则2302)。

【性味】味辛, 性温。

【功能与主治】止血, 止泻, 愈伤。用于外伤出血, 鼻衄, 经崩经漏, 口鼻咽喉诸疮, 泻痢。

【用法与用量】多配方用, 入丸、散; 外用适量, 研细调敷。

【贮藏】置阴凉干燥处。

达乌里胡枝子　达古日-胡吉苏

Dawulihuzhizi　Daguur huzis

LESPEDEZAE DAVRICAE HERBA

本品为豆科植物达乌里胡枝子*Lespedeza davurica*（Laxm.）Schindler的干燥地上部分。夏、秋季茎叶茂盛时采收，除去杂质，阴干。

【性状】本品茎长圆柱形，直径5～8mm，灰黄色至灰褐色，下部木化；具多条凸起的纵棱。羽状3出复叶，多脱落，托叶线形，被伏毛；叶柄长1～2cm；小叶长圆形或狭长圆形，先端圆形或微凹，有小刺尖或脱落，基部圆形，背面密被贴伏的短柔毛。总状花序腋生，总花梗、花梗、小苞片及花萼均密生短柔毛；花萼杯状，被疏毛，花冠蝶形，黄棕色至棕褐色，无毛。偶有荚果包于宿存花萼内。具豆腥气，味淡。

【鉴别】本品叶表面观：上表皮细胞类多边形，垂周壁增厚、平直或近平直，无气孔。下表皮细胞不规则形，细胞壁略薄，波状弯曲，气孔易见，平轴式，偶见不等式。单细胞非腺毛，壁厚、木化，具细密疣状突起，下表皮及叶缘略多。主脉及较大侧脉由导管、管胞及纤维组成，多伴有草酸钙方晶形成晶纤维。细脉及盲脉由螺纹和梯纹管胞组成。

粉末灰绿色。纤维单个或成束，周围薄壁细胞含草酸钙方晶，形成晶纤维。有时可见含棕色物的条形细胞。单细胞非腺毛完整或破碎，壁厚、木化，表面多具疣状突起。草酸钙方晶散在。

【检查】水分　不得过11.0%（《中国药典》2020年版第四部通则0832第二法）。

总灰分　不得过9.0%（《中国药典》2020年版第四部通则2302）。

酸不溶性灰分　不得过3.0%（《中国药典》2020年版第四部通则2302）。

【浸出物】照水溶性浸出物测定法（《中国药典》2020年版第四部通则2201）项下的冷浸法测定，不得少于12.0%。

【性质】味苦，性平。

【功能与主治】发汗，祛巴达干赫依。用于感冒发热，咳嗽。

【用法与用量】多配方用，入汤、散、丸剂等；单味或加味，一次1～3g；外用适量。

【贮藏】置干燥处。

尖叶假龙胆　　　阿古特-其其格

Jianyejialongdan　Oot ceceg

GENTIANELLAE ACUTAE HERBA

本品为龙胆科植物尖叶假龙胆*Gentianella acuta*（Michx.）Hulten的干燥全草。秋季采收，洗净泥土，除去杂质，阴干。

【性状】本品根呈圆柱形，表面黄棕色，断面黄白色。茎四棱形，多分枝，长短不等，直径1~4mm；表面黄绿色至褐绿色，光滑，质脆，易折断，断面中空。叶对生，多皱缩破碎，完整叶片平展后呈披针形，全缘，无叶柄，表面黄绿色或灰绿色。花淡蓝紫色，花冠管状钟形，喉部具流苏状鳞片。蒴果无柄，圆柱形，种子多数，细小，近球形，淡棕色。气微，味苦。

【鉴别】（1）本品粉末黄绿色至灰绿色。叶表皮细胞垂周壁弯曲，气孔不定式和不等式。花粉粒浅黄色，圆形，直径30~50μm，具3个萌发孔，表面具有网状雕纹。果皮表皮细胞，表面观长方形或长多角形，连珠状增厚。导管多为梯纹、网纹、螺纹，直径10~32μm。

（2）取本品粉末0.5g，加甲醇5ml，超声处理20分钟，滤过，滤液作为供试品溶液。另取齐墩果酸对照品，加甲醇制成每1ml含0.3mg的溶液，作为对照品溶液。照薄层色谱法（《中国药典》2020年版四部通则0502）试验，吸取上述两种溶液各5μl，分别点于同一硅胶G薄层板上，以三氯甲烷-甲醇-浓氨试液（20∶4∶1）为展开剂，展开，取出，晾干，喷以硫酸乙醇（3→10）溶液，在105℃加热至斑点显色清晰。供试品色谱中，在与对照品色谱相应的位置上，显相同的紫红色斑点。

【检查】水分　不得过9.0%（《中国药典》2020年版四部通则0832第二法）。

总灰分　不得过6.0%（《中国药典》2020年版四部通则2302）。

酸不溶性灰分　不得过1.5%（《中国药典》2020年版四部通则2302）。

【含量测定】照高效液相色谱法（《中国药典》2020年四部通则0512）测定。

色谱条件与系统适用性试验　以十八烷基硅烷键合硅胶为填充剂；以甲醇-水（25∶75）为流动相；检测波长为271nm。理论板数按龙胆苦苷峰计算，应不低于6000。

对照品溶液制备　取龙胆苦苷对照品适量，精密称定，加甲醇制成每1ml含50μg的溶液，即得。

供试品溶液的制备　取本品粉末（过四号筛）约0.5g，精密称定，置具塞锥形瓶中，精密加甲醇

25ml, 称定重量, 超声处理(功率200W频率40kHZ)20分钟, 放冷, 再称定重量, 用甲醇补足减失重量, 摇匀, 滤过, 取续滤液, 即得。

测定法　分别精密吸取对照品溶液与供试品溶液各10μl, 注入液相色谱仪, 测定, 即得。

本品按干燥品计算, 含龙胆苦苷($C_{16}H_{20}O_9$)不得少于0.14%。

【性味】味苦, 性凉。

【功能与主治】清希日热。用于黄疸, 头痛, 发热, 未成熟热, 胆热。

【用法与用量】1~5g。多配方用。

【贮藏】置阴凉干燥处。

光明盐　　毛勒日-达布斯

Guangmingyan　Molor dabs

NATRII CHLORIDUM CRYSTALLISATUS

本品为卤化物类石盐族矿物石盐的结晶。主含氯化钠(NaCl)。

【性状】【鉴别】应当符合国家药品标准的规定。

【性味】味甘、咸, 性温, 效重、锐、软。

【功能与主治】温胃, 消食, 祛巴达干赫依, 明目。用于胃寒, 食积不消, 昌哈症, 胃脘胀满, 干呕, 腹泻, 赫依性头昏, 云翳。

【用法与用量】多配方用, 入汤、散、丸剂等; 单味或加味, 一次1~3g; 外用适量。

【贮藏】置通风干燥处。

当归 当棍

Danggui Danggun

ANGELICAE SINENSIS RADIX

本品为伞形科植物当归*Angelica sinensis*(Oliv.)Diels.的干燥根。秋末采挖,除去须根和泥沙,待水分稍蒸发后,捆成小把,上棚,用烟火慢慢熏干。

【性状】【鉴别】【检查】【浸出物】【含量测定】应当符合《中国药典》现行版的规定。

【性味】味甘、辛,性温,效重、钝、燥。

【功能与主治】清心热,解毒,活血,调经,止痛,镇赫依。用于心热炽盛刺痛,赫依血相搏,胸胁作痛,气喘,主脉赫依症,失眠,闭经,月经不调,外伤骨折。

【用法与用量】多配方用,入汤、散、丸剂等;单味或加味,一次1~3g;外用适量。

【贮藏】置阴凉干燥处,防潮,防蛀。

肉苁蓉 查干-高要

Roucongrong Cagaan goyoo

CISTANCHES HERBA

本品为列当科植物肉苁蓉*Cistanche deserticola* Y. C. Ma 的干燥带鳞叶的肉质茎。春季苗刚出土时或秋季冻土之前采挖,除去茎尖。切段,晒干。

【性状】【鉴别】【检查】【浸出物】【含量测定】应当符合《中国药典》现行版的规定。

【性味】味甘、咸;性温。

【功能与主治】清希日,消食,滋补强身。用于希日性头痛,泛酸,胃痛,阳痿,遗精,白带过多,腰腿酸痛。

【用法与用量】多配方用,入汤、散、丸剂等;单味或加味,一次1~3g;外用适量。

【贮藏】置通风干燥处,防蛀。

肉豆蔻 匝迪

Roudoukou   Žadi

MYRISTICAE SEMEN

本品为肉豆蔻科植物肉豆蔻*Myristica fragrans* Houtt. 的干燥种仁。

【性状】【鉴别】【检查】【含量测定】应当符合《中国药典》现行版的规定。

【性味】味辛,性温,效腻、重、软。

【功能与主治】抑赫依,调胃火,消食,开胃。用于心赫依,心刺痛,谵语,昏厥,心慌,司命赫依病,消化不良。

【用法与用量】多配方用,入汤、散、丸剂等;单味或加味,一次1~3g;外用适量。

【贮藏】置阴凉干燥处,防蛀。

肉果草 巴雅格匝瓦

Rouguocao   Bayagžawaa

LANCEAE HERBA

本品为玄参科植物肉果草*Lancea tibetica* Hook. f. et Thoms. 的干燥全草。夏、秋花果期采收,除去杂质,阴干。

【性状】【鉴别】应当符合国家药品标准的规定。

【性味】味甘、微苦,性平,效柔、软、浮。

【功能与主治】润肺,清肺,排肺脓,锁脉,愈伤,消肿。用于咯血,肺脓肿,气喘,各种疮疡,外伤, 血痞, 血瘀宫中。

【用法与用量】多配方用, 入汤、散、丸剂等; 单味或加味, 一次1~3g; 外用适量。

【贮藏】置阴凉干燥处。

肉桂 嘎毕仁–哈力斯

Rougui   Gabiriin halis

CINNAMOMI CORTEX

本品为樟科植物肉桂*Cinnamomum cassia* Presl 的干燥树皮。多于秋季剥取, 阴干。

【性状】【鉴别】【检查】【含量测定】应当符合《中国药典》现行版的规定。

【性味】味甘、辛、涩、微咸, 性热, 效腻、轻、燥、锐、浮。

【功能与主治】祛寒性赫依, 温胃, 止泻, 引脓。用于食积不消, 胃、肝赫依, 肺脓疡, 寒性赫依引起的腹泻, 月经淋漓不止, 白带多, 赫依瘀结, 腰膝冷痛。

【用法与用量】多配方用, 入汤、散、丸剂等; 单味或加味, 一次1~3g; 外用适量。

【贮藏】置阴凉干燥处。

朱砂 朝伦–雄胡

Zhusha   Culuun šungh

CINNABARIS

本品为硫化物类矿物辰砂族辰砂, 主含硫化汞（HgS）。采挖后, 选取纯净者, 用磁铁吸净含铁的杂质, 再用水淘去杂石和泥沙。

【性状】【鉴别】【检查】【含量测定】应当符合《中国药典》现行版的规定。

【性味】味甘, 性凉。有毒。

【功能与主治】镇静, 愈脑疾, 固髓, 愈伤, 清热解毒。用于偏瘫, 白脉病, 小儿肺热, 惊风, 抽搐, 疮疡, 喑哑, 骨折, 锐器伤, 疮口化脓。

【用法与用量】多配方用, 入汤、散、丸剂等; 单味或加味, 一次0.1~0.5g; 外用适量。

【注意】本品有毒, 不宜大量服用, 也不宜少量久服; 孕妇和肝肾功能不全者禁用。

【贮藏】置干燥处。

华北石韦　　　奥木日阿图–哈登–呼吉

Huabeishiwei　Umart hadan huzi

PYRROSIAE DAVIDII FOLIUM

本品为水龙骨科植物华北石韦 *pyrrosia davidii*(Bak.)Ching的干燥叶。全年均可采收, 除去根茎和根, 晒干或阴干。蒙药习用名称"石韦"。

【性状】叶片略皱缩, 多向内卷成筒状, 展开后呈狭披针形, 长5~14cm, 宽6~15mm, 先端尾尖, 基部窄楔状, 下延成叶柄, 全缘, 上表面黄绿色, 散布有黑色圆形小凹点, 下表面密生红棕色星状毛, 有的布满淡黄色圆点状孢子囊群; 革质。叶柄扁, 细长扭曲, 长2~5cm, 直径1~2mm。气微, 味微涩苦。

【鉴别】(1)本品粉末黄棕色。星状毛体部5~11细胞, 辐射状排列成上、下两轮, 每个细胞呈梭形或披针形, 顶端较尖或钝圆, 基部钝圆, 有的表面有纵向或不规则网状纹理; 柄部1~9细胞。孢子囊环带细胞, 表面观扁长方形。孢子极面观椭圆形, 赤道面观肾形, 外壁具疣状突起。叶下表皮细胞多角形, 垂周壁连珠状增厚, 气孔类圆形。纤维长棱形, 胞腔内充满红棕色或棕色块状物。

(2)取本品粉末(过二号筛)0.2g, 加甲醇5ml, 放置12小时, 滤过, 取滤液作为供试品溶液。另取绿原酸对照品, 加甲醇制成每1ml含1mg的溶液, 作为对照品溶液。照薄层色谱法(《中国药典》2020年版四部通则0502)试验, 吸取上述两种溶液各6μl, 分别点于同一硅胶H薄层板上, 以乙酸丁酯–甲酸–水(7:2.5:2.5)的上层溶液为展开剂, 展开, 取出, 晾干, 置紫外光灯(365nm)下检视。供试品色谱中, 在与对照品色谱相应的位置上, 显相同颜色的荧光斑点。

【检查】水分　不得过8.0%(《中国药典》2020年版四部通则0832第二法)。

总灰分　不得过8.0%(《中国药典》2020年版四部通则2302)。

【浸出物】照醇溶性浸出物测定法(《中国药典》2020年版四部通则2201)项下的热浸法测定,

用稀乙醇做溶剂,不得少于15.0％。

【含量测定】照高效液相色谱法(《中国药典》2020年版四部通则0512)测定。

色谱条件与系统适用性试验 以十八烷基硅烷键合硅胶为填充剂;以乙腈–0.5%磷酸溶液(7∶93)为流动相;检测波长为326nm。理论板数按绿原酸峰计算应不低于2000。

对照品溶液的制备 取绿原酸对照品适量,精密称定,置棕色量瓶中,加50%甲醇制成每1ml含50μg的溶液,即得。

供试品溶液的制备 取本品粉末(过二号筛)约0.2g,精密称定,置具塞锥形瓶中,精密加入50%甲醇25ml,称定重量,超声处理(功率250W,频率40kHz)45分钟,放冷,再称定重量,用50%甲醇补足减失的重量,摇匀,滤过,取续滤液,即得。

测定法 分别精密吸取对照品溶液与供试品溶液各10μl,注入液相色谱仪,测定,即得。

本品按干燥品计算,含绿原酸($C_{16}H_{18}O_9$)不得少于0.20%。

【性味】味苦、涩,性凉,效钝、柔、燥。

【功能与主治】敛伤,燥脓,固髓,清热,解毒。用于胸创,烫伤,创伤化脓,跌扑肿痛,伤热,配制毒。

【用法与用量】多配方用,入汤、散、丸剂等;单味或加味,一次1~3g;外用适量。

【贮藏】置通风干燥处。

自然铜 ᠳᠦᠰᠢᠨ ᠴᠤᠯᠤᠤ 都锌-朝鲁

Zirantong *Dušin culuu*

PYRITUM

本品为硫化物类矿物黄铁矿族黄铁矿。主含二硫化铁(FeS_2)。采挖后,除去杂石。

【性状】【鉴别】应当符合《中国药典》现行版的规定。

【性味】味辛,性平。

【功能与主治】接骨愈脉,明目。用于骨折,筋脉损伤,云翳,视力减退。

【用法与用量】多配方用,入汤、散、丸剂等;单味或加味,一次1~3g;外用适量。

【贮藏】置干燥处。

血竭　ᠮᠠᠲᠠᠷᠢᠨ　玛特仁-绰斯

Xuejie　Matariin cus

DRACONIS SANGUIS

本品为棕榈科植物麒麟竭*Daemonorops draco* BI. 果实渗出的树脂经加工制成。

【性状】【鉴别】【检查】【含量测定】应当符合《中国药典》现行版的规定。

【性味】味甘、咸,性平。

【功能与主治】止血,生肌,活血,消肿,止痛。用于经血淋漓,外伤出血,口鼻出血,骨折,跌打伤,内伤作痛。

【用法与用量】多配方用,入汤、散、丸剂等;单味或加味,一次1~3g;外用适量。

【贮藏】置阴凉干燥处。

全蝎　ᠬᠡᠯᠢᠨᠴᠡᠲ　赫林奇图-浩如海

Quanxie　Hilencet horhoi

SCORPIO

本品为钳蝎科动物东亚钳蝎*Buthus martensii* Karsch. 的干燥体。春末至秋初捕捉,除去泥沙,置沸水或沸盐水中,煮至全身僵硬,捞出,置通风处,阴干。

【性状】【鉴别】【检查】【浸出物】应当符合《中国药典》现行版的规定。

【性味】味甘、辛、咸,性平。有毒。

【功能与主治】明目,愈白脉、脑损伤,镇赫依。用于视力减退,癫痫。

【用法与用量】多配方用,入汤、散、丸剂等;单味或加味,一次1~3g;外用适量。

【贮藏】置干燥处,防蛀。

冰片（合成龙脑）　锡勒嘎布日

Bingpian　Šilgaabar

BORNEOLUM SYNTHETICUM

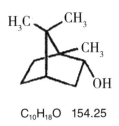

$C_{10}H_{18}O$　154.25

本品为龙脑香科植物龙脑香树*Dryobalanops aromatic* Gaertn. f. 的树脂中析出的天然结晶性化合物或人工合成的冰片（合成龙脑）。

【性状】【鉴别】【检查】【含量测定】应当符合《中国药典》现行版的规定。

【性味】味苦、辛、涩，性寒，效糙、轻、钝、稀、浮、淡。

【功能与主治】清热，消肿，止痛。用于炽热，疫热，陈热，搏热，伤热，毒热，丹毒，牙痛，目赤，咽喉红肿，口舌生疮。

【用法与用量】多配方用，入汤、散、丸剂等；单味或加味，一次0.15～0.3g；外用适量。

【注意】单纯赫依热患者禁用，孕妇、胃火衰败者慎用。

【贮藏】密封，置凉处。

冰糖　　牧森-希和日

Bingtang　Mʉsən šiher

CRGSTAL SUGAR

本品为禾本科植物甘蔗*Saccharum sinensis* Roxb.的枝叶制成白糖后再煎炼而成的冰块状

结晶。

【性状】本品呈不规则的块状或粒状。表面白色或微黄色,透明或半透明,有光泽。质硬而脆。气微,味甘。

【检查】干燥失重　不得过0.15%(《中国药典》2020年版四部通则0831)。

电导灰分　不得过0.02%(《中国轻工行业标准》冰糖试验方法QB/T 5010-2016电导灰分测定法)。

色值　不得过30IU(《中国轻工行业标准》冰糖试验方法QB/T 5010-2016色值的测定法)。

不溶于水杂质　不得过20mg/kg(《中国轻工行业标准》冰糖试验方法QB/T 5010-2016不溶于水杂质的测定法)。

【性味】味甘;性凉。

【功能与主治】清血热、希日热,清脑,止渴,止呕。用于血、希日热,反胃呕吐,晕车,烦渴。

【用法与用量】多配方用,入汤、散、丸剂等;单味或加味,一次1~3g;外用适量。

【贮藏】置阴凉干燥处。

决明子　塔拉嘎道日吉

Juemingzi　Talgaadorz

CASSIAE SEMEN

本品为豆科植物钝叶决明*Cassia obtusifolia* L. 或决明(小决明)*Cassia tora* L. 的干燥成熟种子。秋季采收成熟果实,晒干,打下种子,除去杂质。

【性状】【鉴别】【检查】【含量测定】应当符合《中国药典》现行版的规定。

【性味】味微苦、涩,性凉,效钝、糙、燥。

【功能与主治】燥协日乌素,滋补壮阳。用于陶赖,合如乎,关节协日乌素病,皮肤病,营养不良,身体虚弱。

【用法与用量】多配方用,入汤、散、丸剂等;单味或加味,一次1~3g;外用适量。

【贮藏】置干燥处。

羊肝　亚曼奈–额力格

Yanggan　Yamanai eleg

CAPRAE SEU OVIS HEPAR

本品为牛科山羊属动物山羊 *Capra hircus* Linnaeus或绵羊属动物绵羊 *Ovis aries* Linnaeus的肝。宰羊时剖腹取肝，洗净，切片晒干、烘干。

【性状】本品呈片状，大小不一。表面皱缩不平，紫黑色，略具光泽，切面具黄色附着物。质脆易折断，断面平坦，角质样。气腥，味膻。

【鉴别】取本品粉末1g，加70%乙醇25ml，加热回流30分钟，滤过，滤液浓缩至约2ml，作为供试品溶液。另取甘氨酸、酪氨酸对照品，加70%乙醇制成1ml各含1mg的混合溶液，作为对照品溶液。照薄层色谱法（《中国药典》2020年版四部通则0502）试验，吸取上述两种溶液各4μl，分别点于同一硅胶G薄层板上，以正丁醇–冰醋酸–水（3：1：1）为展开剂，展开，取出，晾干，喷以茚三酮试液，在105℃加热至斑点显色清晰。供试品色谱中，在与对照品色谱相应的位置上，显相同颜色的斑点。

【检查】水分　不得过12.0%（《中国药典》2020年版四部通则0832第二法）。

总灰分　不得过5.0%（《中国药典》2020年版四部通则2302）。

【浸出物】照水溶性浸出物测定法（《中国药典》2020年版四部通则2201）项下的热浸法测定，不得少于20.0%。

【性味】味甘、苦，性凉。

【功能与主治】养血，调肝，明目。用于肝热，疲乏无力，雀目，青盲，障翳。

【用法与用量】1~5g。多配方用。

【贮藏】置通风干燥处，防腐。

关黄柏 ᠵᠤᠨ ᠬᠤᠢᠲᠢᠨ ᠱᠠᠷ ᠮᠣᠳᠤ 准浩依亭–沙日–毛都

Guanhuangbo Zʉʉn hoitiin šar mod

PHELLODENDRI AMURENSIS CORTEX

本品为芸香科植物黄檗*Phellodendron amurense* Rupr.的干燥树皮。剥取树皮后，除去粗皮，晒干。蒙药习用名称"黄柏"。

【性状】【鉴别】【检查】【浸出物】【含量测定】应当符合《中国药典》现行版的规定。

【性味】味苦，性凉，效钝、糙、稀。

【功能与主治】燥协日乌素，清热，敛毒，止泻，止血，明目。用于陶赖，合如乎，秃疮，癣，疥，皮肤瘙痒，吾雅曼病，毒热，血痢，口鼻出血，吐血，月经过多，热性眼疾，眼翳，肾热。

【用法与用量】多配方用，入汤、散、丸剂等；单味或加味，一次1~3g；外用适量。

【贮藏】置通风干燥处，防潮。

关藿香 ᠠᠭᠠᠰᠲᠤ 阿嘎斯图–其其格

Guanhuoxiang Aasat ceceg

AGASTACHES HERBA

本品为唇形科植物藿香*Agastache rugosa*（Fisch.et Mey.）O.ktze.的干燥地上部分。6—7月夏季花期，或10月采集地上部分，阴干。

【性状】本品茎四棱形，直径3~4mm，节间长3~10cm。表面绿色或黄绿色。质脆，易折断，断面类白色，纤维性，髓部常中空。叶对生，卷曲皱缩，多破碎，完整叶卵心形至长圆状披针形，长4.5~11cm，宽3~6.5cm，先端尾状渐尖，基部心形，叶缘具粗齿，表面微被毛茸及点状腺体。轮伞花序顶生，密集呈穗状，花冠淡紫色。气香，味淡、微凉。

【鉴别】(1)本品茎横切面:表皮细胞1列,类方形,外被角质层。皮层细胞3~5层,棱角处由厚角细胞组成。中柱鞘厚壁细胞断续排列成环。维管束外韧型,韧皮部狭窄,形成层成环,木质部射线明显,细胞1~2列,导管类圆形,直径12~30μm,木纤维多角形。髓宽广,薄壁细胞大型,常成空洞。

粉末绿色或黄绿色。表皮细胞不规则,垂周壁稍弯曲或弯曲,气孔直轴式。腺鳞扁圆球形,直径60~100μm,柄单细胞,极短,腺头多由8个细胞组成,基部表皮细胞8~10个,放射状。非腺毛由1~3细胞组成,多圆锥形,壁平直或弯曲,具疣状突起。花粉粒类球形或椭圆形,直径20~35μm,表面具颗粒状雕纹,具6个萌发孔。纤维状石细胞,壁厚10~20μm,孔沟明显。导管多孔纹或网纹。

(2)取本品粉末(过二号筛)10g,加水100ml,浸泡8小时,水蒸气蒸馏提取6小时,得黄色透明挥发油约0.1ml,加正己烷1ml使溶解,通过装有1.5g无水硫酸钠的滤纸滤过,滤液再用0.45μm滤膜滤过,置1ml量瓶中,用色谱纯正己烷稀释至刻度,作为供试品溶液。另取甲基胡椒酚和甲基丁香酚对照品,加正己烷制成每1ml各含5mg的混合溶液,作为对照品溶液。照气相色谱法(《中国药典》2020年版四部通则0521)试验,分别吸取对照品溶液与供试品溶液各1μl,注入气相色谱仪,记录色谱图。供试品色谱中应呈现与对照品色谱峰保留时间相一致的色谱峰。

【检查】水分 不得过13.0%(《中国药典》2020年版四部通则0832第四法)。

总灰分 不得过9.0%(《中国药典》2020年版四部通则2302)。

【浸出物】照水溶性浸出物测定法(《中国药典》2020年版四部通则2201)项下的冷浸法测定,不得少于9.0%。

【性味】味辛,性微温。

【功能与主治】助消化,发汗,清血热。用于胃肠热,呕吐,腹泻,感冒头痛。

【用法与用量】多入汤、散、丸剂。

【注意】胃赫依作呕者,忌用。

【贮藏】置干燥处。

米口袋　ᠱᠤᠪᠤᠨ ᠰᠠᠪᠠᠷ　枭本-萨波日

Mikoudai　Šubun sabar

GUELDENSTAEDTIAE VERNAE HERBA

本品为豆科植物少花米口袋*Gueldenstaedtia verna*(Georgi)Boriss.的干燥全草。春、夏季采收,除去杂质，洗净泥土，阴干。

【性状】本品根茎簇生或单一，圆柱形，长1~3cm，直径1~3mm。根呈长圆锥形，有的略扭曲，直径2~8mm；表面红褐色或灰黄色，有纵皱纹、横向皮孔及细长的侧根；质坚，易折断，断面黄白色，纤维性，可见放射状纹理。茎短而细，灰绿色，有茸毛。单数羽状复叶，丛生，具托叶，叶多皱缩、破碎，完整小叶展平后呈长卵形至披针形，灰绿色，有茸毛。花冠蝶形，紫色。荚果圆柱形，表面黄绿色至棕色，有茸毛。种子类三角形或肾形，表面黄绿色至黑色，具浅的蜂窝状凹点，有光泽。气微，味苦。

【鉴别】（1）本品根横切面：木栓细胞类长方形，壁薄，外被黄棕色的脱皮层；皮层有纤维和纤维束散在。维管束呈放射状，维管射线由4~9列细胞组成，韧皮部宽广，韧皮纤维单个或多个成束散在，束中形成层不甚明显。木质部导管类圆形或长圆形，单个或2~4个相聚，木纤维发达，呈多角形；初生木质部分化到根的中央。

粉末灰黄色。木栓细胞类长方形，棕黄色或红棕色。单细胞非腺毛众多，基部多弯曲，壁厚2.5~7.5μm，表面有疣突，长125~438μm，直径10~18μm。纤维常成束存在，淡黄色，长梭形，多断裂，直径6~13μm，壁厚2~6μm，完整者长55~458μm，外壁常波状弯曲。叶上、下表皮细胞呈类长方形、方形或多角形，垂周壁近平直，可见众多非腺毛和非腺毛脱落后的痕基，气孔为不等式或平轴式。淀粉粒众多，单粒圆形或长圆形，直径2~15μm，有的多个聚集成团。

（2）取本品粉末1g，加乙醇40ml，加热回流2小时，滤过，滤液浓缩至3ml，用等量三氯甲烷提取2次，合并三氯甲烷液，水浴浓缩至1ml，作为供试品溶液。另取β–谷甾醇对照品，加三氯甲烷制成1ml含1mg的溶液，作为对照品溶液。吸取上述两种溶液各5μl，分别点于同一以羧甲基纤维素钠为黏合剂的硅胶GF$_{254}$薄层板上，以石油醚（60~90℃）–乙酸乙酯–甲酸（10:2:1）为展开剂，展开，取出，晾干，喷以10%的硫酸乙醇溶液，加热至斑点显色清晰。供试品色谱中，在与对照品色谱相应的位置上，显相同颜色的粉红色的斑点。

【检查】水分　不得过6.0%（《中国药典》2020年版第四部通则0832第二法）。

总灰分　不得过12.0%（《中国药典》2020年版第四部通则2302）。

酸不溶性灰分　不得过6.0%（《中国药典》2020年版第四部通则2302）。

【浸出物】照水溶性浸出物测定法（《中国药典》2020年版四部通则2201）项下的热浸法测定，不得少于20.0%。

【性味】味苦，性平。

【功能与主治】清热解毒，消肿。用于痈疽疔毒，瘰疬，恶疮。

【用量与用法】3~6g，入丸、散剂。

【贮藏】置通风干燥处，防霉。

兴安白芷　朝日根

Xinganbaizhi　Corgen

ANGELICAE DAHURICAE RADIX

本品为伞形科植物兴安白芷*Angelica dahurica*（Fisch. ex Hoffm）Benth.et Hook.f.ex Franch.et Sav.的干燥根。春、秋二季采挖，除去残茎及须根，晒干，或低温干燥。

【性状】本品主根略呈圆柱形，下部2~3分枝或更多，长5.5~34cm。表面粗糙，灰棕色至灰褐色，根头部直径3~8cm，顶端有残留茎基，具黑褐色横环纹，中空。分枝直径1~4cm，具有纵皱纹和横向皮孔样突起。断面黄白色。体轻，质硬。有特殊香气，味苦、辛，微麻。

【鉴别】（1）本品粉末棕黄色。草酸钙晶体多为方晶，直径7.5~30μm。油管多已碎裂，分泌细胞纵向狭长，内含棕色分泌物。导管多为梯纹及网纹导管，直径25~85μm，可见螺纹导管。

（2）取本品粉末1g，加甲醇25ml，超声处理30分钟，滤过，滤液蒸干，残渣加甲醇1ml使溶解，作为供试品溶液。另取欧前胡素对照品、异欧前胡素对照品，加甲醇制成每1ml各含1mg的混合溶液，作为对照品溶液。照薄层色谱法（《中国药典》2020年版第四部通则通则0502）试验，吸取上述三种溶液各2μl，分别点于同一硅胶G薄层板上，以正己烷-甲苯-乙酸乙酯（2:1:1）为展开剂，在25℃以下展开，取出，晾干，置紫外光灯（365nm）下检视。供试品色谱中，在与对照品色谱相应的位置上，显相同颜色的荧光斑点。

【检查】水分　不得过14.0%（《中国药典》2020年版第四部通则0832第四法）。

总灰分　不得过12.0%（《中国药典》2020年版第四部通则2302）。

酸不溶性灰分　不得过4.0%（《中国药典》2020年版第四部通则2302）。

【含量测定】照高效液相色谱法（《中国药典》2020年版通则0512）测定。

色谱条件与系统适用性试验　以十八烷基硅烷键合硅胶为填充剂；以乙腈-水（63:37）为流动相；检测波长为248nm。理论板数按欧前胡素峰计算应不低于4000。

对照品溶液制备　取欧前胡素对照品、异欧前胡素对照品适量，精密称定，加甲醇制成每1ml各含10μg的混合溶液，即得。

供试品溶液的制备　取本品粉末（过三号筛）约0.1g，精密称定，置25ml量瓶中，加甲醇20ml，超声处理(功率300W,频率50kHz)30分钟,取出,放冷,加甲醇至刻度,摇匀,滤过,取续滤液,即得。

测定法　分别精密吸取对照品溶液与供试品溶液各10μl,注入液相色谱仪,测定,即得。

本品按干燥品计算,含欧前胡素($C_{16}H_{14}O_4$)不得少于0.10%,异欧前胡素($C_{16}H_{14}O_4$)不得少于0.15%。

【炮制】除去残茎及须根,洗净,稍润,切片,晒干,或低温干燥。

【性味】味辛,性温。

【功能与主治】开窍,排脓,止痛。用于头痛,牙痛,鼻炎,疮疡。

【用法与用量】1~5g。多配方用。

【贮藏】置阴凉干燥处。

安息香　阿木日乐图－呼吉

Anxixiang　Amralt hʉz

BENZOINUM

本品为安息香科植物白花树*Styrax tonkinensis* (Pierre) Craib ex Hart. 的干燥树脂。树干经自然损伤,或于夏、秋二季割裂树干,收集流出的树脂,阴干。

【性状】【鉴别】【检查】【含量测定】应当符合《中国药典》现行版的规定。

【性味】味辛、苦,性凉,效钝、重。

【功能与主治】杀粘,消肿,止刺痛,愈伤。用于麻疹,天花,猩红热,炭疽,萨病,肝热,锐器伤,骨折,脑刺痛。

【用法与用量】多配方用,入汤、散、丸剂等;单味或加味,一次0.6~1.5g;外用适量。

【贮藏】置阴凉干燥处。

阳起石　孟根–舒德日–朝鲁

Yangqishi　Mɵnggɵn šuuder culuu

ACTINOLITUM

　　本品为硅酸盐类矿物角闪石族透闪石, 主含含水硅酸钙 $[Ca_2Mg_5(Si_4O_{11})_2(OH)_2]$。采挖后, 除去泥沙及杂石。

　　【性状】【检查】应当符合国家药品标准的规定。

　　【性味】味咸, 性微温。

　　【功能与主治】强筋健脉。用于肌肤、筋脉、骨骼、颅脑、胸部损伤。

　　【用法与用量】多配方用, 入丸、散剂等; 单味或加味, 一次1~3g; 外用适量。

　　【贮藏】置干燥处。

阴起石　呼和–希日布森–朝鲁

Yinqishi　Hɵh šɵrbɵsɵn culuu

ACTINOLITUM BREVIFIBRUM

　　本品为硅酸盐类矿物角闪族阳起石岩, 主含含水硅酸铁镁钙 $[Ca(Mg, Fe)_5(Si_4O_{11})_2(OH)_2]$。采挖后, 除去泥沙及杂石。

　　【性状】应当符合国家药品标准的规定。

　　【性味】味咸, 性微温。

　　【功能与主治】舒筋健脉。用于筋脉损伤, 关节麻木拘挛, 腰腿疼痛。

　　【用法与用量】多配方用, 入丸、散剂等; 单味或加味, 一次1~3g; 外用适量。

【贮藏】置干燥处。

羽叶千里光 乌都力格–给其格纳

Yuyeqianliguang　Uduleg gicgene

SENECIONIS ARGUNENSIS HERBA

本品为菊科植物羽叶千里光*Senecio argunensis* Turcz.的干燥地上部分。夏、秋季茎叶茂盛时采割,除去杂质,切段晒干。

【性状】本品茎呈四棱形或圆柱形,上部有分枝;表面棕黄色至褐色,具细纵纹;易折断,断面不平坦。茎生叶互生,羽状深裂,裂片披针形,褐绿色,皱缩或破碎。头状花序多数排成复伞房状,总苞近钟形,边缘舌状花,约10朵,中央管状花,多数,黄色。气微,味微苦。

【鉴别】(1)本品茎横切面:表皮细胞1列,类方形,外被角质层。下皮厚角细胞1~2列,棱角处较多。皮层为3~5列薄壁细胞。中柱鞘纤维束新月形,断续排列成环。维管束外韧型,韧皮部狭窄,木质部束连接成环,导管大多集中于木质部中部,木纤维众多。髓部宽广,由薄壁细胞组成。

粉末灰绿色,石细胞类方形、类长方形、类椭圆形,纹孔明显,有的具层纹,长43~297μm,直径16~67μm。非腺毛为多细胞厚壁性星状毛,细胞呈放射状排列,胞腔较小,具壁疣,直径6~20μm。分泌细胞呈长管道状,直径15~42μm。木纤维长条形,直径10~23μm,边缘平直或波状,两端尖或钝圆,壁稍厚,胞腔较大,具圆形纹孔及孔沟。导管为具缘纹孔、网纹、螺纹及环纹导管,直径8~46μm。

【检查】水分　不得过9.0%(《中国药典》2020年版第四部通则0832第二法)。

总灰分　不得过13.0%(《中国药典》2020年版第四部通则2302)。

酸不溶性灰分　不得过2.0%(《中国药典》2020年版第四部通则2302)。

【浸出物】照醇溶性浸出物测定法(《中国药典》2020年版四部通则2201)项下的热浸法测定,以乙醇做溶剂,不得少于9.0%。

【含量测定】对照品溶液的制备　取芦丁对照品6mg,精密称定,用60%乙醇制成每1ml中含无水芦丁120μg的溶液,摇匀,即得。

标准曲线的制备　精密吸取对照品溶液0.5 ml、1.0 ml、2.0 ml、3.0 ml、4.0 ml、5.0ml,置10ml量

瓶中，分别加5%亚硝酸钠溶液0.4ml，摇匀，静置6分钟，再加5%硝酸铝溶液0.4ml，摇匀，静置6分钟，再加5%氢氧化钠溶液4ml，用60%乙醇稀释至刻度，摇匀，静置15分钟，以相应的试剂作为空白，照紫外–可见分光光度法（《中国药典》2020年版四部通则0401），在510nm波长处测定吸光度。以吸光度为纵坐标，浓度为横坐标，绘制标准曲线。

测定法　取本品粗粉约1g，精密称定，置圆底烧瓶中，精密加入60%乙醇50ml，称定重量，加热回流2小时，放冷，再称定重量，加60%乙醇补足减失的重量，摇匀，滤过，弃去初滤液，精密吸取续滤液2ml，置10ml量瓶中，加60%乙醇稀释至刻度，摇匀。精密量取1ml，置10ml量瓶中，照标准曲线制备项下的方法，自"加5%亚硝酸钠溶液0.4ml"起，依法测定吸光度，从标准曲线上读出供试品溶液中含芦丁（$C_{27}H_{30}O_{16}$）的重量（μg/ml），计算，即得。

本品按干燥品计算，含总黄酮以无水芦丁（$C_{27}H_{30}O_6$）计，不得少于6.0%。

【性味】味苦，性寒，效轻、糙、钝。

【功能与主治】清热解毒，镇刺痛。用于骨脉损伤，肠刺痛，血痢，腑热。

【用法与用量】多配方用，入丸、散。

【贮藏】置阴凉干燥处。

红花　古日古木

Honghua　Gɯrgem

CARTHAMI FLOS

本品为菊科植物红花*Carthamus tinctorius* L. 的干燥花。夏季花由黄变红时采摘，晒干或阴干。

【性状】【鉴别】【检查】【浸出物】【含量测定】应当符合《中国药典》现行版的规定。

【性味】味甘、微苦，性凉，效重、钝、软、柔、固。

【功能与主治】凉血，锁脉，调经，清肝热，强身，止痛，消肿。用于肝热，月经不调，呕血，口鼻出血，外伤出血，血热头痛，心热，血热。

【用法与用量】多配方用，入汤、散、丸剂等；单味或加味，一次1~3g；外用适量。

【使用注意】孕妇慎用。

【贮藏】置阴凉干燥处，防潮，防蛀。

红纹马先蒿 沙日–浩宁–额布日–其其格

Hongwenmaxianhao Šar honin eber ceceg

PEDICULARIDIS STRIATAE HERBA

本品为玄参科植物红纹马先蒿*Pedicularis striata* Pall. Reise干燥地上部分。夏、秋二季花开时采割，除去枯茎叶及杂质，阴干。

【性状】本品茎呈类圆柱形或扁圆形；表面灰黄色或黄棕色；质轻脆，易折断，断面平坦，类白色。叶常脱落或易破碎，完整叶片呈羽状全裂，具长柄，表面灰绿色或灰棕色，小裂片边缘具细锯齿。穗状花序。花冠二唇形，呈盔镰状弯曲，棕黄色，具绛红色脉纹。气微，味淡。

【鉴别】本品茎横切面：表皮由一层类方形或类长方形的细胞组成，外被角质层。皮层细胞类圆形或不规则形。中柱鞘部纤维2～4层，壁薄，腔大，环状排列。韧皮部较狭窄，环列，形成层不明显。木质部环状排列，木纤维呈多角形，壁厚，木化，常分布于外侧；导管群多纵列，常分布于中层；木薄壁细胞常分布于内侧。射线不明显。髓宽广，有的细胞具纹孔。

叶主脉横切面：上表皮细胞类方形或类三角形，外被角质层，少有短毛茸。下表皮细胞类方形或类长方形，外被角质层，近气孔下方具气孔腔。叶主脉维管束为周韧型，木质部呈如意状弯曲，在上侧韧皮部外方具单个或几个相连的韧皮纤维存在。主脉上下侧为厚角细胞，无叶绿体。

粉末土灰色。木纤维众多，成束存在，细胞呈长梭形，胞腔线形，直径12～18μm。中柱鞘部纤维多呈碎断，单个或几个成束散在，壁薄，胞腔较大，微木化，直径26～33μm。导管以梯纹导管多见，直径19～29μm，亦环纹、螺纹、孔纹导管。花粉粒类圆形，具1～3个萌发孔，直径17～20μm。下表皮细胞表面观多呈不规则形，气孔为不等式及不定式，副卫细胞通常3～5个。茎表皮细胞具粗大而细长的卷钩状多细胞非腺毛，多破碎。

【检查】水分 不得过9.0%（《中国药典》2020年版四部通则0832第二法）。

总灰分 不得过10.0%（《中国药典》2020年版四部通则2302）。

酸不溶性灰分 不得过2.0%（《中国药典》2020年版四部通则2302）。

【浸出物】照醇溶性浸出物测定法（《中国药典》2020年版四部通则2201）项下的热浸法测定，以乙醇做溶剂，不得少于14.0%。

【性味】味苦，性凉，效钝、轻、燥、柔。

【功能与主治】清热、消水肿,收敛毒。

【用法与用量】多入丸、散剂。

【贮藏】置通风阴凉干燥处。

红粉 乌兰-雄呼

Hongfen Uulaan šungh

HYDRARGYRI OXYDUM RUBRUM

本品为红氧化汞(HgO)。

【性状】【鉴别】【检查】【浸出物】【含量测定】应当符合《中国药典》现行版的规定。

【性味】味辛,性热。有大毒。

【功能与主治】拔毒,除脓。用于疖,梅毒,恶疮,疮口不愈。

【用法与用量】外用适量,或与其他药物配伍。

【注意】本品有毒,只可外用,不可内用;外用亦不宜久用;孕妇禁用。

【贮藏】置干燥处,避光,密闭。

红瑞木 乌兰-塔日尼

Hongruimu Ulaan tarni

SWIDAE ALBAE RAMULUS

本品为山茱萸科植物红瑞木*Swida alba* Opiz的干燥带叶枝条。夏、秋二季采收,除去杂质,切断,晒干。

【性状】本品枝条呈圆柱形,直径0.8~1.2cm,表面暗红色,光滑,有白色圆形突起的稀疏皮孔;小枝血红色,光滑;幼枝常被蜡状白粉。质脆,易折断,中心有髓。对生叶常脱落,完整者呈卵状椭圆形或宽卵形,长2~8cm,宽1.5~5cm,先端钝尖,基部圆形或宽楔形,上表面暗绿色,下表面灰白色,被柔毛。气微,味苦。

【鉴别】(1)本品粉末浅绿色。表皮细胞表面观多角形,偶见角质纹理,断面观近方形。气孔不定式,副卫细胞4~7个。薄壁细胞呈多角形或类圆形,直径为20~80μm,壁薄,细胞内含油滴。导管多为螺纹和网纹,亦有少数梯纹导管。木纤维壁较厚,木化,胞腔细长;韧皮纤维较少,壁非木化,胞腔大。

(2)取本品粉末1g,加80%甲醇50ml,加热回流1小时,放冷,滤过,滤液蒸干,残渣加水10ml使溶解,用乙醚振摇提取2次,每次10ml,弃去乙醚液,水液加稀盐酸10ml,置水浴中加热水解1小时,取出,立即冷却,用乙酸乙酯振摇提取2次,每次20ml,合并乙酸乙酯液,再用水30ml洗涤,弃去水液,乙酸乙酯液蒸干,残渣加甲醇1ml使溶解,作为供试品溶液。另取没食子酸对照品、槲皮素对照品,加甲醇制成每1ml各含1mg和0.5mg的溶液,作为对照品溶液。照薄层色谱法(《中国药典》2020年版四部通则0502)试验,吸取上述三种溶液各3μL,点于同一硅胶GF$_{254}$薄层板上,以甲苯-乙酸乙酯-甲酸(6:10:1)为展开剂,展开,取出,晾干,置紫外光灯(254nm)下检视。供试品色谱中,在与对照品色谱相应的位置上,分别显相同颜色的斑点。

【检查】水分　不得过10.0%(《中国药典》2020年版四部通则0832第二法)。

总灰分　不得过8.0%(《中国药典》2020年版四部通则2302)。

【浸出物】照水溶性浸出物测定法(《中国药典》2020年版四部通则2201)项下的热浸法测定,不得少于20.0%。

【含量测定】照高效液相色谱法(《中国药典》2020年版四部通则0512)测定。

色谱条件与系统适用性试验　以十八烷基硅烷键合硅胶为填充剂;以甲醇-0.1%盐酸溶液(55:45)为流动相;检测波长为360nm。理论板数按槲皮素峰计算应不低于5000。

对照品溶液的制备　取槲皮素和山奈素对照品适量,精密称定,加甲醇制成每1ml各含槲皮素260μg、山奈素20μg的溶液,即得。

供试品溶液的制备　取本品粉末(过二号筛)约0.5g,精密称定,置具塞锥形瓶中,精密加入甲醇-25%盐酸溶液(4:1)混合溶液25ml,称定重量,加热回流1小时,放冷,再称定重量,用甲醇-25%盐酸溶液(4:1)混合溶液补足减失的重量,摇匀,滤过,取续滤液,即得。

测定法　分别精密吸取对照品溶液与供试品溶液各10μl,注入液相色谱仪,测定,即得。

本品按干燥品计算,含槲皮素($C_{15}H_{10}O_7$)、山奈素($C_{15}H_{10}O_6$)的总量,不得少于0.35%。

【性味】味辛、甘,性温。有毒。

【功能与主治】清热,清协日乌素,透疹,敛毒。用于毒热,陈热,伏热,热症扩散,肉毒症,协日乌素病,血热,麻疹。

【用法与用量】多配方用。外用,适量,药浴。

【贮藏】置通风干燥处, 防霉, 防蛀。

红糖 ᠪᠣᠷᠠᠮ 宝如玛

Hongtang   Buram

BROWNSUGAR

本品为禾本科植物甘蔗 *Saccharum sinensis* Roxb.茎中的汁液经精制而成的红色结晶体。

【性状】本品呈颗粒状。黄棕色至红褐色, 无明显黑渣和杂质。具有红糖的芳香味和焦糖的芳香味, 无焦苦味。

【性味】新红糖: 味甘, 性凉; 陈旧红糖: 味甘, 性温。

【功能与主治】祛寒性赫依, 壮阳, 止泻。用于肾寒性赫依症, 赫依瘀结症, 阳痿。

【用法与用量】多配方用, 入汤、散、丸剂或做药引。

【贮藏】置阴凉干燥处。

麦冬 ᠠᠷᠪᠠᠶᠢᠯᠠᠭ-ᠤᠨᠳᠤᠰ 阿日柏力格-温都斯

Maidong   Arbailag undes

OPHIOPOGONIS RADIX

本品为百合科植物麦冬 *Ophiopogon japonicus*（L. f）Ker-Gawl. 的干燥块根。夏季采挖, 洗净, 反复暴晒, 堆置, 至七八成干, 除去须根, 干燥。

【性状】【鉴别】【检查】【浸出物】【含量测定】应当符合《中国药典》现行版的规定。

【性味】味甘, 微苦, 性凉。

【功能与主治】平希日, 清热, 解毒。用于消肿, 头疼, 口渴, 目黄, 黄疸, 肝胆热, 肠热, 毒热。

【用法与用量】多配方用，入汤、散、丸剂等；单味或加味，一次1~3g；外用适量。

【贮藏】置阴凉干燥处，防潮。

麦饭石 布丹-朝鲁

Maifanshi Budaan culuu

MAIFANITUM

本品为中酸性火成岩类岩石石英二长岩斑麦饭石的矿石。随时可采挖，洗净泥土，除去杂石，晒干。

【性状】本品呈不规则块状，大小不等。表面灰白、黄白、灰色，粗糙不平，有斑点状花纹。体重，质较硬，断面不整齐，可见闪星样光泽。气微，味淡。

【鉴别】（1）取本品粉末约1g，加10ml稀盐酸，浸渍1小时，滤过。取滤液1ml，加甲基红指示液2滴，用氨试液中和，再滴加盐酸至恰呈酸性，加草酸铵试液，即生成白色沉淀；分离，沉淀不溶于醋酸，但可溶于盐酸；取滤液1ml，用氨试液中和成中性溶液，加醋酸氧铀锌试液，即生成黄色沉淀。

（2）取本品粉末约0.2g，加水2ml溶解，滤过，滤液加0.1%四苯硼酸钠溶液与醋酸，即生成白色沉淀。

【检查】重金属及有害元素　照铅、镉、砷、汞、铜测定法（《中国药典》2020年版四部通则2321原子吸收分光光度法）测定，铅不得过10mg/kg，镉不得过0.3mg/kg，砷不得过2mg/kg，汞不得过2.5mg/kg，铜不得过20mg/kg。

【含量测定】照原子吸收分光光度法（《中国药典》2020年版四部通则0406第一法）测定。

对照品溶液的制备　精密量取锶单元素溶液适量，用纯水稀释，制成每1ml含锶100μg的溶液。

供试品溶液的制备　取本品粉末（过4号筛）0.5g置于铂金坩埚中，加入4g氢氧化钠和1g无水碳酸钠，盖上坩埚盖，放入马弗炉中，升温至700℃，熔融20分钟，取出冷却。在铂金坩埚中加入沸水，搅拌，然后把铂金坩埚中的样品移入250ml烧杯中，直至把铂金坩埚中样品全部移入烧杯中，再用沸水清洗铂金坩埚盖，洗液移入前面的烧杯中。用慢速滤纸过滤烧杯中的液体，用无水碳酸钠溶液（20g/L）洗烧杯和沉淀各4~5次，水洗1次，弃去滤液和洗液。用盐酸（1+4）将沉淀溶解于原烧杯中，用水洗滤纸至无色。将溶液加热蒸干，加1ml硝酸，温热溶解盐类。用水稀释至约20ml，加入5ml

氯化镧溶液（20%氯化镧溶液）和1mlEDTA（10%EDTA溶液）溶液，移入50ml容量瓶中，然后用水稀释至刻度，摇匀，过滤，即得。

测定法　取对照品溶液和本品溶液，照原子吸收分光光度法（《中国药典》2020年版四部通则0406第一法），在460.7nm的波长处测定，计算，即得。

本品计算，含锶元素（Sr）不得少于0.02%。

【性味】味甘，性温。

【功能与主治】止痛，解毒，排脓，燥协日乌素，滋补强壮，调节体素。用于痈疽发背，皮肤病，腰腿酸痛，风湿痛，肠胃不适。

【用法与用量】外用适量。

【贮藏】置通风干燥处。

远志　　吉如很–其其格

Yuanzhi　Zɯrhen ceceg

POLYGALAE RADIX

本品为远志科植物远志*Polygala tenuifolia* Willd. 或卵叶远志*Polygala sibirica* L. 的干燥根。春、秋二季采挖，除去须根和泥沙，晒干。

【性状】【鉴别】【检查】【浸出物】【含量测定】应当符合《中国药典》现行版的规定。

【性味】味甘、苦、辛，性平，效软、柔、浮。

【功能与主治】引肺脓痰，润肺，锁脉，消肿，愈伤。用于肺脓，胸伤，咳痰，咳血。

【用法与用量】多配方用，入汤、散、丸剂等；单味或加味，一次1~3g；外用适量。

【贮藏】置通风干燥处。

赤石脂 𖾣 乌兰-亚布希日

Chishizhi Uulaan yabšir

HALLOYSITUM RUBRUM

本品为硅酸盐类矿物多水高岭石族多水高岭石, 主含四水硅酸铝 $[Al_4(Si_4O_{10})(OH)_8 \cdot 4H_2O]$。采挖后, 除去杂石。

【性状】应当符合《中国药典》现行版的规定。

【性味】味甘、涩, 性平。

【功能与主治】燥脓, 燥协日乌素, 愈伤, 接骨, 止血。用于骨折, 筋、脉、颅脑损伤, 锐器伤, 痘疹。

【用法与用量】多配方用, 入散、丸剂等; 单味或加味, 一次1~3g; 外用适量。

【贮藏】置干燥处, 防潮。

赤瓟枝 𖾣 奥乐莫色-木其日

Chipaozhi Olamosein mecir

THLADIANTHAE HERBA

本品为葫芦科植物赤瓟 *Thladiantha dubia* Bunge的干燥地上部分。春、夏二季采收, 晒干。

【性状】本品全株被黄白色的长柔毛状硬毛。茎圆柱形, 稍粗, 有棱沟, 体清, 易折断。叶片多皱缩、破碎, 易脱落, 完整者展平后宽卵状心形, 长5~8cm, 宽4~9 cm; 灰绿色或黄绿色。气微, 味淡。

【性味】味甘、酸, 性平。

【功能与主治】活血化瘀, 理气调经。用于阴道疾病, 血瘀宫中, 血痞, 经闭, 血脉病, 皮肤病, 死胎, 胎衣不下。

【用法与用量】多配方用，入汤、散、丸剂等；单味或加味，一次1~3g；外用适量。

【贮藏】置阴凉干燥处。

赤铜 ᠵ 吉斯

Chitong Zes

CUPRUM

本品为金属铜Cuprum。主含铜（Cu）。蒙药习用名称"铜"。

【性状】本品为已加工的紫红色金属片成品。表面光滑，质地坚硬；气、味无。

【鉴别】取本品约0.1g，置试管中，加稀硝酸2ml，加热，部分溶解，溶液呈淡蓝绿色；将溶液2000r/min转速离心5分钟，取上清液约1ml，滴加过量的氨试液，显蓝色；加稀硝酸至蓝色消失，再滴加亚铁氰化钾试液，产生大量的红棕色沉淀。

【含量测定】照原子吸收分光光度法（《中国药典》2020年版四部通则0406）测定。

测定条件　检测波长为324.7nm，采用空气-乙炔火焰，无背景校正。

铜标准储备液的制备　精密量取铜单元素标准溶液适量，用2%硝酸溶液稀释，制成每1ml含铜（Cu）10μg的溶液，即得（0~5℃储存）。

标准曲线的制备　分别精密量取铜标准储备液适量，用2%硝酸溶液制成每1ml分别含铜0μg、0.05μg、0.2μg、0.4μg、0.6μg、0.8μg的溶液。依次喷入火焰，测定吸光度，以吸光度为纵坐标，浓度为横坐标绘制标准曲线。

供试品溶液的制备　取本品切碎片0.5g，精密称定，置250ml烧杯中，盖上表面皿，沿杯壁加硝酸溶液（1→2）10ml，置电热板加热（70℃），消解至澄清，放冷，移置500ml量瓶，用水稀释至刻度，摇匀，从中精密量取25μl（微量进样器）置于50ml量瓶中，用2%硝酸溶液稀释至刻度，摇匀，即得。

测定法　精密吸取空白溶液与供试品溶液适量，喷入火焰测定吸光度。从标准曲线上读出供试品溶液中铜（Cu）的含量，计算，即得。

本品按干燥品计算，含铜（Cu）量，不得少于91.0%。

【性味】味甘、辛，性凉，效燥。

【功能与主治】燥脓，燥协日乌素，清热，消水肿。用于肺热、肝热，肺脓肿，脓疡，咯脓血痰，肺苏日亚，耳脓，陶赖，合如乎，协日乌素病，吾雅曼病，水肿。

【用法与用量】多入散、丸剂。

【注意事项】肺巴达干症忌用。

【贮藏】置干燥处。

芫荽果 ᠤᠨᠤᠷᠲ ᠨᠤᠭᠤᠭᠠᠨ ᠤ ᠦᠷ 乌奴日图-淖高奈-乌日

Yansuiguo   Unurt nogoonai ur

CORIANDRI FRUTUS

本品为伞形科植物芫荽*Coriandrum sativum* L. 的干燥成熟果实。果实成熟时割取，晒干，打下果实，除去杂质。蒙药习用名称"芫荽子"。

【性状】【鉴别】应当符合国家药品标准的规定。

【性味】味辛、酸，性凉，效糙、轻、稀、腻、锐。

【功能与主治】祛巴达干热，消食，开胃，止渴，止痛，透疹。用于巴达干宝如，泛酸，消化不良，胃肠鸣胀，口渴，麻疹透发不畅。

【用法与用量】多配方用，入汤、散、丸剂等；单味或加味，一次1~3g；外用适量。

【贮藏】置通风干燥处。

花香青兰 ᠪᠢᠷᠢᠶᠠᠩᠭᠤ 毕日阳古

Huaxiangqinglan   Biryanggu

DRACOCEPHALI HERBA ET FLOS

本品为唇形科植物香青兰*Dracocephalum moldovica* L.的干燥带花地上部分。夏季盛花期采割，在含苞待放时采摘，除去杂质，阴干。

【性状】本品茎呈方柱形段,多断碎,直径3～5mm,表面紫色或黄绿色,有对生分枝,体轻,易折断,断面髓部有时中空。叶片多破碎和脱落,长1.5～4cm,宽0.5～1cm,先端钝,基部圆形或宽楔形,边缘具三角形锯齿。混有花序约3成,轮伞花序,花萼长约2cm,花冠二唇形,淡蓝紫色,长2～2.5cm。气香,味辛。

【鉴别】(1)本品粉末黄绿色。花粉粒圆形、椭圆形或六边形,直径20～30μm,表面具颗粒状雕纹,具6或3孔沟。腺鳞直径80～110μm,腺柄单细胞,极短,腺头多由8个细胞组成,基部表皮细胞8～10个,放射状。小腺毛具单细胞短柄,腺头2细胞。非腺毛1～3个细胞,圆锥形,平直或弯曲,有疣状突起。气孔直轴式。

(2)取本品粗粉1g,加无水乙醇20ml,置水浴上浸渍30分钟,滤过。取滤液2ml,加5%氢氧化钠溶液使成碱性,加氨制硝酸银试液2.5ml,置水浴中加热1～2分钟,即有明显的银镜反应。

(3)取本品粉末1g(过二号筛)置100ml锥形瓶中,加甲醇5ml,超声处理1小时,离心5分钟,取上清液,作为供试品溶液。另取迷迭香酸对照品,加甲醇制成每1ml含1mg的溶液,作为对照品溶液。照薄层色谱法(《中国药典》2020年版四部通则0502)试验,吸取上述两种溶液各5μl,分别点于同一个硅胶G薄层板上,以正己烷乙酸乙酯甲酸(6:6:2)为展开剂,展开,取出,晾干,置紫外光灯(365nm)下检视。供试品色谱中,在与对照品色谱相应的位置上,显相同颜色的荧光斑点。

【检查】水分　不得过11.0%(《中国药典》2020年版四部通则0832第二法)。

总灰分　不得过14.0%(《中国药典》2020年版四部通则2302)。

酸不溶性灰分　不得过6.0%(《中国药典》2020年版四部通则2302)。

【浸出物】照水溶性浸出物测定法(《中国药典》2020年版四部通则2201)项下的热浸法,不得少于20.0%。

【含量测定】照高效液相色谱法(《中国药典》2020年版四部通则0512)测定。

色谱条件与系统适用性试验　以十八烷基硅烷键合硅胶为填充剂;以乙腈为流动相A,以0.5%甲酸溶液为流动相B,按下表中的规定进行梯度洗脱;检测波长为330nm。理论板数按迷迭香酸峰计算应不低于3000。

时间(分)	流动相A(%)	流动相B(%)
0→12	22	78
12→15	22→15	78→85
15→30	15→30	85→70

对照品溶液的制备　取迷迭香酸对照品适量,精密称定,加40%乙醇制成每1ml含15μg的溶液,即得。

样品溶液的制备　取本品粉末(过四号筛)约0.1g,精密称定,置具塞锥形瓶中,精密加入40%

乙醇100ml,密塞,称定重量,超声处理(功率150W,频率40kHz)30分钟,放冷,再称定重量,用40%乙醇补足减失的重量,摇匀,离心,取上清液,滤过,取续滤液1ml,置10ml量瓶中,加40%乙醇至刻度,摇匀,即得。

测定法　分别精密吸取对照品溶液和供试品溶液各10μl,注入液相色谱仪,测定,即得。

本品按干燥品计算,含迷迭香酸($C_{18}H_{16}O_8$)不得少于0.10%。

【性味】味甘、苦,性凉,效钝、轻、糙、腻。

【功能与主治】泻肝火,清胃热,止血,愈伤,燥协日乌素。用于肝、胃热,食物中毒,胃出血,游痛症,巴木病。

【用法与用量】多入汤、散、丸剂。

【贮藏】置阴凉干燥处,防霉。

花椒　花茱

Huajiao　Huazoo

ZANTHOXYLI PERICARPIUM

本品为芸香科植物青椒*Zanthoxylum schnifolium* Sieb. Et Zucc. 或花椒*Zanthoxylum bungeanum* Maxim. 的干燥成熟果皮。秋季采收成熟果实,晒干,除去种子和杂质。

【性状】【鉴别】【含量测定】应当符合《中国药典》现行版的规定。

【性味】味辛,性温,效糙。

【功能与主治】通脉,驱虫,止痒,消食。用于食积不消,湿疹,疥疮,皮肤瘙痒,口腔疾病,音哑。

【用法与用量】多配方用,入汤、散、丸剂及熏剂、栓剂等;单味或加味,一次1~3g;外用适量。

【贮藏】置通风干燥处。

芥子 ᠭᠢᠴᠢ 格齐

Jiezi　Gic

SINAPIS SEMEN

本品为十字花科植物白芥*Sinapis alba* L. 或芥*Brassica juncea*（L.）Czern. et Coss. 的干燥成熟种子。前者习称"白芥子"，后者习称"黄芥子"。夏末秋初果实成熟时采割植株，晒干，打下种子，除去杂质。

【性状】【鉴别】【检查】【浸出物】【含量测定】应当符合《中国药典》现行版的规定。

【性味】味辛，性平。

【功能与主治】滋补强壮，祛协日乌素，解毒。用于身体虚弱，中毒，协日乌素病，粘病。

【用法与用量】多配方用，入汤、散、丸剂等；单味或加味，一次1~3g；外用适量。

【贮藏】置通风干燥处，防潮。

芡实 ᠭᠠᠷᠠᠨᠵᠠᠠ 嘎然匝

Qianshi　Garanžaa

EURYALES SENEM

本品为睡莲科植物芡*Euryale ferox* Salisb. 的干燥成熟种仁。秋末冬初采收成熟果实，除去果皮，取出种子，洗净，再除去硬壳（外种皮），晒干。

【性状】【鉴别】【检查】应当符合《中国药典》现行版的规定。

【性味】味甘、涩，性热，效轻、糙、锐、燥、浮。

【功能与主治】调理胃火，消食，开胃，祛寒。用于食积不消，胃腹胀满，胃火衰败，不思饮食，肾寒，腰腿疼痛。

【用法与用量】多配方用，入汤、散、丸剂等；单味或加味，一次1~3g；外用适量。

【贮藏】置通风干燥处，防蛀。

苏木 苏门–毛都

Sumu　Sumun mod

SAPPAN LIGNUM

本品为豆科植物苏木*Caesalpinia sappan* L. 的干燥心材。多于秋季采伐，除去白色边材，干燥。

【性状】【鉴别】【检查】【浸出物】应当符合《中国药典》现行版的规定。

【性味】味苦、咸，性凉，效轻。

【功能与主治】清血热，稀释血液，调经。用于血热性头痛，目赤，肝瘀血，脉热，产后发热，月经不调，痛经，腰腿酸痛。

【用法与用量】多配方用，入汤、散、丸剂等；单味或加味，一次1~3g；外用适量。

【注意】孕妇慎用。

【贮藏】置干燥处。

杜仲 浩图–宝如

Duzhong　Hort bor

EUCOMMIAE CORTEX

本品为杜仲科植物杜仲*Eucommia ulmoides* Oliv. 的干燥树皮。4—6月剥取，刮去粗皮，堆置"发汗"至内皮呈紫褐色，晒干。

【性状】【鉴别】【浸出物】【含量测定】应当符合《中国药典》现行版的规定。

【性味】味甘、微辛，性平，效软、柔、重、钝、燥。

【功能与主治】接骨,固髓,清热。用于骨折,骨热,肌腱裂伤。

【用法与用量】多配方用,入汤、散、丸剂等;单味或加味,一次1~3g;外用适量。

【贮藏】置通风干燥处。

杠柳　　亚曼-额布日

Gangliu　Yaman eber

PERIPLOCA SEPIIRAMULUS

本品为萝藦科植物杠柳*Periploca sepium* Bge.的干燥带叶枝条。夏、秋二季采收,除去杂质,切断,晒干。

【性状】本品枝条呈圆柱形,直径0.5~1cm。表面灰棕色,光滑,有圆形突起的皮孔。质脆,易折断,中心有髓。粗枝上有对生的小枝,表面黄褐色。对生叶常脱落,完整者呈卵状披针形,长5~9cm,宽1.2~2.5cm,先端长渐尖,基部楔形,全缘,革质,叶柄长3~10mm。气微,味苦。

【鉴别】(1)本品粉末灰绿色。茎表皮细胞长方形或多角形,偶见有角质纹理。木纤维较多,长70~140μm,直径11~35μm,壁厚,胞腔呈线形。气孔平轴式。草酸钙方晶多,直径5~13μm,存在于纤维周围的薄壁细胞中形成晶纤维。多为螺纹导管,直径为20~35μm,亦有网纹导管。淀粉粒单粒或复粒。

(2)取本品粉末1.0g,加80%甲醇50ml,加热回流提取1小时,放冷,滤过,滤液蒸干,残渣加水10ml溶解,用乙醚振摇提取2次,每次10ml,弃去乙醚液,水液加稀盐酸10ml,置水浴中加热1小时,取出,立即冷却,用乙酸乙酯振摇提取2次,每次20ml,合并乙酸乙酯液,再用水30ml洗涤,弃去水液,乙酸乙酯液蒸干,残渣加甲醇1ml使溶解,作为供试品溶液。另取槲皮素对照品、山柰素对照品适量,加甲醇制成每1ml各含0.5mg的溶液,作为对照品溶液。照薄层色谱法(《中国药典》2020年版四部通则0502)试验,吸取上述三种溶液各3μl,分别点于同一硅胶 GF$_{254}$薄层板上,以正己烷-乙酸乙酯-甲酸(9:6:1)为展开剂,展开,取出,晾干,热风吹干,置紫外光灯(254nm)下检视。供试品色谱中,在与对照品色谱相应的位置上,显相同颜色的斑点。

【检查】水分　不得过10.0%(《中国药典》2020年版四部通则0832第四法)。

总灰分　不得过10.0%(《中国药典》2020年版四部通则2302)。

酸不溶性灰分　不得过3.0%(《中国药典》2020年版四部通则2302)。

【浸出物】照水溶性浸出物测定法（《中国药典》2020年版四部通则2201）项下的冷浸法测定，不得少于12.0%。

【含量测定】照高效液相色谱法（《中国药典》2020年版四部通则0512）测定。

色谱条件与系统适用性试验　以十八烷基硅烷键合硅胶为填充剂；以甲醇–0.1%磷酸溶液（45∶55）为流动相；检测波长为360nm。理论板数按槲皮素峰计算应不低于4000。

对照品溶液的制备　取4-甲氧基水杨醛对照品和槲皮素对照品适量，精密称定，加甲醇制成每1ml各含110μg、33μg的混合溶液，即得。

供试品溶液的制备　取本品粉末（过三号筛）约0.5g，精密称定，置具塞锥形瓶中，精密加入甲醇–25%盐酸溶液（4∶1）混合溶液25ml，称定重量，加热回流1小时，放冷，再称定重量，用甲醇–25%盐酸溶液（4∶1）混合溶液补足减失的重量，摇匀，滤过，取续滤液，即得。

测定法分别精密吸取对照品溶液与供试品溶液各10μl，注入液相色谱仪，测定，即得。

本品按干燥品计算，含槲皮素（$C_{15}H_{10}O_7$）和4-甲氧基水杨醛（$C_8H_8O_3$）的总量不得少于0.40%。

【性味】味辛、甘，性温。有毒。

【功能与主治】清热，清协日乌素，透疹，敛毒。用于毒热，陈热，伏热，热症扩散，肉毒症，协日乌素病，血热，麻疹。

【用法与用量】多配方用。外用，适量，药浴。

【贮藏】置通风干燥处，防霉，防蛀。

杉叶藻　　　　阿木塔图–哲格斯

Shanyezao　Amted zegs

HIPPURIS VULGARIS HERBA

本品为杉叶藻科植物杉叶藻 *Hippuris vulgaris* L.的干燥全草。夏秋季采收，除去杂质，洗净，晒干。

【性状】本品茎直立，圆柱形，上部不分支，多关节，具纵纹，节上生多数纤细棕色须根，上部节间较下部节间距短，表面绿色至灰绿色。叶轮生，4~12片，多皱缩成团，展平后呈细条形。小花绿色，生于叶腋。果实卵状椭圆形，长1.2~1.5mm，直径约1mm，表面平滑无毛，外果皮薄，内果皮厚而硬，不开裂，内有种子1枚。气微，味微苦。

【鉴别】本品粉末绿色至褐绿色。纤维成束或散在,多碎断,直径13~31μm。螺纹导管直径23~35μm。腺鳞散在或存在于表皮细胞上,由15~18个或更多细胞组成,放射状排列,内含黄棕色分泌物,完整者直径55~130μm。薄壁细胞中可见草酸钙簇晶。花粉粒类圆形,直径15~35μm。

【检查】水分　照水分测定法(《中国药典》2020年版通则0832第二法)测定,不得过10.0%。

总灰分　不得过15.0%(《中国药典》2020年版四部通则2302)。

酸不溶性灰分　不得过2.0%(《中国药典》2020年版四部通则2302)。

【浸出物】照水溶性浸出物测定法(《中国药典》2020年版四部通则2201)项下的冷浸法测定,不得少于16.0%。

【性味】味甘,性凉。

【功能与主治】清热,祛痰,调肺功能。用于肺、肝陈旧性热,浊热症,肺脓痈,咳嗽,咯脓血,骨伤,骨热。

【用法与用量】1~5g。多配方用。

【贮藏】置阴凉干燥处,防蛀。

豆蔻　　查干–苏格木勒

Doukou　Cagaan sʉgmel

AMOMI FRUCTUS ROTUNDUS

本品为姜科植物白豆蔻*Amomum kravanh* Pierre ex Gagnep. 或爪哇白豆蔻*Amomum compactum* Soland ex Maton 的干燥成熟果实。按产地不同分为原豆蔻和印尼白蔻。

【性状】【鉴别】【检查】【含量测定】应当符合《中国药典》现行版的规定。

【性味】味辛、苦,性温,效轻、燥、腻、锐。

【功能与主治】祛肾寒,镇赫依,温胃,消食,开欲,止吐。用于肾赫依病,肾瘤疾,赫依瘀滞,失眠,消化不良,尿闭,合如乎,肾寒腰痛。

【用法与用量】多配方用,入汤、散、丸剂等;单味或加味,一次1~3g;外用适量。

【贮藏】密闭,置阴凉干燥处,防蛀。

连翘　　𝕄　　扫龙嘎–吉木斯

Lianqiao　Solonggo zims

FORSYTHIAE FRUCTUS

本品为木犀科植物连翘*Forsythia suspensa*(Thunb.)Vahl 的干燥果实。秋季果实初熟尚带绿色时采收, 除去杂质, 蒸熟, 晒干, 习称"青翘"; 果实熟透时采收, 晒干, 除去杂质, 习称"老翘"。

【性状】【鉴别】【检查】【浸出物】【含量测定】应当符合《中国药典》现行版的规定。

【性味】味苦, 性凉。

【功能与主治】清希日, 止泻。用于腑热, 肠刺痛, 热泻。

【用法与用量】多配方用, 入汤、散、丸剂等; 单味或加味, 一次1~3g; 外用适量。

【贮藏】置干燥处。

皂矾(绿矾)　　𝕄　　哈日–白邦

Zaofan　Har baibang

MELANTERITUE

本品为硫酸盐类矿物水绿矾的矿石。主含含水硫酸亚铁($FeSO_4 \cdot 7H_2O$)。采挖后, 除去杂质。蒙药习用名称"黑矾"。

【性状】【鉴别】【检查】【含量测定】应当符合《中国药典》现行版的规定。

【性味】味酸、涩, 性平, 效糙、燥。

【功能与主治】破痞, 止腐。用于食痞, 子宫痞, 胃脘痞, 口舌生疮, 萨喉, 炭疽。

【用法与用量】多配方用, 入汤、散、丸剂等; 单味或加味, 一次0.8~1.6g; 外用适量。

【注意】孕妇慎用。

【贮藏】置阴凉干燥处,防潮,防尘。

余甘子 　阿登巴拉

Yuganzi　Adambal

PHYLLANTHI FRUCTUS

本品为大戟科植物余甘子*Phyllanthus emblica*L. 的干燥成熟果实。冬季至次春果实成熟时采收,除去杂质,干燥。

【性状】【鉴别】【检查】【浸出物】【含量测定】应当符合《中国药典》现行版的规定。

【性味】味甘、酸、涩,性凉,效钝、燥。

【功能与主治】清血热,祛巴达干希日,生津,调节三根,明目,愈伤。用于血热,肝胆热,肾热,膀胱热,尿频,喉痛,口渴,目赤。

【用法与用量】多配方用,入汤、散、丸剂等;单味或加味,一次1~3g;外用适量。

【贮藏】置阴凉干燥处。

沙棘鲜果 　沏其日甘内-吉米斯

Shajixianguo　Cicargan zims

HIPPOPHAE FRUCTUS

本品为胡颓子科植物沙棘*Hippophae rhamnoides* L.的新鲜成熟果实。秋、冬二季果实成熟或冻硬时采收。

【性状】本品呈类球形或扁球形,单个直径4~8mm。表面橙黄色或棕红色,顶端有残存花柱,基部具短小果梗或果梗痕。果粒饱满，果肉油润，质柔软。种子斜卵形，长约4mm，宽约2mm；表面褐色，有光泽，中间有一纵沟；种皮较硬，种仁乳白色，有油性。气微，味酸、涩。

【鉴别】（1）取本品，置显微镜下观察：果皮表皮细胞多角形，垂周壁稍厚。表皮上鳞毛较多，由100多个单细胞毛毗连而成，末端分离，单个细胞长80~220μm，直径约5μm，毛脱落后的疤痕由7~8个圆形细胞聚集而成，细胞壁稍厚。果肉薄壁细胞含多数橙红色或橙黄色颗粒状物。鲜黄色油滴甚多。

（2）取【含量测定】项下的供试品溶液30ml，浓缩至约5ml，加水25ml，用乙酸乙酯提取2次，每次20ml，合并乙酸乙酯液，蒸干，残渣加甲醇1ml使溶解，作为供试品溶液。另取异鼠李素对照品、槲皮素对照品，加甲醇制成每1ml各含1mg的混合溶液，作为对照品溶液。照薄层色谱法（《中国药典》2020年版四部通则0502）试验，吸取上述两种溶液各2μl，分别点于同一硅胶G薄层板上，以甲苯-乙酸乙酯-甲酸（5:4:1）为展开剂，展开，取出；晾干，喷以三氯化铝试液，置紫外光灯（365nm）下检视。供试品色谱中，在与对照品色谱相应的位置上，显相同颜色的荧光斑点。

【检查】杂质　不得过4%（《中国药典》2020年版四部通则2301）。

总灰分　不得过6.0%（《中国药典》2020年版四部通则2302）。

【含量测定】照高效液相色谱法（《中国药典》2020年版四部通则0512）测定。

色谱条件与系统适用性试验　以十八烷基硅烷键合硅胶为填充剂；以甲醇-0.4%磷酸溶液（58:42）为流动相；检测波长为370nm。理论板数按异鼠李素峰计算应不低于3000。

对照品溶液的制备　取异鼠李素对照品适量，精密称定，加乙醇制成每1ml含60μg的溶液，即得。

供试品溶液的制备　取本品约100g，置榨汁机中破碎果皮至糊状，搅拌，立刻取约10g，精密称定，加乙醇50ml，搅拌，加热回流1小时，滤过，用50ml乙醇分次洗涤果渣，滤过，合并滤液，回收溶剂至干，残渣加入乙醇-盐酸（50:3，v/v）溶液50ml使溶解，称定重量，在75℃水浴中加热水解1小时，立即冷却，再称定重量，用乙醇-盐酸（50:3，v/v）溶液补足减失的重量，摇匀，滤过，取续滤液，即得。

测定法　分别精密吸取对照品与供试品溶液各10μl，注入液相色谱仪，测定，即得。

本品以鲜品计算，含异鼠李素（$C_{16}H_{12}O_7$）不得少于0.01%。

【性味】味酸、涩，性温。

【功能与主治】健脾消食，止咳祛痰，活血散瘀。用于脾虚食少，食积腹痛，咳嗽痰多，胸痹心痛，瘀血经闭，跌扑瘀肿。

【用法与用量】8~50g。

【贮藏】冷冻保存。

沙蓬 楚力赫日
Shapeng　Colgir

AGRIOPHYLLI HERBA

本品为藜科植物沙蓬Agriophyllum squarrosum（L.）Moq.的干燥地上部分。夏、秋二季茎叶茂盛、花未开或初开时采割，除去杂质及老茎，晒干，或切段晒干。

【性状】本品茎呈圆柱形，直径1~7mm，多分枝；表面黄绿色，具条棱，节部稍膨大；质地坚硬，断面髓部为白色。叶无柄，披针形至条形，长1.3~7cm，宽4~10 mm，先端渐尖，有小刺尖，基部渐狭，全缘；表面亦黄绿色，有3~9条纵行脉。花序穗状，紧密，宽卵形或椭圆形，无梗；苞片宽卵形，先端急缩具短刺尖，反折。气微，味淡。

【鉴别】（1）本品粉末黄绿色。可见气孔，不等式或不定式。草酸钙簇晶数量众多，散在或镶嵌于薄壁细胞中。薄壁细胞细长方形。导管为网纹、螺纹、环纹或孔纹。可见细长纤维。

（2）取本品粉末2g，加甲醇20ml，超声处理30分钟，离心分离，取上清液加盐酸5ml，90℃水浴水解1小时，取出，蒸干，残渣加乙酸乙酯1ml使溶解，作为供试品溶液。另取沙蓬对照药材2g，同法制成对照药材溶液。照薄层色谱法（《中国药典》2010年版一部附录Ⅵ B）试验，吸取上述两种溶液各4μl，分别点于同一硅胶G薄层板上，以环己烷-乙酸乙酯-甲酸（5:4:1）为展开剂，展开，取出，晾干，喷以3%三氯化铝乙醇溶液，在105℃加热数分钟，置紫外光灯（365nm）下检视。供试品色谱中，在与对照药材色谱相应的位置上，显相同颜色的荧光斑点。

【检查】水分　不得过11.0%（《中国药典》2010年版一部附录Ⅸ H）。

总灰分　不得过10.0%（《中国药典》2010年版一部附录Ⅸ K）。

【浸出物】照醇溶性浸出物测定法（《中国药典》2010年版一部附录Ⅹ A）项下的热浸法规定，用70%乙醇做溶剂，不得少于14.0%。

【含量测定】照高效液相色谱法（《中国药典》2010年版一部附录Ⅵ D）测定。

色谱条件与系统适用性试验　以十八烷基硅烷键合硅胶为填充剂；以甲醇-0.4%磷酸溶液（50:50）为流动相；检测波长为360nm。理论板数按槲皮素峰计算应不低于3000。

对照品溶液的制备　取槲皮素对照品、异鼠李素对照品适量，精密称定，加甲醇分别制成每1ml各含10μg、5μg的混合溶液，即得。

供试品溶液的制备　取本品粉末（过三号筛）约0.5g，精密称定，置具塞锥形瓶中，精密加入80%甲醇50ml，称定重量，在90℃水浴中加热回流1小时，放冷，再称定重量，用80%甲醇补足减失的重量，摇匀，滤过。精密量取续滤液25ml，精密加入盐酸5ml，称定重量，在90℃水浴中加热回流1小时，迅速冷却，再称定重量，用80%甲醇补足损失重量，摇匀，滤过，取续滤液2.5ml，加80%甲醇至10ml，摇匀，即得。

测定法　分别精密吸取对照品溶液与供试品溶液各10μl，注入液相色谱仪，测定，即得。

本品按干燥品计算，含槲皮素（$C_{15}H_{10}O_7$）、异鼠李素（$C_{16}H_{12}O_7$）的总量不得少于0.24%。

【性味】味苦、涩，性平，效糙。

【功能与主治】祛疫，清热，解毒，利尿。用于疫热增盛，头痛，身目黄疸，口糜，齿龈溃烂，尿道灼痛，肾热。

【用法与用量】多配方用，入汤、散、丸剂等；单味，一次3~5g，冲泡代茶服用或1~3g加味使用；外用适量。

【贮藏】置干燥处。

沙蜥　　　浩宁-古日布勒

Shaxi　Honin gʉrbel

PHRYNOCEPHALUS CORPUS

本品为蜥科动物草原沙蜥*Phrynocephalus frontals* Srtauch. 的干燥肉体。夏、秋季捕杀，抛去内脏，切去头、四肢爪，晒干。

【性状】本品呈长棱形，长7~10cm。具四肢，体与尾几乎等长，尾基扁粗。鳞片具棱，外表呈微黄色。无头，微有腥气，味微咸、甘。

【鉴别】（1）取本品粉末0.1g，加水4ml，置水浴上加热15分钟，放冷，滤过。取滤液1ml，加茚三酮试液3滴，摇匀，加热煮沸数分钟，显蓝紫色；另取滤液1ml，加10%氢氧化钠溶液2滴，摇匀，滴加0.5%硫酸铜溶液，显蓝紫色。

（2）取本品粉末5g，加水20ml，水浴加热15分钟，放冷，滤过，取滤液5ml，置具塞试管中，强烈振摇后产生大量泡沫，放置15分钟，泡沫不消失。

（3）取本品粉末5g，加70%乙醇20ml，浸泡3小时，滤过，取滤液5ml，蒸干，放冷，残渣加少量醋酐,加硫酸数滴,呈红紫色。

(4)取本品粉末0.2g,加70%乙醇5ml,超声处理15分钟,滤过,滤液作为供试品溶液。另取甘氨酸对照品,加70%乙醇制成每1ml含2mg的溶液,作为对照品溶液。照薄层色谱法(《中国药典》2020年版四部通则0502)试验,吸收供试品溶液10μl,对照品溶液1μl,分别点于同一硅胶G薄层板上,以正丁醇–冰醋酸–水(3:1:1)为展开剂,展开,取出,晾干,喷以2%茚三酮溶液,在105℃加热至斑点显色清晰。供试品色谱中,在与对照品色谱相应的位置上,显相同的桃红色斑点。

【检查】水分　不得过7.0%(《中国药典》2020年版通则0832第二法)。

总灰分　不得过25.0%(《中国药典》2020年版四部通则2302)。

【炮制】煨熟。

【性味】味甘、咸,性温。

【功能与主治】益精壮阳,解毒,祛肾寒。用于枯精,遗精,阳痿,肾寒,肉毒病,虫疾。

【用法与用量】多入散、丸剂。

【贮藏】密闭,置阴凉干燥处,防蛀,防霉。

没药　　毛乐毛勒

Moyao　Molmol

MYRRHA

本品为橄榄科植物地丁树*Commiphora myrrha* Engl. 或哈地丁树*Commiphora molmol* Engl. 的干燥树脂。分为天然没药和胶质没药。

【性状】【鉴别】【检查】【含量测定】应当符合《中国药典》现行版的规定。

【性味】味苦,性平。

【功能与主治】活血,止痛,消肿,生肌。用于跌打伤痛,疖,协日乌素病,锐器伤。

【用法与用量】多配方用,入汤、散、丸剂等;单味或加味,一次1~3g;外用适量。

【贮藏】置阴凉干燥处。

沉香 ᠋ 阿嘎如
Chenxiang Agruu

AQUILARIAE LIGNUM RESINATUM

本品为瑞香科植物白木香*Aquilaria sinensis*（Lour.）Gilg 的含有树脂的木材。全年均可采收。割取含树脂的木材，除去不含香的树脂的部分，阴干。

【性状】【鉴别】【浸出物】【含量测定】应当符合《中国药典》现行版的规定。

【性味】味辛、苦，性凉，效重、软、腻、燥、钝。

【功能与主治】抑赫依，清热，平喘，止刺痛。用于心热，心赫依，心刺痛，心悸，气喘，命脉赫依。

【用法与用量】多配方用，入汤、散、丸剂等；单味或加味，一次1~3g；外用适量。

【贮藏】密闭，置阴凉干燥处。

诃子 ᠋ 阿如日阿
Hezi Arur

CHEBULAE FRUCTUS

本品为使君子科植物诃子*Terminalia chebula* Retz. 或绒毛诃子*Terminalia chebula* Retz. var. tomentella Kurt. 的干燥成熟果实。秋、冬二季果实成熟时采收，除去杂质，晒干。

【性状】【鉴别】【检查】【浸出物】应当符合《中国药典》现行版的规定。

【性味】味涩，性平，效钝、燥。

【功能与主治】清希日，解毒，敛伤，生肌，消食。用于赫依希日，巴达干希日，宝如病，外伤骨折，狂犬病，内毒，蛇毒等毒症。

【用法与用量】多配方用，入汤、散、丸剂等；单味或加味，一次1~3g；外用适量。

【贮藏】置干燥处。

阿魏 乌莫黑–达布日海

Awei   Umhei dabarhai

FERULAE RESINA

本品为伞形科植物新疆阿魏*Ferula sinkiangensis* K. M. Shen 阜康阿魏*Ferula fukanensis* K. M. Shen 的树脂。春末夏初花期至初果期，分次由茎上部往下斜割，收集渗出的乳状树脂。阴干。

【性状】【鉴别】【检查】【浸出物】【含量测定】应当符合《中国药典》现行版的规定。

【性味】味辛，性热，效腻、燥。

【功能与主治】开欲，温胃，消食，杀虫，镇赫依，除去巴达干，止刺痛。用于心赫依，赫依刺痛，巴达干赫依引起的头痛、恶心，虫牙，消化不良，阴道虫病，肠寄生虫，蛲虫病，胃肠赫依病，癫狂。

【用法与用量】多配方用，入汤、散、丸剂及熏剂等；单味或加味，一次1~1.5g；外用适量。

【注意】希日病者禁忌；孕妇禁用。

【贮藏】密闭，置阴凉干燥处。

鸡冠花 铁汉–色其格–其其格

Jiguanhua   Tahyan secig ceceg

CELOSIAE CRISTATAE FLOS

本品为苋科植物鸡冠花*Celosia cristata* L. 的干燥花序。秋季花盛开时采收，晒干。

【性状】【鉴别】【检查】【浸出物】应当符合《中国药典》现行版的规定。

【性味】味甘，性凉，效轻、燥、柔。

【功能与主治】止血，止泻。用于月经淋漓，腰腿酸痛，腹痛下泻。

【用法与用量】多配方用,入汤、散、丸剂等;单味或加味,一次1~3g;外用适量。

【贮藏】置通风干燥处。

鸡蛋壳 铁汉–温德根–哈利斯

Jidanke　Tahan undegen hals

CHORIONOVIGALLI

本品为雉科动物家鸡*Gallus gallusdomosticus* Brisson所产卵的外壳。收集后,洗净,晒干。

【性状】本品多破碎成大小不一的片状,外表面白色、粉白色、浅黄色、淡棕色或深浅不同的褐色等,有的带斑;内表面白色或淡棕色,有的带膜。质硬而脆。气微腥,味淡。

【鉴别】取本品粉末,加稀盐酸,即产生大量气泡,滤过,滤液显钙盐(《中国药典》2020年版四部通则0301)的鉴别反应。

【检查】水分　不得过1.0%(《中国药典》2020年版四部通则0832第二法)。

【含量测定】取本品粉末约0.3g,精密称定,置小烧杯中,加稀盐酸试液10ml,加热至微沸,用玻璃棒不断搅拌保持5分钟,冷却,转移至250ml量瓶中,用水稀释至刻度,摇匀,滤过,精密量取续滤液25ml至锥形瓶中,加水20ml,甲基红指示液1滴,滴加氢氧化钾试液至溶液显黄色,继续加氢氧化钾试液10ml,加钙黄绿素指示剂少量,用乙二胺四醋酸二钠滴定液(0.05mol/L)滴定至溶液的黄绿色荧光消失而显橙色。每1ml乙二胺四醋酸二钠滴定液(0.05mol/L)相当于5.004mg的碳酸钙($CaCO_3$)。

本品按干燥品计算,含碳酸钙($CaCO_3$)不得少于73.0%。

【性味】味淡,性平。

【功能与主治】收敛,制酸,壮骨,止血,明目。用于胃脘痛,反胃,吐酸,小儿佝偻病,出血,目翳,疳疮,痘毒。

【用法与用量】1~5 g。外用,适量,煅研,撒敷或油调敷。

【贮藏】置干燥处。

驴血　额勒吉根-绰斯

Lüxue　Elzigen cus

SANGUIS ASINI

本品为马科动物驴*Equidae asinus* Linnaeus 的干燥血。秋、冬二季宰杀后，收取鲜血，阴干。

【性状】本品为大小不一的不规则块状，大者成块，小者为粒。灰褐色，小颗粒表面暗淡、质松脆。气微腥，嚼之有滑感，味咸。

【鉴别】（1）本品粉末黑褐色。棕红色团块物甚多，形状不规则，大小不一，表面光滑层纹状或有颗粒状突起。晶体呈柱状、片状、针形或不规则状，大小不一。

（2）取本品粉末2g，加70%乙醇30ml，超声20分钟，滤过，滤液蒸干，残渣加70%乙醇5ml使溶解，作为供试品溶液。另分别称取缬氨酸、丙氨酸、亮氨酸和组氨酸对照品，用70%乙醇溶解制成每1ml含1mg的溶液，作对照品溶液。照薄层色谱法（《中国药典》2020年版四部通则0502）试验，吸取上述五种溶液各5μl，分别点于同一硅胶G薄层板上（10cm×20cm），以正丁醇–36%乙酸（4∶6）为展开剂，预饱和25分钟后，展开，取出，晾干，喷以0.5%茚三酮溶液，在105℃加热至斑点显色清晰。供试品色谱中，与对照品色谱相应位置显相同颜色的斑点。

【检查】水分　不得过9.0%（《中国药典》2020年版四部通则0832第二法）。

总灰分　不得过7.0%（《中国药典》2020年版四部通则2302）。

【浸出物】照水溶性浸出物测定法（《中国药典》2020年版四部通则2201）项下的冷浸法测定，不得少于7.0%。

【含量测定】取本品粉末0.15g，精密称定，照氮测定法（《中国药典》2020年版四部通则0704第一法）测定，即得。

本品按干燥品计算，含总氮（N）不得少于10.0%。

【性味】味咸，性温。

【功能与主治】燥协日乌素。用于关节协日乌素病，陶赖病，新合如乎病，痛风，游痛症，胡英病，巴木病。

【用法与用量】多配方用，入散、丸剂等；单味或加味，一次1~3g。

【贮藏】置干燥处，防潮，防蛀。

驴喉 ᠡᠯᠵᠢᠭᠡᠨᠡᠢ ᠮᠦᠭᠦᠭᠡᠷᠰᠡᠨ ᠬᠣᠭᠣᠯᠠᠢ 额勒吉根乃–木格日森–浩列

Lühou　Elzigenei məgəərsən hooloi

ASINI FAUCIUM

本品为马科动物驴*Equidae asinus* Linnaeus的喉部及气管。宰杀后，收集喉部及气管，洗净，干燥。

【性状】本品呈圆管状，直径3~4cm，棕褐色。气微腥，味淡。

【性味】味甘，性平。

【功能与主治】清热利喉。用于喉症，巴喉病，哮喘等症。

【用法与用量】多配方用，入汤、散、丸等。每次0.5~1.0g。

【贮藏】置干燥处，防霉，防蛀。

驴蹄 ᠡᠯᠵᠢᠭᠡᠨ ᠲᠤᠭᠤᠷᠠᠢ 额勒吉根–图古列

Lüti　Elzigen tuurai

ASINI UNGULA

本品为马科动物驴*Equus asinus* Linnaeus的干燥蹄甲。

【性状】本品呈蹄形，基底直径5~10cm，黑色或黑褐色，中空，质坚硬。气微，味淡。

【鉴别】取本品粉末1g，加水10ml，水浴加热15分钟，放冷，滤过，取滤液2ml，加茚三酮试液0.5ml，摇匀，水浴加热数分钟，显蓝紫色。另取续滤液2ml，加10%氢氧化钠溶液2滴，摇匀，滴加0.5%硫酸铜溶液，显蓝色。

【检查】水分　不得过7.0%（《中国药典》2020年版四部通则0832第二法）。

【炮制】照清炒法炮制后入药。

【性味】味甘,性平。

【功能与主治】燥协日乌素,杀黏消肿,利尿。用于瘟疫,疔疮肿痛,小便不利。

【用法与用量】多配方用,入汤、散、丸剂等;单味或加味,一次1~3g;外用适量。

【贮藏】置阴凉干燥处,密闭,防蛀。

青金石　鐸　淖敏
Qingjinshi　Nomin
LAZULI LAPIS

本品为硅铝酸盐的青金石 Lagurtum 矿石。采挖后,除去泥沙及杂石,选净。

【性状】应当符合国家药品标准的规定。

【炮制】照明煅法炮制后入药。

【性味】味苦,性凉。

【功能与主治】燥协日乌素,解毒。用于疥癣,吾雅曼病,协日乌素疮,陶赖,合如乎,锐器伤,食物中毒,浊热。

【用法与用量】多配方用,入汤、散、丸剂等;单味或加味,一次1~3g;外用适量。

【贮藏】置干燥处。

青蒿　鐸鐸　毛仁–沙日拉吉
Qinghao　Morin šarilz
ARTEMISIAE ANNUAE HERBA

本品为菊科植物黄花蒿*Artemisia annua* L. 的干燥地上部分。秋季花盛开时采割,除去老茎,阴干。蒙药习用名称"黄花蒿"。

【性状】【鉴别】【检查】【浸出物】应当符合《中国药典》现行版的规定。

【性味】味苦、辛,性凉,效钝、轻、糙、燥。

【功能与主治】清热,利咽,消肿。用于音哑,咽喉肿痛,齿龈肿胀,萨喉,肺热,喉感冒。

【用法与用量】多配方用,入汤、散、丸剂等;单味或加味,一次1~3g;外用适量。

【贮藏】置阴凉干燥处。

青稞 ﺭﻭ ﺭﻭ 呼和-阿日柏

Qingke Həh arbai

HORDEI VULGARIS SEMEN

本品为禾本科植物青稞*Hordeum vulgare* var. *coeleste* Linnaeus的干燥成熟种仁。9月采收,晒干。

【性状】本品呈窄卵形或椭圆形,长5~9mm,宽2~5mm。表面黄色或黄白色,光滑,偶有残存的黄褐色种皮;背面微凸,腹面具较深的纵沟。质坚实,断面粉性。气微,味咸。

【鉴别】(1)本品粉末黄白色。种皮表皮细胞类方形或长方形;淀粉粒单粒为圆形、类圆形或椭圆形,脐点点状。复粒少见。

(2)取本品粉末2g,加甲醇15ml,超声30分钟,滤过,滤液蒸干,残渣加甲醇1ml使溶解,作为供试品溶液。另取β-谷甾醇对照品,加甲醇制成每1ml含0.5mg的溶液,作为对照品溶液。照薄层色谱法(《中国药典》2020年版四部通则0502)试验,吸取上述两种溶液各4μl,分别点于同一硅胶G板上,以石油醚(60~90℃)-乙酸乙酯(7:1.5)为展开剂,展开,取出,晾干,喷以3%香草醛硫酸溶液,在105℃加热至斑点显色清晰。供试品色谱中,在与对照品色谱相应的位置上,显相同颜色的斑点。

【检查】水分 不得过9.0%(《中国药典》2020年版四部通则0832第二法)。

总灰分 不得过4.0%(《中国药典》2020年版四部通则2302)。

【浸出物】照醇溶性浸出物测定法(《中国药典》2020年版四部通则2201)项下的热浸法测定,用无水乙醇做溶剂,不得少于5.0%。

【性味】味咸,性平。

【功能与主治】清小儿肺热,止肠刺痛。用于下气宽中,壮筋益力,除湿,发汗,止泻,小儿肺热,肠刺痛, 肺热呕吐。

【用法与用量】多配方用, 入汤、散、丸剂等; 单味或加味, 一次1~3g; 外用适量。

【贮藏】置通风干燥处, 防蛀。

玫瑰花　　　扎木日-其其格
Meiguihua　Zamar ceceg
ROSAE RUGOSAE FLOS

本品为蔷薇科植物玫瑰*Rosa rugosa* Thunb. 的干燥花蕾。春末夏初花将开放时分批采摘, 及时低温干燥。

【性状】【鉴别】【检查】【浸出物】应当符合《中国药典》现行版的规定。

【性味】味甘、微苦, 性平, 效钝、软、腻、重。

【功能与主治】清希日, 敛消化之希日扩散, 镇赫依。用于赫依希日症, 巴达干希日病, 消化不良, 胃希日, 脉疾。

【用法与用量】多配方用, 入汤、散、丸剂等; 单味或加味, 一次1~3g; 外用适量。

【贮藏】密闭, 置阴凉干燥处。

苦地丁　　　嘎顺-浩如海-其其格
Kudiding　Gašuun horhoi ceceg
CORYDALIS BUNGEANAE HERBA

本品为罂粟科植物紫堇*Corydalis bungeana* Turcz. 的干燥全草。夏季花果期采收, 除去杂质, 晒干。

【性状】【鉴别】【检查】【浸出物】【含量测定】应当符合《中国药典》现行版的规定。

【性味】味苦,性寒。

【功能与主治】清热,平复希日,愈伤,消肿。用于粘热,流感,伤热,隐伏热,烫伤。

【用法与用量】多配方用,入汤、散、丸剂等;单味或加味,一次1~3g;外用适量。

【贮藏】置干燥处。

苦苣菜 ᠭᠠᠱᠤᠤᠨ 嘎顺-伊德日阿

Kujucai　Gašuun idir

SONCHI HERBA

本品为菊科植物苦苣菜*Sonchus oleraceus* L.带嫩芽的干燥全草。夏季开花前采挖,洗净泥土,阴干。

【性状】本品根呈圆柱形,外表灰褐色,可见须根或须根痕;质硬脆,易折断,断面较平坦,皮部淡黄白色至黑褐色,木部淡黄色至灰棕色,中央类白色至灰褐色。茎呈圆形或扁圆柱形,表面黄绿色或淡紫色,具纵棱;质脆,易折断,断面中空。叶多卷曲,皱缩破碎,完整叶展平后呈椭圆状披针形,叶缘羽裂,裂片边缘有不整齐的短刺状齿。气微,味苦,微咸。

【鉴别】(1)本品根茎横切面:木栓细胞2~3列,类长方形,皮层宽广,散有乳汁管,直径40~60μm;内皮层明显,具凯氏点;散有根迹维管束。双韧维管束,外侧韧皮部宽广。束内形成层明显。木质部导管类圆形;纤维较多,连接成片。髓宽广,散有乳汁管。薄壁细胞含淀粉粒。

粉末黄绿色或灰绿色。纤维成束或散在,黄绿色,细长,直径5~12μm,壁稍厚,胞腔较大,纹孔明显。气孔长圆形,直径14~24μm,副卫细胞3~5个,不定式或不等式。具缘纹孔、螺纹、网纹导管常见,直径9~21μm,具缘纹孔大多细小,排列较紧密。淀粉粒细小,多单粒,类圆形,直径2~5μm,脐点及层纹均不明显。

(2)取本品粉末4g,置具塞锥形瓶中,加石油醚(60~90℃)40ml,超声处理40分钟,放冷,滤过,滤液蒸干,残渣加甲醇5ml使溶解,作为供试品溶液。另取β-谷甾醇对照品,加甲醇制成每1ml含1mg的溶液,作为对照品溶液。照薄层色谱法(中国药典》2020年版四部通则0502)试验,吸取上述两种溶液各10μl,分别点于同一以0.5%羧甲基纤维素钠为黏合剂的硅胶G薄层板上,以石油醚(60~90℃)-乙酸乙酯-甲酸(8:2:0.01)为展开剂,展开,取出,晾干。喷以10%硫酸乙醇溶液,105℃加热至斑点显色清晰。供试品色谱中,在与对照品色谱相应的位置上,显相同颜色的斑点。

【检查】水分　不得过9.0%（《中国药典》2020年版四部通则0832第二法）。

总灰分　不得过24.0%（《中国药典》2020年版四部通则2302）。

酸不溶灰分　不得过9.0%（《中国药典》2020年版四部通则2302）。

【浸出物】照醇溶性浸出物测定法（《中国药典》2020年版四部通则2201）项下的热浸法测定，以乙醇作为溶剂，不得少于13.0%。

【性味】味苦，性凉。

【功能与主治】清希日，清热解毒，开胃。用于热性希日病，不思饮食，泛酸，嗳气，巴达干宝如病。

【用法与用量】多配方用，入丸、散。

【贮藏】置阴凉干燥处。

苦杏仁　　桂勒森-楚莫

Kuxingren　Guilsen cem

ARMENIACEA SEMEN AMARUM

本品为蔷薇科植物山杏*Prunus armeniaca* L. var. ansu Maxim.、西伯利亚杏*Prunus sibirica* L.、东北杏*Prunus mandshurica*（Maxim.）Koehne 或杏*Prunus armeniaca* L. 的干燥成熟种子。夏季采收成熟果实，除去果肉和核壳，取出种子，晒干。

【性状】【鉴别】【检查】【含量测定】应当符合《中国药典》现行版的规定。

【性味】味苦，性平。有小毒。

【功能与主治】燥协日乌素，止咳，平喘，清希日，愈伤，生发。用于咳嗽，气喘，锐器伤，脱发，协日乌素病。

【用法与用量】多配方用，入汤、散、丸剂等；单味或加味，一次1～3g；外用适量。

【注意】内服不宜过量，以免中毒。

【贮藏】置阴凉干燥处，防蛀。

苦豆根　　　霍林–宝亚

Kudougen　Hulan buya

SOPHORAE ALOPECUROIDIS RADIX

本品为豆科槐属植物苦豆子*Sophora alopecuroides* L.的干燥根。春、秋二季采挖，洗净，晒干。

【性状】本品长圆柱形，稍弯曲，直径0.5~2cm。表面棕黄色至褐色，具膨大的节与明显的节间，节处可见点状突起的细根痕；粗糙，有明显的纵皱纹及裂纹，部分栓皮脱落。质坚硬，不易折断，断面纤维性，淡黄色，平整的切面木质部做放射状排列，有裂隙。微有豆腥气，味苦。

【性味】味苦、辛，性温。

【功能与主治】祛巴达干赫依，燥协日乌素，表疹。用于瘟病，感冒发烧，赫依热，图赖病，赫依刺痛，麻疹，合如乎病。

【用法与用量】多配方用，入汤、散、丸剂等；单味或加味，一次1~3g；外用适量。

【贮藏】置阴凉干燥处。

苦参　　　道古勒–额布斯

Kushen　Dogol əbs

SOPHORAE FLAVESCENTIS RADIX

本品为豆科植物苦参*Sophora flavescens* Ait. 的干燥根。春、秋二季采挖，除去根头和小支根，洗净，干燥，或趁鲜切片，干燥。

【性状】【鉴别】【检查】【浸出物】【含量测定】应当符合《中国药典》现行版的规定。

【性味】味苦，性平，效腻、柔、润。

【功能与主治】促使热成熟，发汗，燥协日乌素，调解三根。用于未成熟热，疫热，赫依热，陶赖，合如乎, 协日乌素病, 疹毒不透。

【用法与用量】多配方用, 入汤、散、丸剂等; 单味或加味, 一次1~3g; 外用适量。

【贮藏】置干燥处。

苘麻子　黑蔓-乌日

Qingmazi Himain ur

ABUTILI SEMEN

本品为锦葵科植物苘麻*Abutilon theophrasti* Medic. 的干燥成熟种子。秋季采收成熟果实, 晒干, 打下种子, 除去杂质。

【性状】【鉴别】【检查】【浸出物】应当符合《中国药典》现行版的规定。

【性味】味甘、涩, 性平, 效轻、糙、燥、浮。

【功能与主治】燥协日乌素, 杀虫。用于协日乌素症, 陶赖, 合如乎, 痛风, 吾雅曼病, 巴木病, 黄水疮, 秃疮, 疥癣, 浊热, 白脉病, 白乎杨。

【用法与用量】多配方用, 入汤、散、丸剂等; 单味或加味, 一次1~3g; 外用适量。

【贮藏】置阴凉干燥处。

直立角茴香　嘎伦-塔巴格

Zhilijiaohuixiang Galuun tabag

HYPECOE ERECTI HERBA

本品为罂粟科植物直立角茴香*Hypecoum erectum* L. 的干燥全草。夏、秋季采收, 晒干。蒙药习用名称"角茴香"。

【性状】本品根圆柱形或圆锥形, 直径2~4mm, 表面淡黄色或黄棕色, 具纵皱, 质硬而脆, 断面不整齐, 皮部白色, 木部黄白色。茎多数, 呈二叉分枝状, 圆柱形, 多扁缩, 直径1~2mm; 表面光滑, 绿色或黄绿色, 具纵棱; 质脆易折断, 断面中空。基生叶多数, 常皱缩成团, 叶片多破碎, 表面被白粉, 完整叶片展开后倒披针形, 羽状全裂, 小裂片线形。花偶见, 二歧聚伞花序, 花瓣黄色。蒴果, 条形。体轻, 质脆。气微香, 味苦。

【鉴别】(1)本品粉末黄绿色。淀粉粒甚多, 单粒类球形, 直径2.74~4.58μm, 复粒由2~5分粒组成, 脐点不明显。草酸钙方晶多数, 草酸钙针晶较少。花粉粒呈圆形或椭圆形, 直径14.97~18.80μm, 表面光滑。果皮细胞形状不规则, 垂周壁呈波状弯曲, 细胞壁木质化增厚或非木化。石细胞少, 单个散生的为长椭圆形, 成群分布呈不规则形状, 壁厚, 木化; 导管多破碎, 网纹导管居多, 亦有螺纹导管和具缘纹孔导管, 非木化或微木化。

(2)取本品粗粉3g, 置100ml圆底烧瓶中, 加入40ml酸水(调pH致2~3)浸泡2~3小时, 超声处理(功率250W, 频率40kHz)30分钟, 过滤, 加5%氢氧化钠调pH致10, 用氯仿30ml萃取(分3次), 分取氯仿层, 作为供试品溶液。另精密称取原阿片碱对照品, 加三氯甲烷制成每1ml含0.5mg的溶液, 作为标准品溶液。照薄层色谱法(《中国药典》2020年版四部通则0502)试验, 吸取上述溶液各5μL, 分别点于同一个硅胶G薄层板上, 以氯仿-甲醇-浓氨水(12:0.5:0.5)为展开剂, 展开, 取出, 晾干, 喷以稀碘化铋钾试液, 检视。样品色谱中, 在与对照品色谱相应的位置上, 显相同颜色的斑点。

【检查】水分　均不得过9.0%(《中国药典》2020年版四部通则0832第二法)。

总灰分　均不得过15.0%(《中国药典》2020年版四部通则2302)。

酸不溶性灰分　均不得过4.0%(《中国药典》2020年版四部通则2302)。

【浸出物】照水溶性浸出物测定法(《中国药典》2020年版四部通则2201)项下的热浸法测定, 不得少于20.0%。

【含量测定】照高效液相色谱法(《中国药典》2020年版四部通则0512)测定。

色谱条件与系统适用性试验　以十八烷基硅烷键合硅胶为填充剂; 乙腈-1%甲酸水溶液(20:80)为流动相; 检测波长289nm。理论塔板数以原阿片碱计不低于6500。

对照品溶液的制备　精密称定原阿片碱对照品, 加50%的甲醇水制成每1ml含0.2mg的溶液, 即得。

供试品溶液的制备　精密称取角茴香约1g, 于干燥的平底烧瓶中, 精密量取50%的甲醇水(含1%的盐酸)50ml于平底烧瓶中, 密塞, 称取重量, 超声处理(功率250W, 频率40kHz)30分钟, 静置冷却, 用上述溶剂补足减失的重量, 迅速过滤即得。

测定法　分别精密吸取对照品溶液与供试品溶液各5μl, 注入液相色谱仪, 测定, 即得。

本品按干燥品计算, 含原阿片碱($C_{20}H_{19}O_5N$)量不得少于0.3%。

【性味】味苦, 性寒, 效淡、糙、稀、钝、轻、浮。

【功能与主治】杀粘, 解毒, 清热, 止痛。用于粘热, 疫热、流感, 毒热, 高热, 相搏热, 希日热、黄疸病。

【用法与用量】多配方用，入汤、散、丸剂等；单味或加味，一次1~3g；外用适量。

【贮藏】置阴凉干燥处。

枇杷叶 ᠡᠯᠵᠢᠭᠡᠨ 额勒吉根-齐很-那布其

Pipaye　　Elzigen cihin nabc

ERIOBOTRYAE FOLIUM

本品为蔷薇科植物枇杷*Eriobotrya japonica*（Thunb.）Lindl.的干燥叶。全年均可采收，晒至七八成干时，扎成小把，再晒干。

【性状】【鉴别】【检查】【浸出物】【含量测定】应当符合《中国药典》现行版的规定。

【性味】味苦，性凉，效钝。

【功能与主治】清热，止咳，祛痰，调经。用于肺热咳嗽，肾伤热，膀胱热，月经不调，口疮。

【用法与用量】多配方用，入汤、散、丸剂等；单味或加味，一次1~3g；外用适量。

【贮藏】置干燥处。

油松节 ᠨᠠᠷᠠᠰᠤᠨ 那日森-格细古

Yousongjie　　Narsan gešᴜᴜ

PINI LIGNUM NODI

本品为松科植物油松*Pinus tabulieformis* Carr. 或马尾*Pinus massoniana* Lamb.的干燥瘤状节或分枝节油松节。全年均可采收，锯取后阴干。

【性状】【鉴别】【含量测定】应当符合《中国药典》现行版的规定。

【性味】味甘、苦，性温，效燥、糙、腻。

【功能与主治】祛巴达干赫依，燥寒性协日乌素，止痛，消肿。用于关节红肿，屈伸受限等寒性协日乌素病；白癜风，瘙痒，疥，疮，疹等皮肤病；赫依性佝偻病，骨关节疼痛，肌肉萎缩，骨关节赫依性浮肿。

【用法与用量】多配方用，入丸、散。

【贮藏】置通风干燥处，防腐，防蛀。

枫香脂　ᠴᠠᠭᠠᠨ　查干-古古勒

Fengxiangzhi　Cagaan gugel

LIQUIDAMBARIS RESINA

本品为金缕梅科植物枫香树*Liquidambar formosana* Hance 的干燥树脂。7—8月割裂树干，使树脂流出，10月至次年4月采收，阴干。蒙药习用名称"白芸香"。

【性状】【鉴别】【检查】【含量测定】应当符合《中国药典》现行版的规定。

【性味】味苦、辛，性凉，效燥、轻、锐。

【功能与主治】燥协日乌素和脓，消肿，愈伤，止痛，解毒。用于协日乌素病，陶赖，合如乎，浊热，巴木病，炭疽，皮肤瘙痒，疥癣，秃疮，锐器伤。

【用法与用量】多配方用，入汤、散、丸剂等；单味或加味，一次1~3g；外用适量。

【贮藏】密闭，置阴凉处。

刺柏果　ᠤᠷᠭᠡᠰᠲᠦ ᠠᠷᠴᠢᠶᠠᠨ ᠵᠢᠮᠢᠰ　乌日格斯图-阿日查音-吉木斯

Cibaiguo　Urgest arciin zims

JUNIPFRI FRUCTUS

本品为柏科植物杜松*Juniperus rigida* Sieb. et Zucc.的干燥成熟果实。夏、秋二季果实成熟时采收, 除去杂质, 晒干。

【性状】本品呈类球形, 直径0.5~1cm。表面浅褐色或棕褐色, 微有光泽。果核近卵圆形, 长约6 mm, 先端尖, 有4条钝棱。气微香, 味甘。

【性味】味苦、涩, 性凉。

【功能与主治】清肾热、利尿、燥协日乌素。用于尿血, 尿道疼痛, 发症, 图赖病, 合如乎病, 肾达日干, 淋病, 协日乌素病。

【用法与用量】多配方用, 入汤、散、丸剂等; 单味或加味, 一次1~3g; 外用适量。

【贮藏】置干燥处, 防蛀。

刺榆叶　　　乌兰-散杜

Ciyuye　Uulaan sanduu

HEMIPTELEAE FOLIUM

本品为榆科植物刺榆 *Hemiptelea davidii* (Hance) Planch.的干燥叶。春、夏季采收, 晒干。

【性状】本品多皱缩卷曲, 有的破碎, 黄绿色或浅绿色。完整叶片展平后呈长卵形, 长1.5~5cm, 宽0.5~2.5cm; 叶柄长0.1~0.6cm; 先端渐尖; 基部圆形或者广楔形, 边缘呈粗锯齿状; 具疏柔毛或无毛。质脆。气微, 味淡。

【鉴别】(1) 本品粉末绿色。下表皮细胞呈不规则多角形, 气孔不定式, 副卫细胞4~6个。草酸钙簇晶众多, 排列成行或散在, 棱角稍钝。非腺毛为单细胞。可见螺纹导管。

(2) 取本品粉末1g, 加甲醇-25%盐酸(体积比为4∶1)混合溶液25ml, 超声处理30分钟, 放冷, 摇匀, 滤过, 滤液加水20ml摇匀, 移置分液漏斗中, 用乙酸乙酯振摇提取3次, 每次25ml, 合并乙酸乙酯液, 蒸干, 残渣加甲醇1ml使溶解, 作为供试品溶液。另取槲皮素为对照品, 加甲醇制成每1ml含1mg的溶液, 作为对照品溶液。照薄层色谱法(《中国药典》2020年版四部通则0502)试验, 吸取上述两种溶液各1μl, 分别点于同一硅胶G薄层板上, 以甲苯-乙酸乙酯-甲酸(10∶4∶1)为展开剂, 展开, 取出, 晾干, 喷以三氯化铝试液, 在105℃加热至斑点显色清晰, 置紫外灯(365nm)下检视。供试品色谱中, 在与对照品色谱相应的位置上, 显相同颜色的荧光斑点。

【检查】水分　不得过13.0%(《中国药典》2020年版四部通则0832第二法)。

总灰分　不得过18.0%(《中国药典》2020年版四部通则2302)。

酸不溶性灰分　不得过4.0%（《中国药典》2020年版四部通则2302）。

【浸出物】照水溶性浸出物测定法（《中国药典》2020年版四部通则2201）项下的热浸法测定，不得少于23.0%。

【含量测定】照高效液相色谱法（《中国药典》2020年版四部通则0512）测定。

色谱条件与适应性试验　以十八烷基硅烷键合硅胶为填充剂；以乙腈–0.4%磷酸溶液（40∶60）为流动相；检测波长为365nm。理论板数按槲皮素峰计算应不低于3000。

对照品溶液的制备　取槲皮素对照品适量，精密称定，加甲醇制成每1ml含0.2mg的溶液，即得。

供试品溶液的制备　取本品粉末（过三号筛）约0.5g，精密称定，置具塞锥形瓶中，精密加入甲醇–25%盐酸（体积比为4∶1）混合溶液50ml，称定重量，加热回流90分钟，放冷，再称定重量，用甲醇–25%盐酸（体积比为4∶1）混合溶液补足减失的重量，摇匀，滤过，取续滤液，即得。

测定法　分别精密吸取对照品溶液与供试品溶液各10μl，注入液相色谱仪，测定，即得。

本品按干燥品计算，含槲皮素（$C_{15}H_{10}O_7$）不得少于0.25%。

【性味】味涩，性平。

【功能与主治】滋补健脑，利水解毒。用于高血压，高血脂，老年体弱，年迈便秘，水肿，疮疡，肿毒，毒蛇咬伤。

【用法与用量】多配方用，入汤、散、丸剂等；单味，一次1～3g，冲泡服用或加味使用；外用适量。

【贮藏】置干燥处。

岩青兰　　哈登–毕日阳古

Yanqinglan　Hadan biryanggu

DRACOCEPHALI RUPESTRIS HERBA

本品为唇形科植物毛建草*Dracocephalum rupestre* Hance的干燥地上部分。夏、秋二季采收，晒干。

【性状】本品茎，四棱形，常带紫色。完整叶片三角状卵形，长1.5～7cm，宽1～6cm，上面稍被微柔毛，下面被短柔毛及黄色腺点，叶柄长3～8cm。轮伞花序密集；苞片倒卵形；花萼紫色，长1.6～2cm，被短柔毛; 花冠紫蓝色, 长3.5~4cm; 花丝疏被柔毛。气微香, 味微苦。

【检查】水分　不得过12.0%(《中国药典》2020年版四部通则0832第二法)。

总灰分　不得过13.0%(《中国药典》2020年版四部通则2302)。

酸不溶性灰分　不得过3.0%(《中国药典》2020年版四部通则2302)。

【浸出物】照醇溶性浸出物测定法(《中国药典》2020年版四部通则2201)项下的热浸法测定, 以稀乙醇做溶剂, 不得少于25.0%。

【含量测定】照高效液相色谱法(《中国药典》2020年版四部通则0512)测定。

色谱条件与系统适用性试验　以十八烷基硅烷键合硅胶为填充剂; 乙腈-甲醇-水-醋酸铵 (70∶14∶16∶0.05)为流动相; 检测波长为210nm。理论板数按熊果酸峰计算应不低于4000。

对照品溶液的制备　精密称取齐墩果酸、熊果酸对照品适量, 加甲醇制成每1ml含齐墩果酸 50μg和熊果酸125μg的混合对照品溶液, 即得。

供试品溶液的制备　取本品粗粉(过二号筛)约0.5g, 精密称定, 置具塞锥形瓶中, 精密加入甲醇25ml, 密塞, 称定重量, 加热回流30分钟, 放冷, 再称定重量, 用甲醇补足减失的重量, 摇匀, 滤过, 取续滤液, 即得。

测定法　分别精密吸取混合对照品溶液及供试品溶液各20μl, 注入液相色谱仪, 测定, 即得。

本品按干燥品计算, 含齐墩果酸($C_{30}H_{48}O_3$)不得少于0.15%, 含熊果酸($C_{30}H_{48}O_3$)不得少于0.50%。

【性味】味甘、苦, 性凉, 效钝、轻、糙、腻。

【功能与主治】清肝、胃热, 止血, 愈伤, 燥协日乌素。用于肝、胃热, 食物中毒, 胃出血, 游痛症, 巴木病。

【用法与用量】多配方用。

【贮藏】置通风阴凉干燥处。

垂头菊　ᠪᠦᠭᠡᠷ ᠴᠡᠴᠡᠭ　布呼格日-其其格

Chuitouju　Bɵghɵr ceceg

CREMANTHODII ELLISII HERBA

本品为菊科植物车前状垂头菊Cremanthodium ellisii (Hook.f.) Kitam.的干燥全草。7—9月采收全草, 洗净, 晒干。

【性状】本品茎呈扁圆柱形, 表面黄褐色或黄棕色, 有的被白色或黑灰色柔毛, 质脆, 易折断, 断面髓部中空。叶多已脱落, 皱缩卷曲或破碎, 展平后基生叶呈宽椭圆形或圆形, 表面灰绿色或黄棕色; 茎生叶较小, 呈长圆形或披针形。头状花序, 花冠黄色或暗黄色。气微香, 味微苦、辛。

【鉴别】本品茎横切面: 表皮由1列类长圆形的薄壁细胞组成。外被角质层。皮层外侧由2~3列厚角细胞组成, 内侧有1~3列大型细胞, 壁不规则增厚, 非木化。中柱鞘具新月形的纤维束, 木化。维管束外韧型, 韧皮部窄小, 束间形成层不明显, 木质细胞全部木化。髓部宽广, 由大型薄壁细胞组成, 中央常呈空洞状。

粉末灰黄色。草酸钙簇晶极多, 棱角大多宽钝或锐尖。直径27~55μm。纤维细长, 壁较厚, 木化, 直径16~30μm。腺毛呈棒槌状或卵圆形, 多细胞头部, 单细胞柄。非腺毛为多细胞厚壁性星状毛, 细胞呈放射状排列, 胞腔线形, 近基部略膨大。导管螺纹、环纹、孔纹及具缘纹孔, 直径22~60μm。

【检查】水分　不得过9.0%(《中国药典》2020年版四部通则0832第二法)。

总灰分　不得过12.0%(《中国药典》2020年版四部通则2302)。

【浸出物】照醇溶性浸出物测定法(《中国药典》2020年版四部通则2201)的热浸法测定, 以稀乙醇做溶剂, 不得少于18.0%。

【性味】味苦、辛, 性凉。

【功能与主治】清希日, 清热, 解毒, 愈伤, 止痛。用于中暑, 希日性头痛, 疮疡, 疮口不愈。

【用法与用量】多配方用。

【贮藏】置阴凉干燥处。

牦牛心　萨日鲁根-吉如和

Maoniuxin　Sarlugiin zureh

BOVIS GRUNNIENTIS COR

本品为牛科动物牦牛 *Bos grunniens* L.的干燥心脏。捕杀后取心脏, 除掉脂肪, 切成条状, 置通风处阴干。

【性状】本品呈条状, 棕褐色至紫红褐色。外表面略带少量脂肪, 质脆, 易折断。断面有肌肉状纹理。气腥，味膻。

【鉴别】取本品粉末1g，加70%乙醇25ml，加热回流30分钟，滤过，滤液浓缩至约2ml，作为供试品溶液。另取甘氨酸、酪氨酸对照品，加70%乙醇制成每1ml各含1mg的混合溶液，作为对照品溶液。照薄层色谱法（《中国药典》2015年版四部通则0502）试验，吸取上述两种溶液各4μl，分别点于同一硅胶G薄层板上，以正丁醇-冰醋酸-水（3:1:1）为展开剂，展开，取出，晾干，喷以茚三酮试液，在105℃加热至斑点显色清晰。供试品色谱中，在与对照品色谱相应的位置上，显相同颜色的斑点。

【检查】水分 不得过8.0%（《中国药典》2015年版四部通则0832第二法）。

【浸出物】照水溶性浸出物测定法（《中国药典》2015年版四部通则2201）的热浸法测定，不得少于12.0%。

【性味】味甘、涩，性温。

【功能与主治】镇心赫依，镇静，强心，止痛。用于心赫依，心律不齐，心刺痛，心颤。

【用法与用量】一次1~5g，多配方用。

【贮藏】置通风阴凉干燥处，防蛀。

委陵菜　　　　　　　　托连–汤奈

Weilingcai　Tuulain tangnai

POTENTILLAE CHINENSIS HERBA

本品为蔷薇科植物委陵菜*Potentilla chinensis* Ser. 的干燥全草。春季未抽茎时采挖，除去泥沙，晒干。

【性状】【鉴别】【检查】【浸出物】【含量测定】应当符合《中国药典》现行版的规定。

【性味】味甘、微苦，性平。

【功能与主治】止血，止痢，解毒。用于吐血，便血，痢疾，疟疾，疔，月经过多。

【用法与用量】多配方用，入汤、散、丸剂等；单味或加味，一次1~3g；外用适量。

【贮藏】置通风干燥处。

侧柏叶 ᠬᠠᠪᠲᠠᠭᠠᠢ 哈布塔盖-阿日查

Cebaiye   Habtgai arc

PLATYCLADI CACUMEN

本品为柏科植物侧柏*Platycladus orientalis*（L.）Franco 的干燥枝梢和叶。多在夏、秋二季采收，阴干。

【性状】【鉴别】【检查】【浸出物】【含量测定】应当符合《中国药典》现行版的规定。

【性味】味苦、涩，性凉，效糙、轻、钝。

【功能与主治】清热，利尿，消肿，止血，燥协日乌素。用于肾和膀胱热，尿闭，淋病，炭疽，痛风，游痛症，协日乌素病，伤口化脓。

【用法与用量】多配方用，入汤、散、丸剂等；单味或加味，一次1~3g；外用适量。

【贮藏】置干燥处。

金丝皇菊 ᠱᠠᠷᠭᠠᠯ 沙日嘎勒-乌达巴拉

Jinsihuangju   Šargal udbal

DENDRANTHEMAE FLOS

本品为菊科植物金丝皇菊*Dendranthema morifolium*（Ramat.）Tzvel.的干燥头状花序。9—11月花盛开时采收，阴干。

【性状】本品呈不规则球形或扁球形，直径5~7cm。总苞片3~4层，边缘膜质，膜质边缘呈浅褐色。舌状花数轮，类黄色，平展或折叠，松散。气清香，味甘、苦。

【鉴别】本品粉末黄色。花粉粒类圆形，直径32~45μm，表面有网孔纹及短刺，具3孔沟。"T"

形毛顶端细胞长大，两臂近等长，柄2~5个细胞。腺毛头部鞋底状，6~8个细胞两两相对排列。草酸钙簇晶较多，细小。

【检查】水分　不得过11.0%（《中国药典》2020年版四部通则0832第二法）。

总灰分　不得过8.0%（《中国药典》2020年版四部通则2302）。

【浸出物】照醇溶性浸出物测定法（《中国药典》2020年版四部通则2201）项下的热浸法测定，用70%乙醇做溶剂，不得少于35.0%。

【性味】味甘、苦，性微寒。

【功能与主治】明目，清赫依热。用于口干，目涩，赫依引起的肢体疼痛，麻木。

【用法与用量】多配方用，入汤、散、丸剂等；单味，一次1~2朵，冲泡代茶服用或1~3g加味使用；外用适量。

【贮藏】置阴凉干燥处，密封保存，防霉，防蛀。

金钱白花蛇　　　　查干–额日艳–毛盖

Jinqianbaihuashe　Cagaan ereen mogoi

BUNGARUS PARVUS

本品为眼镜蛇科动物银环蛇*Bungarus multicinctus* Blyth 的幼蛇干燥体。夏、秋二季捕捉，剖开腹部，除去内脏，擦净血迹，用乙醇浸泡处理后，盘成圆形，用竹签固定，干燥。

【性状】【浸出物】应当符合《中国药典》现行版的规定。

【性味】味甘、咸，性温。有毒。

【功能与主治】明目，愈白脉。用于白脉病，视力减退，血痞。

【用法与用量】多配方用，入汤、散、丸剂等；单味或加味，一次1~3g；外用适量。

【贮藏】置干燥处，防霉，防蛀。

金银花 　　　　　 阿拉塔–孟根–其其格

Jinyinhua　Alta mənggən ceceg

LONICERAE JAPONICAE FLOS

　　本品为忍冬科植物忍冬*Lonicera japonica* Thunb. 的干燥花蕾或带初开的花。夏初花开放前采收,干燥。

【性状】【鉴别】【检查】【含量测定】应当符合《中国药典》现行版的规定。

【性味】味甘,性寒。

【功能与主治】清热,解毒。用于瘟热,肺热,丹毒,疖,肿块,梅毒。

【用法与用量】多配方用,入汤、散、丸剂等;单味或加味,一次1~3g;外用适量。

【贮藏】置阴凉干燥处,防潮,防蛀。

金箔 　　　　 尼苏木勒–阿拉塔

Jinbo　Nismel alta

AURUM MEMBRANACECUM

　　本品为金属金(Au)加工制成的纸状薄片。

【性状】本品呈薄片状,表面亮金黄色。质软,体轻,并易产生皱褶而破裂。气微,味淡。

【鉴别】(1)取本品0.2g,加盐酸–硝酸(3:1)的混合溶液5ml,使溶解,溶液显鲜黄色。

(2)取上述溶液1ml,加水10ml,加氯化亚锡试液5滴,即生成紫色沉淀。

(3)将(1)溶液,加稀盐酸20ml,加热至近蒸干,放冷,液体干后瓶底现黄色针状结晶。

【检查】取本品10mg两份,精密称定,加盐酸–硝酸(3:1)的混合溶液2ml,使溶解,加热蒸干,加2%硝酸溶液溶解,并移入100ml量瓶中稀释至刻度,摇匀,作为供试品溶液;另一份加盐酸–硝酸

（3:1）的混合溶液2ml,使溶解,加热蒸干,再加2%硝酸溶液使溶解,移入100ml量瓶中,加标准铜溶液［精密量取铜单元素标准溶液适量,用2%硝酸溶液定量稀释制成每1ml中含铜（Cu）10μg的溶液8.0ml,加2%硝酸溶液稀释至刻度,摇匀,作为对照品溶液］。照原子吸收分光光度法（《中国药典》2020年版四部通则0406）,在324.7nm波长处,分别测定吸光度,应符合规定（0.8%）。

【含量测定】取本品0.25g,精密称定,加盐酸-硝酸（3:1）的混合溶液4ml,使溶解,加稀盐酸20ml,加热至近蒸干,放冷。加入7%的热醋酸5ml,使溶解,冷却。加氟化氢铵0.1g,加2.5%乙二胺四乙酸二钠溶液1ml,加1g碘化钾,加水100ml,摇匀,用硫代硫酸钠标准溶液（0.1mol/L）滴定至微黄色,加适量淀粉指示液使溶液变蓝,继续滴定至蓝色消失,并将滴定的结果用空白试验校正。每1ml硫代硫酸钠滴定液（0.1mol/L）相当于9.85mg的金（Au）。

本品含金（Au）不得少于97.0%。

【性味】味涩,性凉。有毒。

【功能与主治】强身,解毒。用于年老体弱,珍宝中毒。

【用法与用量】多配方用,入散、丸剂等;单味或加味,一次1~3g;外用适量。

【贮藏】密闭,置干燥处。

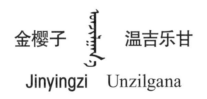

金樱子　　　　温吉乐甘

Jinyingzi　Unzilgana

ROSAE LAEVIGATAE FRUCTUS

本品为蔷薇科植物金樱子*Rosa laevigata* Michx. 的干燥成熟果实。10—11月果实成熟变红时采收,干燥,除去毛刺。

【性状】【鉴别】【检查】【含量测定】应当符合《中国药典》现行版的规定。

【性味】味酸、甘、涩,性凉,效重、燥、糙。

【功能与主治】清热,解毒,燥协日乌素。用于毒热,热性协日乌素病,肝热,巴木病。

【用法与用量】多配方用,入汤、散、丸剂等;单味或加味,一次1~3g;外用适量。

【贮藏】置通风干燥处,防蛀。

金戴戴 ᡩ᠊᠊᠊ 格策-其其格

Jindaidai Hec ceceg

HALERPESTIS HERBA

本品为毛茛科植物金戴戴 *Halerpestes ruthenica*（Jacq.）Ovcz.的干燥全草。夏季花开时采收，晒干。

【性状】本品茎长达30cm以上。叶片多破碎，完整者展平后呈近卵状或椭圆状梯形，长1.5~5cm，宽0.8~2cm，基部宽楔形、截形至圆形，顶端有3~5个圆齿，常有3条基出脉，无毛；叶柄长2~14cm，近无毛，基部有鞘。花1~3朵花，生疏短柔毛；苞片线形；萼片绿色，多无毛；花瓣黄色，倒卵形；花托圆柱形；有柔毛。气微，味淡。

【性味】味辛，性热。

【功能与主治】破痞，调胃火，燥协日乌素，消水肿。用于协日乌素病，寒性痞症，水肿。

【用法与用量】多配方用，入汤、散、丸剂等；单味或加味，一次1~3g；外用适量。

【贮藏】置阴凉干燥处。

金露梅 ᡩ᠊᠊᠊ 阿拉坦-乌日阿拉格

Jinlumei Alten urlag

POTENTILLAE FRUTICOSAE FLOS ET CAULIS

本品为蔷薇科植物金露梅 *potentilla fruticosa* L.的带花茎枝，夏秋季采收，除去杂质，晒干。

【性状】本品茎枝呈长圆柱形，长30~75cm，直径0.3~1cm；上部多分枝，表面黄褐色、红褐色或灰褐色，有突起的枝痕。外皮常纵向剥离，剥离后呈黄棕色至红棕色。质硬而脆，易折断，断面不平坦，皮部较薄，木部黄白色至浅黄棕色，髓部小。叶及花多脱落，叶片长椭圆形或卵状披针形，灰绿色,长0.7~2cm,宽约0.5cm;花瓣少见,花梗及萼片密被柔毛。气微,味淡。

【鉴别】(1)本品粉末灰绿色。纤维及晶纤维极多,多成束,无色或黄棕色,周围薄壁细胞含有草酸钙方晶,形成晶纤维。非腺毛多为单细胞,有的可见 1~2个细胞,无色或黄棕色,先端尖,平直或稍弯曲,长短不一,直径10~30μm,胞腔内含少数细小颗粒状黄棕色物。茎表皮细胞淡黄棕色或无色,表面观类长方形或类椭圆形,垂周壁连珠状增厚。薄壁细胞淡黄色,类圆形或多角形,胸腔内充满黄色物。

(2)取本品粉末1g,加80%甲醇50ml,置水浴中加热回流1小时,放冷,滤过,滤液蒸干,残渣加水30ml和盐酸5ml,置90℃水浴中加热回流水解30分钟,迅速冷却,转移至分液漏斗中,用乙酸乙酯提取2次,每次15ml,合并乙酸乙酯液,用水30ml洗涤,弃去水液,乙酸乙酯液蒸干,残渣加乙醇2ml使溶解,作为供试品溶液。另取槲皮素对照品,加乙醇制成1ml含0.5mg的溶液,作为对照品溶液。照薄层色谱法(《中国药典》2020年版四部通则0502)试验,吸取供试品溶液和对照品溶液各1μl,分别点于同一硅胶G薄层板上,以甲苯-乙酸乙酯-甲酸(5:4:1)为展开剂,置盐酸蒸气饱和的展开缸内,展开,取出,晾干。供试品色谱中,在与对照品色谱相应位置上,显相同颜色的斑点。

【检查】水分　不得过10.0%(《中药典》2020年版四部通则0832第二法)。

总灰分　不得过8.0%(《中国药典》2020年版四部通则2302)。

酸不溶性灰分　不得过1.5%(《中国药典》2020年版四部通则2302)。

【浸出物】照醇溶性浸出物测定法项下的热浸法(《中国药典》2020年版四部通则2201)测定,用乙醇做溶剂,不得少于10.0%。

【性味】味甘、涩,性平。

【功能与主治】镇赫依,燥协日乌素,消食,止咳。用于咳喘,协日乌素症,食不消。

【用法与用量】多配方用。

【贮藏】置阴凉干燥处。

乳香 达石勒

Ruxiang　Daašel

OLIBANUM

本品为橄榄科植物乳香树*Boswellia carterii* Birdw. 及同属植物*Boswellia bhaw-dajiana* Birdw.树

皮渗出的树脂。分为索马里乳香和埃塞俄比亚乳香,每种乳香又分为乳香珠和原乳香。

【性状】【鉴别】【检查】【含量测定】应当符合《中国药典》现行版的规定。

【性味】味辛、苦,性温。

【功能与主治】活血,止痛,消肿,燥协日乌素。用于协日乌素病,痛风,游痛症,疮疡,奇哈,痛经。

【用法与用量】多配方用,入汤、散、丸剂等;单味或加味,一次1~3g;外用适量。

【注意】孕妇及胃弱者慎用。

【贮藏】置阴凉干燥处。

鱼骨　　　　扎嘎森-亚斯

Yugu　　Zagsen yas

CYPRINUS CARPIO OS

本品为鲤科动物鲤Cyprinus carpio Linnaeus的干燥骨骼,将鱼肉剃去、上锅蒸熟,将残肉剥离干净,晾干。

【性状】头骨呈三角状,表面白色,偶有残存的灰黑色外表皮。鳃盖骨类方形,外表面具放射状纹理。脊椎骨37~39个,表面类白色。肋骨上端宽,略呈弧形,下端尖细,尾下骨由数块骨头扇形排列。质硬,气腥,味淡。

【鉴别】取本品粉末1g,置耐压密闭容器中,加盐酸2ml,密闭,置105℃烘箱加热水解3小时,取出,放冷,加水6ml,摇匀,滤过,滤液蒸干,残渣加10%乙醇溶液10ml使溶解,作为供试品溶液。另取L-羟脯氨酸对照品、瓜氨酸对照品、甘氨酸对照品,分别加10%乙醇溶液制成每1ml各含1mg的混合溶液,作为对照品溶液。照薄层色谱法(《中国药典》2020年版四部通则0502)试验,吸取供试品溶液与对照品溶液各2μl,分别点于同一硅胶G薄层板上,以苯酚-0.5%硼砂溶液(4:1)为展开剂,展开,取出,晾干,喷以0.2%茚三酮乙醇溶液,在105℃加热至斑点显色清晰。供试品色谱中,在与对照品色谱相应的位置上,显相同颜色的斑点。

【检查】水分　不得过7.0%(《中国药典》2020年版四部通则0832第二法)。

【浸出物】照水溶性浸出物测定法(《中国药典》2020年版四部通则2201)项下的热浸法测定,不得少于8.0%。

【性味】味甘, 性温。

【功能与主治】镇赫依, 祛巴达干, 调脾, 健胃, 通乳汁, 利水, 消肿。用于脾胃虚弱, 不消症, 脾寒水肿, 小便不利, 脚气, 乳汁减少。

【用法与用量】一次1~5g, 多配方用。

【贮藏】置阴凉干燥处。

兔心　　　　　托连–吉如和

Tuxin　Tuulain zʉreh

LEPORIS COR

本品为兔科动物蒙古兔*Lepus tolai* Pallas、东北兔*Lepus mandshuricus* Radde、高原兔*Lepus oiostolus* Hodgson的心脏。捕杀后取出带血心脏, 阴干或低温烘干。

【性状】应当符合国家药品标准的规定。

【性味】味甘、涩, 性温, 效腻。

【功能与主治】镇赫依, 镇静, 止刺痛。用于气喘, 心刺痛, 失眠, 心神不安, 胸闷, 心赫依引起的昏厥, 命脉赫依病。

【用法与用量】多配方用, 入汤、散、丸剂等; 单味或加味, 一次1~3g; 外用适量。

【贮藏】置通风干燥处, 防腐。

狐肺　　　乌讷根–敖西格

Hufei　Unegen uušig

PULMO VULPIS

本品为犬科动物赤狐*Vulpes vulpes* Linnaeus.的干燥肺。秋、冬二季捕捉, 取肺, 洗净, 干燥或置通风处阴干。

【性状】本品呈不规则的扁块状，表面皱缩不平，长4~7cm，宽7~8cm，厚0.5~2cm。表面棕褐色或黑褐色，上部有残存的气管。体轻，质脆，易断。断面不平坦，棕褐色，有空洞。气腥，味咸。

【检查】水分 不得过5.0%（《中国药典》2020年版四部通则0832第二法）。

总灰分 不得过4.0%（《中国药典》2020年版四部通则2302）。

酸不溶性灰分 不得过0.5%（《中国药典》2020年版四部通则2302）。

【浸出物】照醇溶性浸出物测定法（《中国药典》2020年版四部通则2201）项下的热浸法测定，用稀乙醇做溶剂，不得少于12.0%。

【炮制】照煨法炮制后入药。

【性味】味甘，性平，效软。

【功能与主治】滋肺，定喘。用于肺脓肿，干咳，肺陈热，肺浮肿。

【用法与用量】多配方用，入散、丸剂等；单味或加味，一次1~3g；外用适量。

【贮藏】置干燥处，防霉，防蛀。

狗尾草 ᠤᠷᠢᠶᠠᠨ ᠰᠤᠤᠯ 乌日因-苏勒

Gouweicao **Uriin suul**

SETARIAE VIRIDIS FRUCTUS

本品为禾本科植物狗尾草Setaria viridis（L.）Beauv.的干燥成熟果实。秋季果实成熟时采收，除去杂质，晒干。

【性状】本品呈扁椭圆形或卵形，扁椭圆形直径3~4mm，卵形直径1~1.5mm，表面黑褐色，光滑，一端钝圆，另一端微凸，有一棕色点状种脐，腹部有1~2条较宽的纵沟。质坚，断面平坦，白色。气微，味甘、涩。

【鉴别】本品粉末灰白色。果皮外侧细胞表面观类长方形，排列紧密，垂周壁波状弯曲。胚乳细胞多见，呈多角形或类长方形，内含淀粉粒和脂肪油滴。淀粉粒极多，单粒或复粒，类圆形，直径5~22μm，脐点点状或"人"字形。

【性味】味甘、涩，性温，效燥、轻。

【功能与主治】健胃，止泻。用于嗳气，寒性腹泻，久泻不止。

【用法与用量】多配方用, 入丸、散剂。

【贮藏】置通风干燥处, 防霉, 防蛀。

京大戟　　巴嘎–塔日奴

Jingdaji　Baga tarnuu

EUPHORBIAE PEKINENSIS RADIX

本品为大戟科植物大戟*Euphorbia pekinensis* Rupr. 的干燥根。秋、冬二季采挖, 洗净, 晒干。

【性状】【鉴别】【检查】【浸出物】【含量测定】应当符合《中国药典》现行版的规定。

【炮制】照蒙药使用要求炮制后入药。

【性味】味辛, 性凉, 效钝、稀、糙、浮。有小毒。

【功能与主治】泻下, 清希日。用于粘刺痛, 萨喉, 炭疽, 黄疸, 希日病, 肉毒症。

【用法与用量】多配方用, 入散、丸剂等; 单味或加味, 一次1~3g; 外用适量。

【注意】孕妇禁用, 老年、幼儿、体虚者慎用。

【贮藏】置干燥处, 防蛀。

闹羊花　　胡日查–沙日–其其格

Naoyanghua　Hurc šar ceceg

RHODODENDRI MOLLIS FLOS

本品为杜鹃花科植物羊踯躅*Rhododendron molle* G. Don 的干燥花。4—5月花初开时采收, 阴干或晒干。

【性状】【鉴别】【检查】应当符合《中国药典》现行版的规定。

【性味】味苦、辛, 性凉。有毒。

【功能与主治】活血,镇痛。用于血性刺痛,胃绞痛,宝如病。

【用法与用量】多配方用,入汤、散、丸剂等;单味或加味,一次0.6~1.5g;外用适量。

【注意】不宜久服,多服,体虚者及孕妇禁用。

【贮藏】置干燥处,防潮。

卷柏　　　玛特仁-浩木斯-额布斯
Juanbai　　Matariin homs ɵbs
SELAGINELLAE HERBA

本品为卷柏科植物卷柏*Selaginella tamariscina*(Beauv.)Spring 的干燥全草。全年均可采收,除去须根和泥沙,晒干。

【性状】【鉴别】【检查】【含量测定】应当符合《中国药典》现行版的规定。

【性味】味辛,性平。

【功能与主治】利尿,清血热,止血,杀虫。用于尿闭,月经不调,口鼻出血,创伤出血,产褥热,阴道虫病。

【用法与用量】多配方用,入汤、散、丸剂等;单味或加味,一次1~3g;外用适量。

【注意】孕妇慎用。

【贮藏】置干燥处。

炉甘石　　　查森-多斯勒-朝鲁
Luganshi　　Casan dusal culuu
CALAMINA

本品为碳酸盐类矿物方解石族菱锌矿,主含碳酸锌($ZnCO_3$)。采挖后,洗净,晒干,除去杂石。

【性状】【鉴别】【含量测定】应当符合《中国药典》现行版的规定。

【性味】味甘,性凉。

【功能与主治】清肝热,明目,燥协日乌素,接骨,固髓。用于肝热,血热,希日性眼病,肝宝如,颅骨损伤,痘疹,外伤,热性协日乌素病。

【用法与用量】多配方用,入汤、散、丸剂等;单味或加味,一次1~1.5g;外用适量。

【贮藏】置干燥处。

河柏　　　哈日-巴勒古纳

Hebai　Har balgana

MYRICARIAE ALOPECUROIDIS CACUMEN

本品为柽柳科植物河柏*Myricaria alopecuroides* Schreuk. 的干燥嫩枝。春、夏季采收,除去杂质,晒干。

【性状】茎呈圆柱形,长短不一,直径1~5mm。表面黄绿色,具点状突起的叶痕,下部有纵向棱脊。质坚易折,断面纤维性,皮部薄,木部黄绿色,髓部黄白色至淡棕色。叶大多脱落,残留者互生、窄条形,长1~4mm,灰绿色,无柄,质脆。花粉红色。气微,味稍涩。

【鉴别】(1)本品茎横切面:表皮细胞类方形,外壁及径向侧壁增厚并角质化,外被角质层。外侧皮层细胞2~4层,扁长方形,排列紧密;内侧皮层细胞数层,类圆形,排列疏松,常形成纵向的空腔。中柱鞘部纤维断续成环。韧皮部狭窄。形成层不明显,木质部较宽广,成环,外侧多为木薄壁细胞及木纤维,近髓部导管较多,径向排列。髓射线明显,常由2~3列径向排列的细胞构成。髓部宽广,细胞较大,有的具纹孔。薄壁细胞内常含有淀粉粒。

粉末淡黄绿色。木纤维常成束存在,多碎断,直径13~18μm,木化。韧皮纤维,散在或成束,多碎断,直径26~28μm。叶表皮细胞常为类方形、多角形,气孔周围副卫细胞6~8个,常环状排列。花粉粒类球形、类椭圆形或类多角形,直径17~26μm,具3个萌发孔,明显或不明显,表面光滑。花粉囊内壁细胞常为类多角形、类长方形或类椭圆形,壁呈明显的条状增厚。柱头顶端表皮细胞呈绒毛状,先端钝圆。花冠表面有乳状突起,具细密而皱褶样的纹理。花萼表面细胞类长方形或多角形,常具明显的乳状突起。淀粉粒细小,类圆形。

（2）取本品粉末5g，加70%乙醇100ml，盐酸5ml，加热回流提取3小时，放冷，滤过，滤液蒸干，残渣加蒸馏水100ml使溶解，滤过，滤液用乙酸乙酯100ml萃取，取乙酸乙酯溶液蒸干，残渣加甲醇2ml使溶解，作为供试品溶液。另取没食子酸对照品适量，加甲醇制成每1ml含1 mg的溶液，作为对照品溶液。照薄层色谱法（《中国药典》2020年版四部通则0502）试验，吸取上述两种溶液各5~10μl，分别点于同一以5%羧甲基纤维素钠为黏合剂的硅胶GF$_{254}$薄层板上，以环己烷–乙酸乙酯–甲酸（5:4:1）为展开剂，预饱和30分钟，展开，取出，晾干，置紫外光灯（254nm）下检视。供试品色谱中，在与对照品色谱相应的位置上，显相同颜色的斑点。

【检查】水分　不得过9.0%（《中国药典》2020年版四部通则0832第二法）。

总灰分　不得过6.0%（《中国药典》2020年版四部通则2302）。

【含量测定】照高效液相色谱法（《中国药典》2020年版四部通则0512）测定。

色谱条件与系统适用性试验　以十八烷基硅烷键合硅胶为填充剂；以甲醇–0.1%冰醋酸溶液（5:95）为流动相；检测波长为273nm。理论板数按没食子酸峰计算应不低于5000。

对照品溶液的制备　精密称取没食子酸对照品适量，加流动相制成每1ml含40μg的溶液，即得。

供试品溶液的制备　取本品粉末约0.5g，精密称定，置圆底烧瓶中，加水100ml，密塞，冷浸过夜，水浴回流4小时，滤过，取续滤液，摇匀，即得。

测定法　分别精密吸取对照品溶液与供试品溶液各20μl，注入液相色谱仪，测定，即得。

本品按干燥品计算，含没食子酸（C$_7$H$_6$O$_5$）不得少于0.50%。

【性味】味涩、甘，性凉，效固、钝、重。

【功能与主治】清热、燥协日乌素，透疹，敛毒。用于毒热，陈热，伏热，热症扩散，肉毒症，协日乌素病，血热，麻疹。

【用法与用量】多配方用。

【贮藏】置干燥处。

泡囊草　混–浩日素

Paonangcao　Hun hurs

RHYSCOCHLAINAE HERBA

本品为茄科植物泡囊草*Physochlaina physaloides*（L.）G.Don的干燥全草。春、夏季采收，除去泥土，晒干。

【**性状**】本品茎呈类圆柱形，长6~50cm，直径1~3cm，有2~3分枝，表面棕褐色或浅棕色。茎表面有裂缝状突起。叶互生，卵形，长3~5cm，宽2.5~3cm，顶端急尖，基部宽楔形，并下延到长1~4cm的叶柄，叶全缘而微波状。果实近球形，有种子1~10粒，肾形，长约3mm，表面光滑，黄色或棕黄色。气微，味苦。

【**鉴别**】取本品粉末2g，置锥形瓶中，加石油醚（30~60℃）50ml，超声处理（功率250W，频率40kHz）30分钟，弃去石油醚，药渣挥干，加浓氨试液2ml，三氯甲烷50ml，浸泡1小时，超声处理40分钟，滤过，滤液置水浴上蒸干，残渣加甲醇1ml使溶解，作为供试品溶液。另取对照品氢溴酸东莨菪碱、硫酸阿托品适量，分别加甲醇制成每1ml含1mg的溶液，作为对照品溶液。吸取上述供试品溶液和对照品溶液各20μl，分别点于同一硅胶G薄层板上，以乙酸乙酯-甲醇-氨水（17:3:1）为展开剂，展开，取出，晾干，置100~105℃加热10分钟，放凉，喷以稀碘化铋钾试液。在供试品色谱中，与对照品色谱相应位置上，显相同颜色斑点。

【**检查**】水分　不得过10.0%（《中国药典》2020年版四部通则0832第二法）。

灰分　不得过23.0%（《中国药典》2020年版四部通则2302）。

酸不溶性灰分　不得过5.0%（《中国药典》2020年版四部通则2302）。

【**浸出物**】照浸出物测定法项下醇溶性浸出物的热浸法（《中国药典》2020版四部通则2201）测定，用乙醇做溶剂，不得少于8.0%。

【**性味**】味苦，性凉。有毒。

【**功能与主治**】杀粘虫，消肿，解痉，止痛，强壮。用于胃痛，霍乱，肿毒，各种虫疾。

【**用法与用量**】多配方用，入汤、散、丸剂等；单味或加味，一次1~3g；外用适量。

【**注意**】青光眼患者禁服，体弱者慎用。

【**贮藏**】置通风干燥处，防蛀。

波棱瓜子　　　　　　巴嘎–阿拉坦–其其格

Bolengguazi　Baga altan ceceg

HERPETOSPERMI SEMEN

　　本品为葫芦科植物波棱瓜*Herpetospermum pedunculosum*（Ser.）C. B. Clarke 的干燥成熟种子。秋季果实成熟时采摘，取出种子，晒干。

　　【性状】【鉴别】应当符合国家药品标准的规定。

　　【性味】味苦，性凉，效钝、轻、糙。

　　【功能与主治】清希日，清热解毒。用于胃、肠等希日热，脾热，黄疸，消化不良，腹胀，肝胆热。

　　【用法与用量】多配方用，入汤、散、丸剂等；单味或加味，一次1~3g；外用适量。

　　【贮藏】置通风干燥处，防蛀。

降香　　　　　　　乌兰–阿嘎如

Jiangxiang　Ulaan agruu

DALBERGIAE ODORIFERAE LIGNUM

　　本品为豆科植物降香檀*Dalbergia odorifera* T. Chen 树干和根的干燥心材。全年皆可采收，除去边材，阴干。

　　【性状】【浸出物】【含量测定】应当符合《中国药典》现行版的规定。

　　【性味】味辛，性凉，效腻。

　　【功能与主治】抑赫依，清热，止痛。用于心赫依，命脉赫依症，颤抖，头晕，失眠，心神不宁，赫依血相搏，山川间热。

【用法与用量】多配方用，入汤、散、丸剂等；单味或加味，一次1~3g；外用适量。

【贮藏】置阴凉干燥处。

线叶菊　ᠵᠦᠷ　ᠥᠪᠰ　朱日－额布斯

Xianyeju　Zur øbs

FILIFOLII HERBA

本品为菊科植物线叶菊Filifolium sibiricum (L.) Kitam.的干燥地上部分。夏、秋二季采收，除去杂质，阴干。

【性状】本品茎呈圆柱形，直径1~5mm，表面绿色至黄棕色，有纵细棱沟，基部密被褐色纤维鞘；质坚，易折断，断面黄白色，纤维性。叶黄绿色，2~3回羽状全裂，裂片丝状或条状；基生叶具长柄，茎生叶无柄。头状花序成伞房状排列，总苞球形或半球形，直径4~5mm；总苞片3层，顶端圆形，边缘宽膜质，背部厚硬，外层者卵圆形，中层与内层者宽椭圆形；花托凸起，圆锥形。花小，黄色，花冠管状，顶端4~5裂，最外层顶端2~4裂。气清香，味苦。

【鉴别】本品茎横切面：表皮为1列近方形或径向延长的细胞，细胞腔狭小，外壁增厚，外被角质层，有气孔。表皮下棱角处分布有厚角组织；皮层细胞数列，类椭圆形、圆形或不规则形，近韧皮部处有稀疏排列成环的分泌道。维管束外韧型；韧皮部狭窄，外侧具发达的纤维群，形成层环不明显；木质部宽广，导管单行径向排列，木纤维发达。髓射线细胞呈多角形，壁增厚并木化。髓部宽广，约占切面直径的二分之一以上，具环髓厚壁细胞；髓细胞圆形或椭圆形，微木化，近外侧有稀疏排列的分泌道，分泌细胞微木化。

粉末黄绿色。纤维大多成束，淡黄色，长梭形，直径12~18μm，壁厚5~8μm，木化，孔沟明显，有的外壁成波状弯曲。石细胞黄色，类长方形，长125~150μm，宽24~25μm，壁厚9~10μm，木化，有的可见明显的层纹。叶上、下表皮细胞多呈类长方形，亦有不规则形，垂周壁稍弯曲，有的呈念珠状增厚，气孔为不等式或不定式，副卫细胞3~4个。花粉粒，球形或椭圆形，直径32~41μm，具3个萌发孔，外壁有刺状突起。花粉囊内壁细胞呈条状网状增厚。

【检查】水分　不得过9.0%（《中国药典》2020年版四部通则0832第二法）。

总灰分　不得过6.5%（《中国药典》2020年版四部通则2302）。

【浸出物】照醇溶性浸出物测定法（《中国药典》2020年版四部通则2201）项下的热浸法测定，

以稀乙醇做溶剂, 不得少于25.0%。

【含量测定】对照品溶液的制备　精密称取在120℃减压干燥至恒重的芦丁对照品20mg, 置50ml量瓶中, 加60%乙醇30ml, 置水浴上微热使溶解, 放冷, 加60%乙醇至刻度, 摇匀; 精密吸取25ml, 置50ml量瓶中, 加水至刻度, 摇匀, 即得（每1ml中含芦丁0.2mg）。

标准曲线的制备　精密量取对照品溶液0.0ml、1.0ml、2.0ml、3.0ml、4.0ml、5.0ml与6.0ml, 分别置25ml量瓶中, 各加30%乙醇至6ml, 加5%亚硝酸钠溶液1ml, 摇匀, 放置6分钟, 加10%硝酸铝溶液1ml, 摇匀, 放置6分钟, 加氢氧化钠试液10ml, 再加30%乙醇至刻度, 摇匀, 放置15分钟, 照紫外-可见分光光度法（《中国药典》2020年版四部通则0401）, 在505nm的波长处测定吸光度, 以吸光度为纵坐标, 浓度为横坐标, 绘制标准曲线。

测定法　取本品中粉末（过四号筛）约1g, 精密称定, 加70%的乙醇40ml, 加热回流3次, 每次2小时, 放冷, 滤过, 合并滤液, 用70%乙醇洗涤残渣及容器, 洗液并入滤液中, 减压回收乙醇。水液用石油醚（30~60℃）提取3次, 每次15ml, 弃去石油醚液, 水液浓缩至稠膏状, 加60%乙醇60ml, 溶解, 滤过, 滤液置100ml量瓶中, 用少量60%乙醇洗涤滤纸与容器, 洗液并入量瓶中, 加60%乙醇至刻度, 摇匀。精密量取25ml, 置50ml量瓶中, 加水至刻度, 摇匀。精密量取1ml, 置25ml量瓶中, 照标准曲线制备项下的方法, 自"加30%乙醇至6ml"起依法测定吸光度, 从标准曲线上读出供试品溶液中芦丁的重量（μg）, 计算, 即得。

本品按干燥品计算, 含总黄酮以芦丁（$C_{27}H_{30}O_{16}$）计, 不得少于9.0%。

【性味】味苦, 性凉。

【功能与主治】清热解毒, 凉血, 安神, 镇赫依。用于粘性热, 血瘀刺痛, 月经不调, 敛疮, 心悸, 失眠。

【用法与用量】一次6~9g, 水煎服, 入丸、散剂; 外用适量, 熬膏外敷患处。

【贮藏】置通风干燥处。

细叶益母草　　　　聂仁–都日伯乐吉–额布斯

Xiyeyimucao　Nariin dərbelz əbs

LEONURI SIBIRICI HERBA

本品为唇形科植物细叶益母草 *Leonurus sibiricus* L.的干燥地上部分。夏季茎叶茂盛, 花未开或初开时采割, 除去杂质, 晒干。蒙药习用名称"益母草"。

【性状】本品茎方柱形, 不分枝或分枝, 长40~80cm, 直径约0.5cm, 表面灰绿色或黄绿色, 四面凹下成纵沟, 体轻, 质韧, 断面中央有髓。叶对生; 叶片灰绿色, 多皱缩, 破碎, 完整叶轮廓为卵形或菱形, 掌状3全裂; 裂片再羽状分裂, 小裂片条形, 宽1~3mm。轮伞花序腋生, 长1.8~2cm, 花淡紫红色, 花萼筒状, 花冠二唇形。气微, 味微苦。

【鉴别】本品茎横切面: 表皮细胞外被角质层及茸毛, 非腺毛和腺毛, 非腺毛1~4个细胞, 腺毛柄短。厚角组织在棱角处较多。皮层为数列薄壁细胞, 内皮层明显。韧皮部狭窄, 形成层不明显, 木质部在棱角处较发达。髓部薄壁细胞较大, 内含草酸钙方晶及草酸钙针晶。

粉末灰绿色或黄绿色。非腺毛有2种, 较多, 一种非腺毛多数向一侧偏弯, 由1~4个细胞组成, 直径5~21μm, 壁厚, 表面有细小疣状突起, 足部类圆形, 壁稍厚, 胞腔三角形; 另一种非腺毛单细胞, 表面光滑, 三角形, 平直或稍弯曲, 末端尖, 直径6~41μm, 壁稍厚, 足部膨大, 圆形或椭圆形。导管有螺纹导管、梯纹导管和具缘纹孔导管, 直径7~36μm。草酸钙簇晶存在于叶肉细胞中, 2~10μm, 棱角较尖。草酸钙针晶存在于叶肉细胞中, 2~5μm。纤维呈梭形, 有的稍弯曲, 直径5~14μm, 壁稍厚, 有纹孔。

【检查】水分　不得过9.0%(《中国药典》2020年版四部通则0832第二法)。

总灰分　不得过11.0%(《中国药典》2020年版四部通则2302)。

酸不溶性灰分　不得过3.0%(《中国药典》2020年版四部通则2302)。

【浸出物】照水溶性浸出物测定法(《中国药典》2020年版四部通则2201)项下的热浸法测定, 用水做溶剂, 不得少于17.0%。

【含量测定】照高效液相色谱法(《中国药典》2020年版四部通则0512)测定。

色谱条件与系统适用性试验　强阳离子交换(SCX)色谱柱; 以15mmol/L磷酸二氢钾溶液(含0.06%三乙胺和0.14%磷酸)为流动相; 检测波长为192nm。理论板数按盐酸水苏碱峰计算应不低于3000。

对照品溶液的制备　取盐酸水苏碱对照品适量, 精密称定, 加流动相制成每1ml含0.25mg的溶液, 即得。

供试品溶液的制备　取本品粉末(过三号筛)约1g, 精密称定, 置具塞锥形瓶中, 精密加入70%乙醇25ml, 密塞, 称定重量, 加热回流1.5小时, 放冷, 再称定重量, 用70%乙醇补足减失的重量, 摇匀, 滤过, 精密量取续滤液5ml, 加在中性氧化铝柱(100~200目, 3g, 内径为1cm, 70%乙醇湿法装柱, 用70%乙醇预洗)上, 用70%乙醇100ml洗脱, 收集洗脱液, 回收溶剂至干, 残渣加流动相溶解, 转移至10ml量瓶中, 并加流动相稀释到刻度, 摇匀, 滤过, 取续滤液, 即得。

测定法　分别精密吸取对照品溶液与供试品溶液各10μl, 注入液相色谱仪, 测定, 即得。

本品按干燥品计算, 含盐酸水苏碱($C_7H_{13}NO_2 \cdot HCl$)不得少于0.50%。

【性味】味苦,性凉,效锐、腻、糙。

【功能与主治】活血,调经,拔云退翳。用于血瘀症,月经不调,闭经,痛经,云翳,多泪,目赤。

【用法与用量】多配方用,入汤、散、丸剂等;单味或加味用,一次1~3g。

【贮藏】置干燥处。

细叶益母草子　　　　　　聂仁–都日伯乐吉–乌日

Xiyeyimucaozi　　Nariin dərbelz ur

LEONURI SIBIRICI FRUCTUS

本品为唇形科植物细叶益母草 *Leonurus sibiricus* L.的干燥成熟果实。秋季果实成熟时采割地上部分,晒干,打下果实,除去杂质。蒙药习用名称"茺蔚子"。

【性状】本品呈三棱形,长2~3mm,宽1~1.5mm。表面灰棕色至灰褐色,有深色斑点,一端稍宽,平截状,另一端渐窄而钝尖。果皮薄,子叶类白色,富油性。气微,味苦。

【鉴别】本品粉末灰褐色。外果皮细胞横断面观略径向延长,长度不一,形成多数隆起的脊,脊中央为黄色网纹细胞,壁非木化;表面观类多角形,有条状角质纹理,网纹细胞具条状增厚壁。内果皮厚壁细胞断面观略切向延长,内壁极厚,外壁薄,胞腔偏靠外侧,内含草酸钙方晶;表面观呈星状或细胞界限不明显,方晶明显。中果皮细胞表面观类多角形,壁薄,细波状弯曲。种皮表皮细胞类方形,壁稍厚,略波状弯曲,胞腔内含淡黄棕色物。内胚乳细胞含脂肪油滴和糊粉粒。

【检查】水分　不得过7.0%(《中国药典》2020年版四部通则0832第二法)。

总灰分　不得过10.0%(《中国药典》2020年版四部通则2302)。

酸不溶性灰分　不得过3.0%(《中国药典》2020年版四部通则2302)。

【浸出物】照醇溶性浸出物测定法(《中国药典》2020年版四部通则2201)项下的热浸法测定,用乙醇做溶剂,不得少于17.0%。

【含量测定】照高效液相色谱法(《中国药典》2020年版四部通则0512)测定。

色谱条件与系统适用性试验　强阳离子交换(SCX)色谱柱;以15mmol/L磷酸二氢钾溶液(含0.06%三乙胺和0.14%磷酸)为流动相;检测波长为192nm。理论板数按盐酸水苏碱峰计算应不低于3000。

对照品溶液的制备　取盐酸水苏碱对照品适量,精密称定,加流动相制成每1ml含0.1mg的溶液, 即得。

供试品溶液的制备　取本品粉末(过三号筛)约1g, 精密称定, 置具塞锥形瓶中, 精密加入乙醇25ml, 密塞, 称定重量, 加热回流1.5小时, 放冷, 再称定重量, 用乙醇补足减失的重量, 摇匀, 滤过, 精密量取续滤液5ml, 加在中性氧化铝柱(100~200目, 3g, 内径为1cm, 湿法装柱, 用乙醇预洗)上, 用乙醇100ml洗脱, 收集洗脱液, 回收溶剂至干, 残渣加流动相溶解, 转移至5ml量瓶中, 并稀释到刻度, 摇匀, 滤过, 取续滤液, 即得。

测定法　分别精密吸取对照品溶液与供试品溶液各10μl, 注入液相色谱仪, 测定, 即得。

本品按干燥品计算, 含盐酸水苏碱($C_7H_{13}NO_2 \cdot HCl$)不得少于0.10%。

【性味】味辛、苦, 性凉。

【功能与主治】明目, 退翳。用于肝热, 目赤肿痛, 眼白斑, 云翳, 结膜炎。

【用法与用量】多配方用, 入汤、散、丸剂等; 单味或加味用时, 一次1~3g。

【贮藏】置通风干燥处。

细辛 温讷根–希依日

Xixin　Unagan šiir

ASARI RADIX ET RHIZOMA

本品为马兜铃科植物北细辛*Asarum heterotropoides* Fr. Schmidt var. *mandshuricum*(Maxim.) Kitag.、汉城细辛*Asarum sieboldii* Miq. var. *seoulense* Nakai 或华细辛*Asarum sieboldii* Miq. 的干燥根和根茎。前两种习称"辽细辛"。夏季果熟期或初秋采挖, 除净地上部分和泥沙, 阴干。

【性状】【鉴别】【检查】【浸出物】【含量测定】应当符合《中国药典》现行版的规定。

【性味】味苦, 性凉, 效糙。

【功能与主治】杀粘, 止刺痛, 清热, 消肿, 敛毒。用于粘疫, 急性刺痛, 脑刺痛, 炭疽, 乳腺肿痛, 牙痛。

【用法与用量】多配方用, 入汤、散、丸剂等; 单味或加味, 一次0.5~3g; 外用适量。

【贮藏】置阴凉干燥处。

珍珠 ᠊ 扫布德

Zhenzhu　Subd

MARGARITA

本品为珍珠贝科动物马氏珍珠*Pteria martensii*（Dunker）、蚌科动物三角帆蚌*Hyriopsis cumingii*（Lea）或褶纹冠蚌*Cristaria plicata*（Leach）等双壳类动物受刺激形成的珍珠。自动物体内取出，洗净，干燥。

【性状】【鉴别】【检查】应当符合《中国药典》现行版的规定。

【性味】味甘、咸，性平。

【功能与主治】解毒，治脑疾，镇静，生肌。用于喑哑，半身不遂，僵直，脉之合如乎，白脉病，配制毒、转化毒、实毒、接触毒等毒症，疮疡。

【用法与用量】多配方用，入散、丸剂等；单味或加味，一次0.1~0.3g；外用适量。

【贮藏】密闭。

茜草 ᠊ 玛日纳

Qiancao　Marinaa

RUBIAE RADIX ET RHIZOMA

本品为茜草科植物茜草*Rubia cordifolia* L. 的干燥根和根茎。春、秋二季采挖，除去泥沙，干燥。

【性状】【鉴别】【检查】【浸出物】【含量测定】应当符合《中国药典》现行版的规定。

【性味】味苦，性凉，效糙、钝、柔、燥。

【功能与主治】清伤热及血热，止血，止泻。用于血热，吐血，口鼻出血，子宫出血，肾肺伤热，麻疹, 肠刺痛, 肠热腹泻。

【用法与用量】多配方用, 入汤、散、丸剂等; 单味或加味, 一次1~3g; 外用适量。

【贮藏】置干燥处。

荚果蕨贯众　　　宝日查格图-奥依麻

Jiaguojueguanzhong　Burcagt oima

MATTEUCCIAE STRUTHIOPTERIS RHIZOMA

本品为球子蕨科植物荚果蕨*Matteuccia struthiopteris*（L.）Todaro 的干燥根茎和叶柄残基。夏秋采挖, 削去叶柄、须根, 除去泥沙, 晒干。蒙药习用名称"贯众"。

【性状】本品呈椭圆形、倒卵形或长卵形, 上端钝圆, 下端较尖, 稍弯曲, 长5.5~22cm, 直径3~7cm, 棕褐色, 密被叶柄基、须根及少数鳞片。叶柄基上部扁平, 下部较窄, 背部微隆起, 中央有一条纵棱, 近上端有"V"或"M"形皱纹, 腹面稍向内凹, 折断面可见分体中柱2条, 呈"八"字形排列。除去叶柄基, 可见根茎。质坚硬, 切断略平坦。气微而特异, 味微涩。

【鉴别】（1）本品粉末浅灰色或浅棕色。淀粉粒单粒, 圆形、椭圆形、三角形、矩形, 直径1~10μm, 脐点和层纹不明显; 管胞主以梯纹, 少数为网纹管胞, 直径16~48μm; 纤维单个散在或整体, 黄棕色, 直径3~33μm; 薄壁细胞类圆形或长圆形, 红棕色块状多, 不规则形。

本品叶柄基部横切面: 表皮细胞1列; 下皮为5~7列厚壁组织, 呈多角形, 棕色至褐色, 基本组织中有分体中柱两个, 呈"八"字形排列, 内皮层细胞1列, 薄壁细胞内含淀粉粒。木质部由多角形的管胞组成。

（2）取本品粉末1g, 加甲醇10ml, 超声处理30分钟, 滤过, 滤液浓缩至1ml, 作为供试品溶液。另取荚果蕨贯众对照药材1g, 同法制成对照药材溶液。照薄层色谱法（《中国药典》2020年版四部通则0502）试验, 吸取供试品溶液4μl、对照药材溶液5μl, 分别点于同一硅胶G板上, 以环己烷-丙酮（6:1）为展开剂, 展开, 展距8cm以上, 取出, 晾干, 喷以5%磷钼酸试液, 在105℃加热至斑点清晰。供试品色谱中, 在与对照药材色谱相应的位置上, 显相同颜色的斑点。

【检查】水分　不得过11.0%（《中国药典》2020年版四部通则0832第二法）。

总灰分　不得过10.0%（《中国药典》2020年版四部通则2302）。

酸不溶性灰分　不得过5.0%(《中国药典》2020年版四部通则2302)。

【浸出物】照醇溶性浸出物测定法(《中国药典》2020年版四部通则2201)项下的热浸法测定,用70%乙醇做溶剂,不得少于25.0%。

【含量测定】对照品溶液的制备　取芦丁对照品20mg,精密称定,置50ml量瓶中,加70%乙醇适量,置水浴上微热使溶解,放冷,加70%乙醇至刻度,摇匀。精密量取25ml,置50ml量瓶中,加水稀释至刻度,摇匀,即得(每1ml含0.2mg)。

标准曲线的制备　精密量取对照品溶液1ml、2ml、3ml、4ml、5ml、6ml,分别置25ml量瓶中,各加35%乙醇至6.0ml,加5%亚硝酸钠溶液1ml,混匀,放置6分钟,再加10%硝酸铝溶液1ml,摇匀,放置6分钟。加氢氧化钠试液10ml,再加35%乙醇至刻度,摇匀,放置15分钟,以相应试剂为空白,照紫外–可见分光光度法(《中国药典》2020年版四部通则0401),在510nm的波长处测定吸光度,以吸光度为纵坐标,浓度为横坐标,绘制标准曲线。

测定法　取本品粗粉约0.4g,精密称定,置具塞锥形瓶中,精密加入70%乙醇溶液50ml,密塞,称定重量,加热回流30分钟,放冷,再称定重量,用70%乙醇溶液补足减失的重量,摇匀,作为供试品溶液。精密量取供试品溶液1ml,置25ml量瓶中,加35%乙醇至6ml,照标准曲线制备项下的方法,自"亚硝酸钠溶液1ml"起,依法测定吸光度,同时取供试品溶液1ml,除不加氢氧化钠试液外,其余同上操作,作为空白,从标准曲线上读出供试品溶液中含芦丁的重量(mg),计算,即得。

本品按干燥品计算,含总黄酮以芦丁($C_{27}H_{30}O_{16}$)计,不得少于9.0%。

【性味】味微甘、苦,性凉,效钝、重。

【功能与主治】清热,解毒,愈伤。用于流感,视力模糊,胃胀满,作呕,声哑食噎,神志恍惚,头晕,肉食中毒,毒热,伤热。

【用法与用量】多配方用,入汤、散、丸剂等;单味或加味,一次1~3g;外用适量。

【贮藏】置通风干燥处。

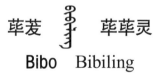

荜芨　　荜荜灵

Bibo　Bibiling

PIPERIS LONGI FRUCTUS

本品为胡椒科植物荜芨*Piper longum* L. 的干燥近成熟或成熟果穗。果穗由绿变黑时采收,除去杂质,晒干。

【性状】【鉴别】【检查】【含量测定】应当符合《中国药典》现行版的规定。

【性味】味辛,性温,效腻、锐、轻、燥。

【功能与主治】调理胃火,祛巴达干赫依,调解三根,滋补强壮,平喘,祛痰,止痛。用于胃火衰败,不思饮食,不消化等寒性疾病,恶心,气喘,肺苏日亚,肾寒,尿浊,阳痿,肾衰弱,腰腿痛,关节痛,失眠,寒性腹泻。

【用法与用量】多配方用,入汤、散、丸剂等;单味或加味,一次1~3g;外用适量。

【贮藏】置阴凉干燥处,防蛀。

草乌 𐌰𐌹 泵阿

Caowu   Bong aa

ACONITI KUSNEZOFFII RADIX

本品为毛茛科植物北乌头*Aconitum kusnezoffii* Reichb. 的干燥块根。秋季茎叶枯萎时采挖,除去须根和泥沙,干燥。

【性状】【鉴别】【检查】【含量测定】应当符合《中国药典》现行版的规定。

【性味】味辛,性温,效轻。有大毒。

【功能与主治】杀粘,燥协日乌素,止痛。用于瘟疫,粘昌哈症,急性刺痛,粘刺痛,粘奇哈,痈疖,丹毒,萨喉,炭疽,巴喉,粘性脖颈僵直,陶赖,新合如乎,关节疼痛及搏热,肺感,喉感,牙痛。

【用法与用量】炮制后,多配方用;入丸剂;外用适量。

【注意】孕妇忌服;老年、幼儿、体弱者慎用。

【贮藏】置通风干燥处,防蛀。

草苁蓉 ᠪᠣᠷ ᠭᠣᠶᠣᠣ 宝日－高要

Caocongrong Bor goyoo

BOSCHNIAKIAE HERBA

本品为列当科植物草苁蓉*Boschniakia rossica*（Cham. et Schlecht.）Fedtsch.的干燥全草。4—7月采收，除去泥沙，晒干。

【性状】本品茎呈长圆柱形，有时稍扁，略弯曲，基部膨大，长3~25cm，直径1.5~2.5cm。表面棕色至黑褐色，粗糙，具纵向沟纹，密被覆瓦状排列的肉质鳞叶，鳞叶互生，菱形或卵状三角形，通常鳞叶先端已断。体轻，质硬而脆，不易折断，断面常中空或呈棕色蜂窝状，内层类白色，中层棕色。穗状花序黄褐色，下部较疏，上部较密，花冠质脆，易碎。气微，味微苦。

【鉴别】（1）本品粉末淡棕色。淀粉粒众多，多单粒，类圆形、广卵形或不规则形，脐点点状、长缝状、"人"字状或短裂口状；偶见复粒，由2~4分粒组成，层纹不明显。可见螺纹、网纹导管，纹孔较细密。鳞叶薄壁细胞橙黄色，长方形或不规则形，壁薄。花粉粒类球形，直径15~40μm，具3孔沟，表面有细密点状雕纹。

（2）取本品粉末0.5g，加70%乙醇溶液5ml，水浴温热10分钟，滤过。滤液蒸干，残渣加冰醋酸1ml使溶解，转移至试管中，沿管壁加硫酸1ml，两液层的接界面处出现一棕红色环。

（3）取本品粉末0.5g，加1%盐酸溶液5ml，水浴温热20分钟，滤过。滤液加碘化铋钾试液，即生成橙色沉淀。

【检查】水分　不得过10.0%（《中国药典》2020年版四部通则0832第二法）。

总灰分　不得过5.0%（《中国药典》2020年版四部通则2302）。

【浸出物】照醇溶性浸出物测定法（《中国药典》2020年版四部通则2201）项下的热浸法测定，用稀乙醇做溶剂，不得少于16.0%。

【性味】味甘，性温。

【功能与主治】补肾，强身，润肠通便。用于肾寒体虚，遗精，宫寒不孕，便秘。

【用法与用量】一次1~5g，多配方用。

【贮藏】置通风干燥处，防潮，防蛀。

草果 嘎古拉

Caoguo Gaguul

TSAOKO FRUCTUS

本品为姜科植物草果*Amomum tsao-ko* Crevost et Lemaire 的干燥成熟果实。秋季果实成熟时采收，除去杂质，晒干或低温干燥。

【性状】【鉴别】【检查】【含量测定】应当符合《中国药典》现行版的规定。

【性味】味辛，性温，效燥、糙、轻。

【功能与主治】祛胃、脾寒性赫依，温胃，消食。用于脾寒性巴达干，食积不消，胃赫依，腹胀，呕吐下泻，赫依性头痛。

【用法与用量】多配方用，入汤、散、丸剂等；单味或加味，一次1~3g；外用适量。

【贮藏】置阴凉干燥处。

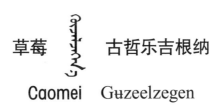

草莓 古哲乐吉根纳

Caomei Guzeelzegen

FRAGARIAE HERBA

本品为蔷薇科东方草莓*Fragaria orientalis* Duch. 的干燥全草。夏、秋二季采收，除去杂质，洗净泥土，晒干。

【性状】根呈圆柱形，表面红褐色至棕褐色，直径2~8mm，质硬而脆，易折断，断面略呈纤维性，皮部淡黄白色，木部棕褐色或红棕。茎及叶柄细扁圆柱形，直径0.2~1mm，表面灰绿色至暗红棕色，被白色柔毛，质脆，易折断。叶多破碎，完整者呈卵形或菱状卵形，少数倒卵形，先端圆形或近圆形,基部楔形,边缘有缺刻状锯齿,上表面绿色或污绿色,柔毛稀少,下表面灰绿色,密被短柔毛,气清香,味微酸。

【鉴别】本品粉末深绿色或墨绿色。草酸钙簇晶极多,棱角锐尖,直径8~32μm。草酸钙方晶极多,呈长方形或类方形,直径7~20μm,长至35μm。非腺毛,单细胞,壁较厚,有的有角质螺纹,直径10~24μm。叶表皮细胞垂周壁平直或波状弯曲,气孔不定式。

取本品粉末1g,置具塞锥形瓶中,加石油醚(90~120℃)25ml,超声处理30分钟,滤过,取续滤液,作为供试品溶液。另取β-谷甾醇对照品,加甲醇制成每1ml含1mg的溶液,作为对照品溶液。照薄层色谱法(《中国药典》2020年版四部通则0502)试验,吸取对照品溶液10μl及供试品溶液20μl,分别点于同一硅胶G薄层板上,以石油醚(90~120℃)-乙酸乙酯-甲酸(8:2:0.01)为展开剂,展距为15cm,展开,取出,晾干,喷以10%硫酸乙醇溶液,在105℃加热至斑点显色清晰。置紫外光灯(365nm)下检视。供试品色谱中在与对照品色谱相应的位置上,显相同颜色的荧光斑点。

【检查】水分　不得过9.0%(《中国药典》2020年版四部通则0832第二法)。

总灰分　不得过12.0%(《中国药典》2020年版四部通则2302)。

酸不溶性灰分　不得过2.5%(《中国药典》2020年版四部通则2302)。

【浸出物】照醇溶性浸出物测定法(《中国药典》2020年版四部通则2201)项下的热浸法测定,用乙醇做溶剂,不得少于11.0%。

【性味】味甘、酸,性平,效钝、动。

【功能与主治】止血,燥脓,燥协日乌素。用于子宫出血,肺脓肿,咳血。

【用法与用量】多配方用,入丸、散剂。

【贮藏】置阴凉干燥处。

茵陈　ᠵ　阿荣

Yinchen　Aarung

ARTEMISIAE SCOPARIAE HERBA

本品为菊科植物滨蒿*Artemisia scoparia* Waldst. et Kit. 或茵陈蒿*Artemisia capillaris* Thunb. 的干燥地上部分。春季幼苗高6~10cm时采收或秋季花蕾长成至花初开时采割,除去杂质和老茎,晒干。春季采收的习称"绵茵陈",秋季采割的称"花茵陈"。

【性状】【鉴别】【检查】【浸出物】【含量测定】应当符合《中国药典》现行版的规定。

【性味】味苦、辛, 性凉。

【功能与主治】清肺, 止咳, 排脓。用于肺热, 气喘, 肺刺痛, 肺脓肿, 感冒咳嗽, 痰积, 喉干感。

【用法与用量】多配方用, 入汤、散、丸剂等; 单味或加味, 一次1~3g; 外用适量。

【贮藏】置阴凉干燥处, 防潮。

茯苓 ᠨᠠᠷᠠᠰᠤᠨ ᠱᠢᠮ 那日森–细莫

Fuling   Narsan šim

PORIA

本品为多孔菌科真菌茯苓 *Poria cocos*(Schw.)Wolf 的干燥菌核。多于7—9月采挖, 挖出后除去泥沙, 堆置 "发汗" 后, 摊开晾至表面干燥, 再 "发汗", 反复数次至现皱纹、内部水分大部散失后, 阴干, 称为 "茯苓个"; 或将鲜茯苓按不同部位切制, 阴干, 分别称为 "茯苓块" 和 "茯苓片"。

【性状】【鉴别】【检查】【浸出物】应当符合《中国药典》现行版的规定。

【性味】味涩、甘, 性平, 效燥、轻、糙。

【功能与主治】止泻, 利尿, 助消化。用于希日病, 寒、热性泄泻, 毒症。

【用法与用量】多配方用, 入汤、散、丸剂等; 单味或加味, 一次1~3g。

【贮藏】置干燥处, 防潮。

茺蔚子 　都日伯乐吉–乌日

Chongweizi　Dɵrbelz ʉr

LEONURI FRUCTUS

本品为唇形科植物益母草*Leonurus japonicus* Houtt. 的干燥成熟果实。秋季果实成熟时采割地上部分，晒干，打下果实，除去杂质。

【性状】【鉴别】【检查】【浸出物】【含量测定】应当符合《中国药典》现行版的规定。

【性味】味辛、苦，性凉。

【功能与主治】明目，退翳。用于肝热，目赤肿痛，眼白斑，云翳，结膜炎。

【用法与用量】多配方用，入汤、散、丸剂等；单味或加味，一次1~3g。

【贮藏】置通风干燥处。

胡枝子　　胡吉苏

Huzhizi　Huzis

LESPEDEZAE BICOLORIS CACUMEN

本品为豆科植物胡枝子*Lespedeza bicolor* Turcz.的干燥枝叶。夏、秋季采收，除去杂质，晒干。

【性状】本品茎呈圆柱形，直径0.2~1cm。老枝灰棕色或红棕色，粗糙，有多数黄棕色斑点及灰色纵条纹，并有灰白色略呈半圆形的叶痕和黄棕色的腋芽。质坚韧，不易折断，断面皮部薄，黄白色，木部宽广，淡黄色，中心有髓。幼枝灰黄色或黄褐色。三出复叶，上面绿色近无毛，下面浅绿色，疏生柔毛，顶生小叶较大，宽椭圆形或卵形，长1.5~5cm，宽1~2cm，先端圆钝，基部宽楔形或圆形，侧生小叶较小，具短柄。气微，味淡。

【鉴别】（1）本品粉末黄绿色。石细胞类圆形或长圆形，直径20~40μm，壁稍厚。纤维成束，周围薄壁细胞含有草酸钙方晶，形成晶纤维。草酸钙方晶散在。导管为螺纹，少梯纹，直径12~50μm。单细胞非腺毛，多破碎，直径10~30μm，长24~70μm。偶见较小的腺毛。

（2）取本品粉末1g，加甲醇30ml、盐酸1ml，加热回流1.5小时，放冷，滤过，滤液蒸干，残渣加水10ml使溶解，用乙酸乙酯振摇提取2次，每次15ml，合并乙酸乙酯液，滤过，滤液蒸干，残渣加甲醇3ml使溶解，作为供试品溶液。另取槲皮素对照品，加甲醇制成每1ml含1mg的溶液，作为对照品溶液。照薄层色谱法（《中国药典》2020年版第四部通则0502）试验，吸取上述两种溶液各5μl，分别点于同一硅胶G薄层板上，以环己烷-乙酸乙酯-甲酸（8:5:0.7）为展开剂，展开，取出，晾干，喷以3%三氯化铝乙醇溶液，105℃加热至斑点显色清晰，置紫外光（365nm）下检视。供试品色谱中，在与对照品色谱相应的位置上，显相同颜色的荧光斑点。

【检查】水分　不得过10.0%（《中国药典》2020年版第四部通则0832第二法）。

总灰分　不得过8.0%（《中国药典》2020年版第四部通则0832第二法）。

【浸出物】照醇溶性浸出物测定法（《中国药典》2020年版四部通则2201）项下的热浸法测定，用70%乙醇做溶剂，不得少于25.0%。

【性味】味甘，性平。

【功能与主治】清热润肺，利尿，止血。用于肺热咳嗽，鼻衄，小便淋漓，尿血，便血。

【用法与用量】多配方用，入汤、散、丸剂等；单味或加味，一次1~3g；外用适量。

【贮藏】置阴凉干燥处。

胡黄连　　　　宝日-黄连

Huhuanglian　Bor hunglen

PICRORHIZAE RHIZOMA

本品为玄参科植物胡黄连*Picrorhiza scrophulariiflora* Pennell 的干燥根茎。秋季采挖，除去须根和泥沙，晒干。

【性状】【鉴别】【检查】【浸出物】【含量测定】应当符合《中国药典》现行版的规定。

【性味】味苦，性寒，效糙、轻。

【功能与主治】清热，解毒，燥瘀血，解讧，愈伤。用于搏热，伤风感冒，久咳不愈，热邪入血。

【用法与用量】多配方用,入汤、散、丸剂等;单味或加味,一次1~3g;外用适量。

【贮藏】置干燥处。

胡萝卜子 沙日-萝泵音-乌日

Huluobozi Šar luubanggiin ʉr

DAUCI FRUCTUS

本品为伞形科植物胡萝卜*Daucus carota* var. sativa Hoffm.的干燥成熟果实。6—8月果实成熟时采收,摘取果枝,打下果实,晒干。

【性状】本品呈卵圆形或长椭圆形,长2~5mm,直径约2mm,棱上有白色刺毛。表面黄绿色或灰绿色,两端略尖,基部有时有细小的果梗。背面有纵棱5条,接合面平坦而较宽。有特异香气,味微辛辣。

【性味】味苦、辛,性温。

【功能与主治】祛巴达干,利尿,杀虫。用于肠刺痛,虫积,水肿,宫寒。

【用法与用量】多配方用,入汤、散、丸剂等;单味或加味,一次1~3g;外用适量。

【贮藏】置阴凉干燥处。

南寒水石 额日-壮西

Nanhanshuishi Er zongši

CALCITUM

本品为碳酸盐类矿物方解石 Calcitum 的矿石,主含碳酸钙($CaCO_3$)。采挖后,除去泥沙及杂石。蒙药习用名称"方解石"。

【性状】【鉴别】应当符合国家药品标准的规定。

【性味】味辛,性平,效糙。

【功能与主治】清巴达干热,止吐,止泻,消食,破痞,解毒,滋补,调理三根,接骨。用于巴达干热,嗳气,泛酸,呃逆,食不消,腹泻,胃脘巴达干病,宝如增盛,宝如潜伏,营养缺乏,骨折,外伤。

【用法与用量】多配方用,入汤、散、丸剂和灰剂等;单味或加味,一次0.5~1g;外用适量。

【贮藏】置干燥处。

枸杞子 旭仁-温吉拉嘎

Gouqizi   Šuren unzlaga

LYCII FRUCTUS

本品为茄科植物宁夏枸杞*Lycium barbarum* L.的干燥成熟果实。夏、秋二季果实呈红色时采收,热风烘干,除去果梗,或晾至皮皱后,晒干,除去果梗。

【性状】【鉴别】【检查】【浸出物】【含量测定】应当符合《中国药典》现行版的规定。

【性味】味甘,性平,效轻、钝、柔。

【功能主治】清热,化瘀。用于心热,搏热,血热,血瘀症,子宫痞,乳痈,闭经。

【用法与用量】多配方用,入汤、散、丸剂等;单味或加味,一次1~3g;外用适量。

【贮藏】置阴凉干燥处,防闷热,防潮,防蛀。

柳叶蒿 乌达力格-沙日拉吉

Liuyehao   Udalag šarilz

ARTEMISIAE INTEGRIFOLIAE HERBA

本品为菊科植物柳叶蒿*Artemisia integrifolia* L.的地上部分。春、夏二季采割,阴干。

【性状】本品茎呈圆柱形，中上部有分枝，长10～60cm，直径0.2～0.6cm；表面紫褐色，具纵棱；质略硬，易折断。叶无柄，暗绿色，易碎，完整者展平后为全缘或边缘具稀疏深或浅锯齿或裂齿长椭圆形。气香，味苦。

【性味】味苦，性寒。

【功能与主治】清热解毒。用于肺炎，扁桃体炎，丹毒。

【用法与用量】多配方用，入汤、散、丸剂等；单味或加味，一次1～3g；外用适量。

【贮藏】置阴凉干燥处。

柳穿鱼 浩宁–扎吉鲁细

Liuchuanyu　Honin zajluuš

LINARIAE SINENSIS HERBA

本品为玄参科植物柳穿鱼*Linaria vulgaris* Mill. *subsp. sinensis*（Bebeaux）Hong的干燥全草。夏、秋二季花盛开时采收，洗净泥土，切段晒干。

【性状】本品根呈圆柱形；表面黄白色或黄棕色。茎圆柱形，直径1～5mm；表面黄绿色，质脆，易折断，断面较平坦，皮部绿色，木部黄白色，髓部白色。叶互生或轮生，无柄或近无柄，常皱缩、破碎；完整叶片呈条形至披针状条形，长20～50mm，宽1～5mm，全缘，具1条脉。总状花序，花序轴、花梗、花萼无毛或有少量短腺毛；花萼裂片5，披针形；花冠二唇形，上唇2裂，下唇3裂，具有向外方略上弯呈弧曲状的距；雄蕊4，2枚较长，不外露。蒴果卵球形。气微，味苦。

【鉴别】（1）本品茎横切面：表皮为1列类长方形或类方形细胞，内外壁均增厚，外壁较内壁增厚为多，外被角质层。皮层由数列切向延长的长圆形薄壁细胞组成；内皮层细胞明显，较其他皮层细胞为大，具凯氏点。维管束外韧型，韧皮部狭窄，外方具帽状的纤维群，纤维非木化或微木化，形成层不明显；木质部导管圆形或椭圆形，散在或数个排列成行沿径向放射状排列，木纤维多角形，木化。髓部宽广，髓薄壁细胞壁木化，有时可见纹孔，间有大型具层纹的厚壁细胞，有时髓部中心为空洞。

粉末灰绿色。韧皮纤维常成束存在或单个散在，多断裂，直径13～26μm，壁厚3～7μm，非木化或微木化。木纤维常成束存在或与木薄壁细胞及导管相连，或单个散在，梭形，木化，长106～226μm，直径10～18μm，壁厚2～5μm。非腺毛由1～2个细胞组成，条带状，表面具细密条形或网状纹理, 长222~985μm。腺毛头部类圆形或长圆形, 侧面观1~8个细胞, 常排成1~2层, 直径26~52μm, 柄部1~5个细胞, 有的柄极短, 形似腺鳞。叶上、下表皮细胞近长方形或不规则形, 壁波状弯曲, 气孔多为不等式, 少为不定式, 副卫细胞3~4个。花粉粒类球形, 表面有细小刺状雕纹, 具3个萌发孔。石细胞常单个散在, 方形、长方形、类多角形或长圆形, 壁厚5·21μm。

（2）取本品粉末1g, 加60%乙醇40ml及盐酸3ml, 加热回流30分钟, 滤过, 滤液蒸干, 残渣加水20ml溶解, 滤过, 滤液浓缩至5ml, 用乙酸乙酯提取2次, 每次5ml, 合并乙酸乙酯液, 蒸干, 残渣加甲醇2ml溶解, 作为供试品溶液。另取木犀草素对照品适量, 加甲醇制成每1ml含0.2mg的溶液, 作为对照品溶液。照薄层色谱法（《中国药典》2020年版四部通则0502）试验, 吸取上述两种溶液各3μl, 分别点于同一以羧甲基纤维素钠为黏合剂的硅胶GF$_{254}$薄层板上, 以正己烷-乙酸乙酯-甲酸（5:3:1）为展开剂, 展开, 取出, 晾干, 置紫外光灯（254nm）下检视。供试品色谱中, 在与对照品色谱相应的位置上, 显相同颜色的荧光斑点。

【检查】水分　不得过8.0%（《中国药典》2020年版第四部通则0832第二法）。

总灰分　不得过6.5%（《中国药典》2020年版第四部通则2302）。

【浸出物】照醇溶性浸出物测定法（《中国药典》2020年版第四部通则2201）项下的热浸法测定, 以稀乙醇作为溶剂, 不得少于30.0%。

【性味】味苦, 性寒。

【功能与主治】清热, 愈伤, 消肿, 利胆退黄。用于瘟疫, 流感, 黄疸, 烫伤, 伏热, 吾雅曼病, 黄水疮。

【用法与用量】多配方用, 入丸、散剂。

【贮藏】置通风干燥处, 防霉。

砂蓝刺头　额勒森-扎日阿-乌拉

Shalancitou　Elsen zaraa uul

ECHINOPSIS GMELINII FLOS

本品为菊科植物砂蓝刺头 *Echinops gmelinii* Turcz.的干燥头状花序。夏季花盛开时采收, 干燥。

【性状】本品呈球形, 直径2~3cm, 有的管状花已脱落, 管状花长1.2~1.4cm。基毛白色。总苞数层, 外层苞片线状倒披针形, 顶端刺芒状长渐尖; 中层苞片倒披针形, 长1.3cm, 自最宽处向上渐尖成刺芒状; 内层苞片长椭圆形, 比中层苞片稍短, 顶端芒刺裂, 中间的芒刺裂较长。小花蓝色或白色, 花冠5深裂, 裂片线形, 多脱落。瘦果倒圆锥形, 长约5mm。气无, 味淡。

【鉴别】本品粉末淡黄色。花粉粒众多, 棕褐色, 类椭圆形或类三角形, 直径35~55μm, 具3个孔沟, 表面具刺状突起。常见多列性分枝状冠毛, 各分枝边缘细胞向外突出。石细胞数个成群或单个散在, 类方形、类长方形或类圆形, 胞腔大, 孔沟明显。可见螺纹导管。单细胞非腺毛, 壁稍厚, 先端长尖。

【检查】水分　不得过10.0%(《中国药典》2020年版第四部通则0832第二法)。

总灰分　不得过8.0%(《中国药典》2020年版第四部通则2302)。

酸不溶性灰分　不得过2.5%(《中国药典》2020年版第四部通则2302)。

【浸出物】照醇溶性浸出物测定法(《中国药典》2020年版第四部通则2201)项下的热浸法测定, 用70%乙醇做溶剂, 不得少于15.0%。

【性味】味苦, 性凉。

【功能与主治】固髓质, 接骨愈伤, 清热, 止刺痛。用于骨折, 骨热, 刺痛以及疮疡。

【用法与用量】多配方用, 入汤、散、丸剂等; 单味或加味, 一次1~3g; 外用适量。

【贮藏】置阴凉干燥处。

面碱　　黑木勒-胡吉日

Mianjian　Hiimel huzir

TRONA VENENUM

本品为碳酸盐类矿物天然碱族天然碱, 经熬制加工而成的结晶体或粉末。主含碳酸钠(Na_2CO_3)。

【性状】本品为结晶性块状物或粉末, 块状物透明或半透明, 具玻璃样光泽, 体轻易碎, 断面不平坦, 条痕白色。极易风化, 风化后呈白色或淡黄白色粉末, 手捻之易沾手。体较轻。气微, 味咸、苦、微甘。

【鉴别】(1)取铂丝, 用盐酸湿润后, 蘸取供试品粉末, 在无色火焰中燃烧, 火焰即显鲜黄色。

(2)本品的水溶液(《中国药典》2020年版四部通则0301)显钠盐和碳酸盐反应。

【检查】氯化物　取本品0.1g, 加水使溶解, 并定容至100ml。精密吸取4ml, 依法检查(《中国药典》2020年版四部通则0801），与氯化钠标准溶液2.0ml制成的对照品溶液比较不得更浓（0.5%）。

重金属 取本品1.0g，加水10ml使溶解，加盐酸2ml，煮沸5min，冷却至室温，加酚酞指示液1滴，并滴加适量氨试液致溶液显淡红色，加稀硝酸2.0ml与适量的水使溶解成25ml，依法检查（《中国药典》2020年版四部通则0821第一法），含重金属不得过10mg/kg。

砷盐 取本品2.0g，加盐酸3.5ml，加水17ml，溶解后，煮沸除尽二氧化碳气体，放冷，滴加5mol/L氢氧化钠溶液至中性并用水稀释至25ml，摇匀，分取12.5ml，加盐酸5ml与水10.5ml，依法检查（《中国药典》2020年版四部通则0822），含砷量不得过2mg/kg。

干燥失重 取本品，在105℃干燥至恒重，减失重量不得超过62.0%（《中国药典》2020年版四部通则0831）。

【含量测定】取本品，在105℃干燥至恒重后，取约0.8g，精密称定，加水50ml使溶解，加甲基红-溴甲酚绿混合指示液10滴，用盐酸滴定液（0.5mol/L）滴定至溶液由绿色转变为紫红色，煮沸2分钟，冷却至室温，继续滴定至溶液由绿色变为暗紫色，并将滴定的结果用空白试验校正。每1ml盐酸滴定液（0.5mol/L）相当于26.50mg碳酸钠（Na_2CO_3）。

本品按干燥品计算，含碳酸钠（Na_2CO_3）不得少于93.0%。

【性味】味咸、甘、苦，性平，效重。

【功能与主治】祛巴达干，消食，通便，破痞，止腐，解毒。用于消化不良，胃巴达干病，痧症，便秘，血郁宫中，经闭，胎衣不下，疮疡。

【用法与用量】多配方用，入散剂、丸剂；单味或加味，一次0.1～0.5g；外用适量。

【注意】腹泻者慎用。

【贮藏】密闭，置干燥处。

轻粉　　　　查干-雄胡

Qingfen　Cagaan šungh

CALOMELAS

本品为氯化亚汞（Hg_2Cl_2）。

【性状】【鉴别】【检查】【含量测定】应当符合《中国药典》现行版的规定。

【性味】味辛，性凉。有毒。

【功能与主治】杀虫, 攻毒, 接骨, 敛疮。用于疥疮, 顽癣, 梅毒, 骨折, 伤口不愈, 疮疡, 湿疹。

【用法与用量】多配方用, 入散、丸剂等; 单味或加味, 一次1~3g; 外用适量。

【注意】本品有毒, 不可过量; 内服慎用; 孕妇禁服。

【贮藏】置干燥处, 遮光, 密闭。

骨碎补 波钦-苏勒

Gusuibu Becin suul

DRYNARIAE RHIZOMA

本品为水龙骨科植物槲蕨*Drynaria fortunei*(Kunze) J. Sm. 的干燥根茎。全年均可采挖, 除去泥沙, 干燥, 或再燎去茸毛(鳞片)。

【性状】【鉴别】【检查】【浸出物】【含量测定】应当符合《中国药典》现行版的规定。

【性味】味苦、微甘, 性凉, 效钝、重。

【功能与主治】清热, 解毒, 止血, 愈伤。用于肉毒症, 配毒症, 肾热, 创伤。

【用法与用量】多配方用, 入汤、散、丸剂等; 单味或加味, 一次1~3g; 外用适量。

【贮藏】置干燥处。

钟乳石 呼混-朝鲁

Zhongrushi Hohon culuu

STALACTITUM

本品为碳酸盐类矿物方解石族方解石, 主含碳酸钙($CaCO_3$)。采挖后, 除去杂石。

【性状】【鉴别】【含量测定】应当符合《中国药典》现行版的规定。

【性味】味甘, 性温。

【功能与主治】愈伤, 强筋健脉。用于关节损伤, 协日乌素病, 拘挛, 陶赖, 合如乎, 巴木病。

【用法与用量】多配方用, 入汤、散、丸剂等; 单味或加味, 一次1~3g; 外用适量。

【贮藏】置干燥处。

香附 萨哈勒-额布森-温都斯

Xiangfu   Sahal ɵbsɵn ʉndes

CYPERI RHIZOMA

本品为莎草科植物莎草 *Cyperus rotundus* L. 的干燥根茎。秋季采挖, 燎去毛须, 置沸水中略煮或蒸透后晒干, 或燎后直接晒干。

【性状】【鉴别】【检查】【浸出物】【含量测定】应当符合《中国药典》现行版的规定。

【性味】味辛、涩、微甘, 性平。

【功能与主治】清肺热, 平喘, 止泻, 止痛。用于肺热咳嗽, 喘息, 咽喉肿痛, 热痢。

【用法与用量】多配方用, 入汤、散、丸剂等; 单味或加味, 一次1~3g; 外用适量。

【贮藏】置阴凉干燥处, 防蛀。

香青兰 毕日阳古

Xiangqinglan   Biryanggʉ

DRACOCEPHALI HERBA

本品为唇形科植物香青兰 *Dracocephalum moldavica* L. 的干燥地上部分。6—8月割取带花地上部分, 阴干。

【性状】【鉴别】应当符合国家药品标准的规定。

【性味】味甘、苦,性凉,效钝、轻、糙、腻。

【功能与主治】清胃、肝热,止血,愈伤,燥协日乌素。用于胃、肝热,胃出血,食物中毒,合如乎,巴木病。

【用法与用量】多配方用,入汤、散、丸剂等;单味或加味,一次1~3g;外用适量。

【贮藏】置阴凉干燥处,防潮。

香茶菜 呼和–都格梯–其其格

Xiangchacai Həh dugti ceceg

RABDOSIAE GLAUCOCALYCIS HERBA

本品为唇形科植物蓝萼香茶菜*Rabdosia japonica*(Burm.f.)Hara var. *glaucocalyx*(maxim)Hara 的干燥全草。夏、秋二季采收,除去杂质,洗净泥土,切段晒干。

【性状】本品呈碎段状,偶见不规则块状根茎,表面黄棕色或棕褐色,有细根或细根痕或茎残基;质坚硬,不易折断,断面浅棕色。茎段类方柱形,长短不一,直径2~4mm;表面黄绿色或暗紫红色,具4条纵沟槽;质脆,易折断,断面皮部淡绿色,木部黄白色,髓部白色,叶对生多皱缩、破碎,完整叶片呈卵形或宽卵形,边缘有粗大的钝锯齿,上表面黄绿色或浅棕色,下表面灰绿色;质脆,易碎。花萼蓝紫色,钟状。气清香,味苦、微酸。

【鉴别】本品茎横切面:表皮细胞1列,类长方形,外被角质层,有毛茸。下皮厚角组织在棱角处较多。皮层狭窄,内皮层细胞1列,细胞较大切向延长。中柱鞘纤维微木化,断续连接成环。韧皮部成环。形成层不明显。木质部环列,棱角处发达,导管径向排列。髓由较大型薄壁细胞组成,内含小型草酸钙棱晶。

粉末黄绿色。石细胞成片,表面观呈不规则多角形,壁波状弯曲,相互嵌列,孔沟细密;断面观呈类方形或类长方形,壁较厚,直径13~24μm。腺毛为小腺毛和腺鳞,小腺毛黄色,单细胞头,单细胞柄。非腺毛1~3个细胞,壁稍厚,有的具疣状突起,直径11~25μm。木纤维成束或单个散在,淡黄色,较长,末端稍尖,钝圆、平截或稍倾斜,直径5~18μm,壁稍厚,木化,胞腔较大,有单斜纹孔。中柱鞘纤维多成束,细长,壁较厚,木化,胞腔较小,直径5~13μm。导管为螺纹、环纹、网纹及具缘纹孔导管,直径6~20μm。下表皮细胞垂周壁波状弯曲,气孔直轴式、不定式。

【检查】水分 不得过8.0%(《中国药典》2020年版第四部通则0832第二法)。

总灰分　不得过11.0%（《中国药典》2020年版第四部通则2302）。

酸不溶性灰分　不得过3.0%（《中国药典》2020年版第四部通则2302）。

【浸出物】照醇溶性浸出物测定法（《中国药典》2020年版四部通则2201）项下的热浸法测定，以乙醇作为溶剂，不得少于9.0%。

【性味】味苦，性凉，效钝、腻、糙。

【功能与主治】活血、调经、退翳。用于月经不调，闭经，经期腹痛，云翳。

【用法与用量】配方用，多入丸散剂。

【贮藏】置阴凉干燥处。

香墨　ꡔ　铂和

Xiangmo　Beh

ATRAMENTUM AROMATICUM

本品为用松烟、胶汁、冰片和香料等加工制成的墨。

【性状】本品为方柱形或扁长方形块状。表面黑色，微显光泽，质硬而脆，不易折断，断面不平坦，乌黑色，颗粒状，有白色小斑点及孔隙。气特异，微香，味淡。

【鉴别】本品粉末乌黑色。稀甘油装片，可见无数颗粒状物集合而成的类圆形、多角形或不规则形的团块，大小不等，黑色或乌黑色，团块中包埋或散在类方形、长方形、柱形或不规则形的类晶体，表面光滑或具细密长条纹理或细小的圆孔状纹理；水合氯醛溶液装片（不加热），团块逐渐溶散而形成细小颗粒状或油滴状物。

【检查】水分　照水分测定法（《中国药典》2020年版四部通则0832第二法）测定不得过8.0%。

总灰分　不得过50.0%（《中国药典》2020年版四部通则2302）。

酸不溶性灰分　不得过30.0%（《中国药典》2020年版四部通则2303）。

【浸出物】照醇溶性浸出物测定法项下的热浸法（《中国药典》2020年版四部通则2201）项下的热浸法测定，用稀乙醇作为溶剂，不得少于20.0%。

【性味】味涩，性平。

【功能与主治】清热，止血，消肿，杀粘虫，明目。用于胃热，口鼻出血，月经过多，创伤出血，脱发，粘热。

【用法与用量】多配方用，入汤、散、丸剂等；单味或加味，一次1~3g。

【贮藏】置干燥处，防潮。

段报春 　陶如格-哈布日希乐-其其格

Duanbaochu　Toreg haburxl ceceg

PRIMULAE HERBA

本品为报春花科段报春*Primula maximowiczii* Regel的干燥全草。5—6月间采收，除去泥沙，晒干。

【性状】本品根状茎短，须根多，直径0.5~2mm，表面黄白色，质脆，易折断，断面淡黄色。叶基生，多皱缩，表面黄绿色，质脆，易碎，完整者呈矩圆状倒披针形或倒卵状披针形。花葶多碎断，表面光滑，具纵沟，直径3~7mm。花黄棕色、暗红紫色或紫色。气微，味淡。

【鉴别】本品粉末黄绿色。螺纹导管多见，偶见梯纹导管和网纹导管。根表皮细胞长方形，垂周壁深波状弯曲。花粉粒类圆形，直径15~25μm，具3个萌发孔。气孔扁圆形，不定式，副卫细胞4~5个。

【检查】水分　不得过9.0%（《中国药典》2020年版第四部通则0832第二法）。

总灰分　不得过12.0%（《中国药典》2020年版第四部通则2302）。

【浸出物】照醇溶性浸出物测定法（《中国药典》2020年版第四部通则2201）项下的热浸法测定，用稀乙醇作为溶剂，不得少于32.0%。

【含量测定】照高效液相色谱法（《中国药典》2020年版四部通则0512）测定。

色谱条件与系统适用性试验　以十八烷基硅烷键合硅胶为填充剂；以乙腈为流动相A，以0.3%磷酸溶液为流动相B，按下表中的规定进行梯度洗脱；检测波长为360nm。理论板数按槲皮素峰计算应不低于3000。

时间（min）	流动相A（%）	流动相B（%）
0~10	15	85
10~30	35	65
30~50	60	40

对照品溶液的制备　取槲皮素对照品、山奈素对照品适量,精密称定,加甲醇制成每1ml含槲皮素5.5μg、山奈素30μg的混合溶液,即得。

供试品溶液的制备　取本品粉末(过四号筛)约0.5g,精密称定,置具塞锥形瓶中,精密加入甲醇–25%盐酸溶液(3:1)混合溶液100ml,密塞,称定重量,置水浴中加热回流1小时,立即冷却,再称定重量,用甲醇–25%盐酸溶液(3:1)混合溶液补足减失的重量,摇匀,滤过,取续滤液,即得。

测定法　分别精密吸取对照品溶液和供试品溶液各10μl,注入液相色谱仪,测定,即得。

本品按干燥品计算,含槲皮素($C_{15}H_{10}O_7$)不得少于0.050%;含山奈素($C_{15}H_{10}O_6$)不得少于0.30%。

【性味】味苦,性凉。有小毒。

【功能与主治】促赫依琪素。用于癫痫,头痛,嘎日格病。

【用法与用量】一次0.5～1g。多配方用。

【注意】年老体弱、孕妇、小儿慎用。

【贮藏】置阴凉干燥处。

禹粮土　森都日阿

Yuliangtu　Sendraa

LIMONITERRA

本品为一含铁黏土矿物。全年皆可采挖,采挖后除去杂石。

【性状】本品呈不规则块状或粉末状。红棕色至赭色,条纹深红棕色。块状易为指甲刻划或剥落,断面略平坦,色较深,具层纹。手捻有光滑感。无臭,味淡,嚼之粘牙,有沙粒感。

【鉴别】(1)取本品粉末0.3g,加盐酸溶液(6→10)5ml,煮沸1分钟,离心,上清液显铁盐的鉴别反应(《中国药典》2020年版四部通则0301)。

(2)取【鉴别】(1)项下的上清液3ml,置具塞试管中,加乙醚6ml,振摇,静置分层,取下层液2ml,加25%氢氧化钠溶液2ml,摇匀,分成两份,一份加氢氧化钠试液即生成白色胶状沉淀,再继续滴加氢氧化钠试液,沉淀即溶解;另一份加茜素磺酸钠指示液1滴,即显紫色(不显加氨试液使显紫色),滴加醋酸至紫色刚好消失,再继续滴加1滴,生成红色沉淀,静置,沉淀显樱红色。

【检查】砷盐　取本品2g, 加盐酸5ml, 加水至23ml, 水浴加热20分钟, 放冷, 依法检查(《中国药典》2020年版四部通则0822第一法), 含砷量不得过1mg/kg。

【含量测定】取本品细粉约0.25g, 精密称定, 置锥形瓶中, 加盐酸15ml与25%氟化钾溶液3ml, 盖上表面皿, 加热至微沸, 滴加6%氯化亚锡溶液, 不断振摇, 待分解完全, 瓶底仅留白色残渣时, 停止加热, 用少量水洗涤表面皿及锥形瓶内壁, 洗液并入提取液, 趁热滴加6%氯化亚锡溶液至显浅黄色(如氯化亚锡溶液加过量, 可滴加高锰酸钾试液至显浅黄色), 加水100ml与25%钨酸钠溶液15滴, 滴加1%三氯化钛溶液至显蓝色, 用重铬酸钾滴定液(0.001667mol/L)滴定, 至溶液的蓝色消失, 立即加硫酸–磷酸–水(2:3:5)10ml与二苯胺磺酸钠指示液5滴, 用上述重铬酸钾滴定液滴定至溶液显蓝紫色。每1ml重铬酸钾滴定液(0.001667mol/L)相当于0.5585mg的铁(Fe)。

本品含铁(Fe)不得少于3.80%。

【性味】味甘, 性凉。

【功能与主治】清热, 愈伤, 医脑, 燥脓, 止血。用于烧伤, 烫伤, 白脉病, 中风, 脉热, 疮疡脓肿。

【用法与用量】多入散、丸剂; 外用适量, 调敷于患处。

【贮藏】封闭, 置阴凉干燥处。

胆矾　　　呼和–白邦

Danfan　Huh baibang

CHALCANTHITUM

本品为硫酸盐类胆矾族矿物胆矾Chalcanthite的晶体。主含硫酸铜($CuSO_4$), 通常是带5个分子结晶水的蓝色结晶($CuSO_4 \cdot 5H_2O$)。铜矿中挖得, 选择蓝色透明的结晶。

【性状】呈不规则颗粒状粉末。深蓝色至淡蓝色, 微带浅绿色, 具玻璃光泽。质脆, 无臭, 味酸涩。

【鉴别】(1)取本品粉末1g, 置蒸发皿内, 加热灼烧, 变为灰白色, 放冷遇水, 则又变为蓝色或略带绿色。

(2)取本品粉末约0.5g, 加水10ml使溶解, 滤过, 滤液显铜盐和硫酸盐的鉴别反应(《中国药典》2020年版第四部通则0301)。

【含量测定】取本品50mg, 精密称定, 置烧杯中, 加水适量使润湿, 加入盐酸约10ml, 在电热板上加热15分钟, 加入硝酸3ml, 继续加热至完全消解, 浓缩至2~3ml, 放置冷却, 加入氯化铵5g, 用玻璃棒搅拌成沙粒状, 加入浓氨试液10ml, 搅匀。滤过, 用浓氨试液-氯化铵溶液(氯化铵2g加水溶解, 浓氨试液2ml混匀, 加水稀释至100ml)洗涤10~12次, 合并洗液和滤液, 至电热板上蒸发至30~40ml, 取下, 加冰乙酸7ml, 用少量水洗涤瓶壁, 摇匀, 冷却, 加入50%碘化钾溶液2ml, 用硫代硫酸钠滴定液(0.01mol/L)滴定至溶液显淡黄色, 加入淀粉指示液1ml, 0.5%碘化钾溶液2ml, 继续滴定至黑蓝色消失。每1ml硫代硫酸钠滴定液(0.01mol/L)相当于0.507mg的铜(Cu)。

本品含铜(Cu)量胆矾不得少于15.0%。

【性味】味酸、辛, 性寒。有毒。

【功能与主治】破痞, 消奇哈, 去翳, 止腐, 杀虫, 催吐。用于奇哈, 痞症, 云翳, 巴木病, 白喉, 脓疮, 痘疹, 梅毒。

【用法与用量】炮制后入药。多入散、丸剂, 外用适量。

【注意】年迈、体弱者慎用, 孕妇、幼儿、赫依病患者禁用。

【贮藏】封闭, 置阴凉干燥处, 防潮。

独活 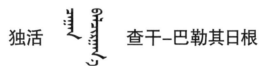 查干-巴勒其日根

Duhuo　Cagaan balcirgana

ANGELICAE PUBESCENTIS RADIX

本品为伞形科植物重齿毛当归*Angelica pubescens* Maxim. f. *biserrata* Shan et Yuan 的干燥根。春初苗刚发芽或秋末茎叶枯萎时挖, 除去须根和泥沙, 烘至半干, 堆置2~3天, 发软后再烘至全干。

【性状】【鉴别】【检查】【含量测定】应当符合《中国药典》现行版的规定。

【性味】味苦、辛, 性温。

【功能与主治】杀粘, 止血, 止痛, 除协日乌素, 杀虫。用于瘟疫热, 萨喉, 炭疽, 各种出血, 内、外虫症。

【用法与用量】多配方用, 入汤、散、丸剂等; 单味或加味, 一次1~3g; 外用适量。

【贮藏】置干燥处, 防霉, 防蛀。

姜黄　沙日-嘎

Jianghuang　Šar gaa

CURCUMAE LONGAE RHIZOMA

本品为姜科植物姜黄*Curcuma longa* L. 的干燥根茎。冬季茎叶枯萎时采挖,洗净,煮或蒸至透心,晒干,除去须根。

【性状】【鉴别】【检查】【浸出物】【含量测定】应当符合《中国药典》现行版的规定。

【性味】味辛、微苦,性温,效稀、钝、糙。

【功能与主治】止腐,治疮疡,解毒,杀粘。用于萨喉,炭疽,奇哈等粘性疾病,尿黄,尿浊,肾、膀胱热,尿闭,尿频,疮疡,蛇毒。

【用法与用量】多配方用,入汤、散、丸剂等;单味或加味,一次1~3g;外用适量。

【贮藏】置阴凉干燥处。

秦艽根　朱勒根-温都斯

Qinjiaogen　Zulgen undes

GENTIANAE MACROPHYLLAE RADIX

本品为龙胆科植物秦艽*Gentiana macrophylla* Pall.和小秦艽*Gentiana dahurica* Fisch. 的干燥根。前者习称"秦艽",后者习称"小秦艽"。春、秋二季采挖,除去泥沙;秦艽晒软,堆置"发汗"晒干,或不经"发汗"直接晒干;小秦艽趁鲜搓去黑皮,晒干。蒙药习用名称"秦艽根"。

【性状】【鉴别】【检查】【浸出物】【含量测定】应当符合《中国药典》现行版的规定。

【性味】味苦、辛,性凉,效稀、钝、轻、浮、淡、糙。

【功能与主治】清热,解毒,杀粘,止痛。用于瘟疫,毒热,血热,炭疽,萨喉,震热,搏热。

【用法与用量】多配方用, 入汤、散、丸剂等; 单味或加味, 一次1~3g; 外用适量。

【贮藏】置通风干燥处。

蚕豆花 ᠪᠦᠷ 蚕豆–宝日其更–其其格
Candouhua   Čandu burcagiin ceceg
VICIAE FLOS

本品为豆科植物蚕豆*Vicia faba* L.的干燥花。清明节前后, 开花时采收, 晒干。

【性状】本品呈棒槌状, 稍弯曲, 长2~3cm, 紫褐色或黑褐色。花梗极短。萼紧贴花冠管, 先端5裂片, 每因干燥碎断而残缺; 花的旗瓣在外, 并包裹着翼瓣和龙骨瓣, 因皱缩卷曲, 不易分辨。体轻, 手捻即碎。气微香, 味淡。

【性味】味甘, 性温。

【功能与主治】清血热, 制赫依血相讧。用于吐血, 咯血。

【用法与用量】多配方用, 入汤、散、丸剂等; 单味或加味, 一次1~3g; 外用适量。

【贮藏】置阴凉干燥处。

莲子 ᠯᠢᠶᠠᠩ 莲环–乌日
Lianzi   Lyanghuagiin ᴜr
NELUMBINIS SEMEN

本品为睡莲科植物莲*Nelumbo nucifera* Gaertn. 的干燥成熟种子。秋季果实成熟时采割莲房, 取出果实, 除去果皮, 干燥。

【性状】【鉴别】【检查】应当符合《中国药典》现行版的规定。

【性味】味甘、涩, 性平。

【功能与主治】补肾,固精。用于肾虚遗精,白带增多,腰痛。

【用法与用量】多配方用,入汤、散、丸剂等;单味或加味,一次1~3g;外用适量。

【贮藏】置干燥处,防蛀。

桔梗 胡日敦-查干

Jiegeng　Hurdan cagaan

PLATYCODONIS RADIX

本品为桔梗科植物桔梗*Platycodon grandiflorum*(Jacq.)A. DC. 的干燥根。春、秋二季采挖,洗净,除去须根,趁鲜剥去外皮或不去外皮,干燥。

【性状】【鉴别】【检查】【浸出物】【含量测定】应当符合《中国药典》现行版的规定。

【性味】味辛、甘,性寒,效轻、燥、淡。

【功能与主治】清肺热,止咳,排脓,祛痰。用于肺热,肺脓肿,伤风咳嗽,肺苏日亚。

【用法与用量】多配方用,入汤、散、丸剂等;单味或加味,一次1~3g;外用适量。

【贮藏】置通风干燥处,防蛀。

核桃仁 胡西根-楚莫

Hetaoren　Hušigiin cem

JUGLANDIS SEMEN

本品为胡桃科植物胡桃*Juglans regia* L. 的干燥成熟种子。秋季果实成熟时采收,除去肉质果皮,晒干,再除去核壳和木质隔膜。

【性状】【检查】应当符合《中国药典》现行版的规定。

【性味】味甘,性温,效腻。

【功能与主治】镇赫依，舒筋，润肠，平喘，固精。用于赫依病，赫依性抽搐，黄水疮，疥癣，遗精。

【用法与用量】多配方用，入汤、散、丸剂等；单味或加味，一次1~3g；外用适量。

【贮藏】置阴凉干燥处，防蛀。

砾玄参 ᠬᠠᠷᠢᠶᠠᠨ ᠬᠠᠷ ᠣᠷᠬᠣᠳᠠᠢ 海仁-哈日-奥日浩代

Lixuanshen　Hariin har orhoodoi

SCROPHULARIAE HERBA

本品为玄参科植物砾玄参 *Scrophularia incisa* Weinm的干燥全草。夏季采收，洗净泥沙，晒干。

【性状】本品全体被短毛。茎类圆柱形，长20~50cm，有棱。叶片多破碎，完整者展开后长椭圆形或椭圆形，长0.8~3cm，宽0.3~1.3cm，先端钝或尖，边缘具不规则尖齿或粗齿，基部楔形，下延成柄状，柄短。具小聚伞，有1~7朵花；花萼具白色膜质边；花冠玫瑰红色至深紫色，蒴果球形，种子多数。气微，味苦。

【性味】味苦，性凉。

【功能与主治】清热解毒，透疹，通脉。用于麻疹，斑疹，内热症。

【用法与用量】多配方用，入汤、散、丸剂等；单味或加味，一次1~3g；外用适量。

【贮藏】置阴凉干燥处。

党参 ᠱᠤᠤᠨ 笋–奥日浩代

Dangshen Suun orhodoi

CODONOPSIS RADIX

　　本品为桔梗科植物党参*Codonopsis pilosula*（Franch.）Nannf.、素花党参*Codonopsis pilosula* Nanf.var. *modesta*（Nanf.）L.T.Shen或川党参*Codonopsis tangshen* Oliv.的干燥根。秋季采挖，洗净，晒干。

　　【性状】【鉴别】【检查】【浸出物】应当符合《中国药典》现行版的规定。

　　【性味】味辛、涩，性凉，效锐、软。

　　【功能与主治】除协日乌素，消肿，舒筋。用于巴木病，陶赖，合如乎，关节协日乌素病，粘性肿疮，牛皮癣。

　　【用法与用量】多配方用，入汤、散、丸剂等；单味或加味，一次1~3g；外用适量。

　　【贮藏】置通风干燥处，防蛀。

圆柏 ᠦᠬᠡᠷ ᠠᠷᠴᠠ 乌赫日–阿日查

Yuanbai Uher arch

SABINAE CACUMEN ET FOLIUM

　　本品为柏科植物叉子圆柏*Sabina vulgaris* Antoine的干燥枝梢和叶。夏、秋二季采摘，阴干。

　　【性状】本品小枝呈圆柱形或微呈四棱形。刺叶长短不等，深绿色或黄绿色，直径1~4mm；鳞叶卵形，交互对生，长1~5mm，背部具腺槽。气微香，味微苦、涩。

　　【鉴别】（1）本品鳞叶及枝横切面：鳞叶表皮细胞1列，排列整齐，外被厚角质层；鳞叶中部于表皮下有较大的类圆形或椭圆形的空腔；栅栏细胞短柱状，海绵组织细胞较大、排列疏松。枝维管束周韧型,木质部较宽,中央髓部偏小,射线明显。

(2)粉末绿色或黄绿色。表皮细胞类长方形,气孔甚多,凹陷形,保卫细胞较大。纤维细长,单个或成束。木薄壁细胞多见,壁呈念珠状增厚。

【检查】水分 不得过8.0%(《中国药典》2020年版四部通则0832第四法)。

总灰分 不得过8.0%(《中国药典》2020年版四部通则2302)。

【浸出物】照醇溶性浸出物测定法(《中国药典》2020年版四部通则2201)项下的热浸法测定,用乙醇作为溶剂,不得少于24.0%。

【含量测定】照高效液相色谱法(《中国药典》2020年版四部通则0512)测定。

色谱条件与系统适用性试验 以十八烷基硅烷键合硅胶为填充剂;以乙腈–0.01mol/L磷酸二氢钾溶液–冰醋酸(14∶86∶1.5)为流动相;检测波长为254nm。理论板数按槲皮苷峰计算应不低于3000。

对照品溶液的制备 取槲皮苷对照品适量,精密称定,加甲醇制成每1ml含40μg的溶液,即得。

供试品溶液的制备 取本品粉末(过二号筛)约0.5g,精密称定,置具塞锥形瓶中,精密加入甲醇25ml,称定重量,超声处理45分钟(功率300W,频率50kHz),放冷,再称定重量,用甲醇补足减失的重量,摇匀,滤过,取续滤液,即得。

测定法 分别精密吸取对照品溶液与供试品溶液各10μl,注入液相色谱仪,测定,即得。

本品按干燥品计算,含槲皮苷($C_{21}H_{20}O_{11}$)不得少于0.10%。

【性味】味苦,性凉。

【功能与主治】清热,解毒,燥协日乌素。用于肾热,协日乌素症,炭疽病。

【用法与用量】一次1~5g。多配方用。

【贮藏】置阴凉干燥处。

铁屑 　特木仁-乌日布德斯

Tiexie　Təməriin urəbdes

FERRI FARINA

本品是用金属铁加工而成的铁屑或铁粉。

【性状】本品为不规则颗粒状或粉末状，表面灰黑色，有金属光泽，体重，质硬。气微，味淡。

【鉴别】（1）取本品粉末0.1g，加盐酸2ml，振摇，滤过，取滤液2滴，加亚铁氰化钾试液1~2滴，即生成蓝色沉淀；但加25%氢氧化钠溶液3~5滴，沉淀变成棕色。

（2）取本品粉末0.1g，加盐酸2ml，振摇，滤过，取滤液2滴，加铁氰化钾试液1~2滴，即生成蓝色沉淀；但加25%氢氧化钠溶液3~5滴，沉淀变成棕色。

【含量测定】取本品粉末约1g，精密称定，置坩埚中，在500℃炽灼4小时，放冷，用50ml盐酸分次洗涤置250ml锥形瓶中，盖上表面皿，在65~75℃加热溶解4小时（不时摇动，避免沸腾），冷却，滤过，将滤液转移至250ml容量瓶中，加水稀释至刻度，摇匀，精密量取25ml置250ml锥形瓶中，加入8ml盐酸，加热至近沸腾，加入6滴甲基橙指示液，趁热边摇边滴加5%二氯化锡溶液（临用新配）至溶液变为淡粉色，若摇动后粉色褪去，可补加1滴甲基橙至溶液呈现稳定的淡粉色，迅速用冷水冷却至室温，加入水50ml，硫酸-磷酸-水（3：3：14）20ml与二苯胺磺酸钠指示液15滴。立即用重铬酸钾滴定液（0.02mol/L）滴定至溶液由绿色变为紫红色。记录用重铬酸钾滴定液（0.02mol/L）的毫升数，计算，即得。

本品含铁（Fe）不得少于85.0%。

【炮制】照浸制法炮制后入药。

【性味】味辛、酸，性凉。

【功能主治】消浮肿，清肝热，明目，解毒。用于水肿，浮肿，肝热，肝宝如，肝中毒。

【用法与用量】多配方用，入汤、散、丸剂等；单味或加味，一次1~3g。

【贮藏】置干燥处，防潮，防锈。

铁落 特木仁-哈嘎

Tieluo　Təməriin hag

FARINA FERRI

本品为手工炼铁时,锤落的铁屑,主含氧化铁($Fe_2O_3 \cdot FeO$)。收集后,除去杂质,洗净,晒干。

【性状】本品为大小不一灰黑色薄片或碎屑,表面平坦或粗糙,有金属光泽,不透明,体重、质坚而脆,易折断。气微,味淡。

【鉴别】取本品粉末0.1g,加盐酸2ml,振摇,静置。上清液显铁盐的鉴别反应(《中国药典》2020年版四部通则0301)。

【含量测定】取本品细粉约0.15g,精密称定,置锥形瓶中,加盐酸15ml与25%氟化钾溶液3ml,盖上表面皿,加热至微沸,滴加6%氯化亚锡溶液,不断摇动,待分解完全,瓶底仅留白色残渣时,取下,用少量水冲洗表面皿及瓶内壁,趁热滴加6%氯化亚锡溶液至显浅黄色(如氯化亚锡加过量,可滴加高锰酸钾试液至显浅黄色),加水100ml与25%钨酸钠溶液15滴,并滴加1%三氯化钛溶液至显蓝色,再小心滴加重铬酸钾滴定液(0.01667mol/L)至蓝色刚好褪尽,立即加硫酸-磷酸-水(2∶3∶5)10ml与二苯胺磺酸钠指示液5滴,用重铬酸钾滴定液(0.01667mol/L)滴定至溶液显稳定的蓝紫色。每1ml重铬酸钾滴定液(0.01667mol/L)相当于5.585mg的铁(Fe)。

本品含铁(Fe)不得少于55.0%。

【性味】味辛,性凉。

【功能与主治】明目,退黄。用于黄疸,希日病,障翳,目赤刺痛。

【用法与用量】多配方用,入汤、散、丸剂等;单味或加味使用时,一次1~3g。

【贮藏】置干燥处,防潮,防锈。

铅 哈日-托古拉嘎

Qian Har tugalga

PLUMBUM

本品为金属铅（Pb）。

【性状】本品多呈颗粒状。表面银白色，具金属光泽，露空中失去光泽呈灰色，体重，质软，具延展性。气微，味淡。

【鉴别】（1）取本品0.1g，加稀硝酸15ml，加热使溶解，滤过，取滤液1ml，加碘化钾试液1ml，即生成黄色沉淀。

（2）取【鉴别】（1）项下的滤液1ml，加铬酸钾试液3ml，产生黄色沉淀，分离，沉淀在稀硝酸中不溶解，沉淀在氢氧化钠溶液（8→100）中溶解。

【检查】铁 取本品0.1g，加稀硝酸10ml，加热使溶解，蒸干，加水使溶解成25ml，照铁盐检查法（《中国药典》2020年版四部通则0807）检查，如显颜色，与标准铁溶液1ml制成的对照液比较，不得更深（0.01%）。

砷 取本品1.0g，加稀硝酸10ml，加热使溶解，蒸干，加盐酸5ml与加水23ml，依法检查（《中国药典》2020年版四部通则0822第一法），含砷量不得过2mg/kg。

【含量测定】取本品约0.25g，精密称定，加稀硝酸20ml，加热使溶解，冷却，加水50ml，加二甲酚橙指示液10滴，加乌洛托品溶液（30→100）10ml，并用乌洛托品溶液（30→100）调pH值至5.5。用0.05mol/L乙二胺四乙酸二钠滴定液滴定至亮黄色。并将滴定的结果用空白试验校正。每1ml乙二胺四乙酸二钠滴定液（0.05mol/L）相当于10.36mg的铅（Pb）。

本品含铅（Pb）不得少于99.0%。

【炮制】加三子汤煮沸，再加沙棘汤煮沸；与银朱、硫黄共研，照焖煅法炮制后入药。

【性味】味甘，性寒。有毒。

【功能与主治】解毒，生肌，愈伤。用于协日乌素病，梅毒，疔毒。

【用法与用量】多配方用，入散剂、丸剂等。

【注意】本品有毒，不宜大量服用，也不宜少量长期服用；孕妇及肝肾功能不全者禁用。

【贮藏】置干燥处。

射干　沙日-海其-额布斯

Shegan　Šar haic ɵbs

BELAMCANDAE RHIZOMA

本品为鸢尾科植物射干*Belamcanda chinensis* (L.) DC. 的干燥根茎。春初刚发芽或秋末茎叶枯萎时采挖,除去须根及泥沙,干燥。

【性状】【鉴别】【检查】【浸出物】【含量测定】应当符合《中国药典》现行版的规定。

【性味】味苦,性凉,效钝、稀、柔。

【功能与主治】清巴达干热,止吐。用于巴达干热,恶心呕吐,宝如扩散症,胃痛。

【用法与用量】多配方用,入汤、散、丸剂等;单味或加味,一次1~3g;外用适量。

【贮藏】置干燥处。

狼舌　朝宁-赫勒

Langshe　Chaonin hel

GLOSSA LUPI

本品为犬科动物狼*Canis lupus* L.的干燥舌。秋冬猎取,洗净,置通风处,阴干。

【性状】本品呈圆柱形,略扁,稍弯曲,舌尖向上翘,长约15cm,宽约3cm,厚1~2cm,舌尖钝圆,较薄,舌根稍宽厚。表面黄棕色或棕褐色。正面中间有一浅纵沟,背面有一深沟。正面可见众多突出的味蕾,前、中部呈点状,根部呈二角状。质坚硬而韧,不易折断,切面呈椭圆形,可见细纹理。气微腥,味淡。

【性味】味甘、辛,性凉。

【功能与主治】杀粘,消肿。用于舌疹,舌肿,化脓性扁桃体炎,结喉,齿龈肿。

【用法与用量】多配方用。

【贮藏】置通风干燥处, 防蛀。

狼毒 ᠎᠎ 塔日奴

Langdu　Tarnuu

EUPHORBIAE EBRACTEOLATAE RADIX

本品为大戟科植物狼毒大戟*Euphorbia fischeriana* Steud. 或月腺大戟*Euphorbia ebracteolata* Hayata 的干燥根。春、秋二季采挖, 洗净, 切片, 晒干。

【性状】【鉴别】【检查】【浸出物】应当符合《中国药典》现行版的规定。

【性味】味辛, 性温, 效稀、钝、糙、浮。有毒。

【功能与主治】峻泻, 消奇哈, 除协日乌素, 杀粘虫。用于萨喉, 炭疽, 粘肿, 协日乌素疮, 疥癣, 水肿, 陶赖, 合如乎, 协日乌素病。

【用法与用量】多配方用, 入散、丸剂等; 单味或加味, 一次1~3g; 外用适量。

【注意】孕妇禁用; 老年、幼儿、体虚者慎用。

【贮藏】置通风干燥处, 防蛀。

狼胃 ᠎᠎᠎ 朝宁–浩道德

Langwei　Chaonin haodaod

STOMACHUS LUPI

本品为犬科动物狼*Canis lupus* L. 的干燥胃。秋、冬猎取, 取胃, 除去胃内容物, 洗净, 置通风处阴干。

【性状】本品呈扁平囊状, 中空, 略弯曲, 一端宽, 一端窄。长约23cm, 宽端约10cm, 窄端约

5cm。厚约2cm。表面灰褐色,有肌纤维纹理,残留脂肪。断面棕色,周围有一层灰白色的膜,内为横、竖相交的肌纤维。质坚不易折断,气极腥,味咸。

【炮制】煅狼胃 取净狼胃,照泥煅法煅至油尽,质酥脆。

【性味】味甘,性热。

【功能与主治】温中,消食。用于消化不良,胃巴达干,胃痛,胃痞。

【用法与用量】多配方用。

【贮藏】置通风干燥处,防蛀。

高良姜　　　乌兰-嘎

Gaoliangjiang　Ulaan gaa

ALPINIAE OFFICINARUM RHIZOMA

本品为姜科植物高良姜*Alpinia officinarum* Hance 的干燥根茎。夏末秋初采挖,除去须根和残留鳞片,洗净,切段,晒干。

【性状】【鉴别】【检查】【含量测定】应当符合《中国药典》现行版的规定。

【性味】味辛、甘,性温,效糙、燥、浮、锐。

【功能与主治】温胃,消食,祛巴达干赫依,强身,排脓痰。用于胃火衰败,食积不消,食欲不振,呃逆,泄泻,咳痰不利,阳痿,体虚。

【用法与用量】多配方用,入汤、散、丸剂及油剂等;单味或加味,一次1~3g;外用适量。

【贮藏】置阴凉干燥处。

高灵脂（高地灵脂）　哈登–海鲁木拉

Gaolingzhi　Haden hailmal

PETAURISTAE FAECES

本品为松鼠科动物灰鼯鼠*Petaurista xanthotis*（Milne-Edwards）的干燥粪便。全年均可采收，除去杂质，进一步晒干。

【性状】本品呈不规则的块状，大小不一。表面黑棕色、红棕色或灰棕色，凹凸不平，有油润性光泽。黏附的颗粒呈椭圆形，表面常裂碎，显纤维性。质硬，断面黄棕色或棕褐色，不平坦，有的可见颗粒，间或有黄棕色树脂状物质。气腥臭，味苦。

【鉴别】取本品粉末（过三号筛）1g，置圆底烧瓶中，加80%乙醇50ml，加热回流2小时，放冷，滤过，滤液低温浓缩至5ml，用乙酸乙酯萃取3次（20ml、10ml、10ml），合并萃取液，蒸干，残渣加甲醇1ml使溶解，作为供试品溶液。另取熊果酸对照品，加甲醇制成每1ml含1mg的溶液，作为对照品溶液。照薄层色谱法（《中国药典》2020年版四部通则0502）试验，吸取上述两种溶液各10μl，分别点于同一硅胶G薄层板上，以环己烷-乙酸乙酯-冰醋酸（12∶4∶0.5）为展开剂，展开，取出，晾干，喷以10%硫酸乙醇溶液，105℃加热至斑点显色清晰，置紫外光灯（365nm）下检视。供试品色谱中，在与对照品色谱相应的位置上，显相同颜色的荧光斑点。

【检查】水分　不得过10.0%（《中国药典》2020年版四部通则0832第二法）。

总灰分　不得过35.0%（《中国药典》2020年版四部通则2302）。

酸不溶性灰分　不得过10.0%（《中国药典》2020年版四部通则2302）。

【浸出物】照水溶性浸出物测定法（《中国药典》2020年版四部通则2201）项下的热浸法测定，不得少于8.0%。

【炮制】有时制膏。

【性味】味苦、微咸，性凉，效锐。

【功能与主治】清热，调元，止痛，消淋巴结肿，利尿，燥协日乌素。用于肝胆热，胃热，肾热，腹泻，通风，游痛症，协日乌素病，淋巴结肿，慢性肝病。

【用法与用量】一次0.5~1g，多入汤、散、丸剂；外用适量，调敷患处。

【贮藏】置干燥处,防潮。

唐古特乌头 查干-泵阿

Tanggutewutou Cagaan bong aa

ACONITI TANGUTICI HERBA

本品为毛茛科植物唐古特乌头 *Aconitum tanguticum* (Maxim.) Stapf 或船形乌头 *Aconitum naviculare* (Bruhl.) Stapf 的干燥全草。夏末秋初花开时采挖,除去杂质,阴干。蒙药习用名称"查干-泵阿"。

【性状】【鉴别】应当符合国家药品标准的规定。

【性味】味苦,性凉,效稀、轻。有小毒。

【功能与主治】平复希日,清热,解毒。用于发热,头痛,口渴,黄疸,肝区痛,肠刺痛,胃肠热,咽喉热,希日疫,毒热。

【用法与用量】多配方用,入汤、散、丸剂等;单味或加味,一次1~3g;外用适量。

【贮藏】置通风干燥处。

拳参 莫和日

Quanshen Meher

BISTORTAE RHIZOMA

本品为蓼科植物拳参 *Polygonum bistorta* L. 的干燥根茎。春初发芽时或秋季茎叶将枯萎时采挖,除去泥沙,晒干,去须根。

【性状】【鉴别】【检查】【浸出物】【含量测定】应当符合《中国药典》现行版的规定。

【性味】味涩、苦,性凉,效钝、柔、燥。

【功能与主治】清肺热,止泻,消肿,解毒,引协日乌素。用于感冒,肺热,瘟疫,脉热,肠刺痛,中毒,关节肿痛。

【用法与用量】多配方用,入汤、散、丸剂等;单味或加味,一次1~3g;外用适量。

【贮藏】置干燥处。

益母草 都日伯乐吉-额布斯

Yimucao Dərbelz əbs

LEONURI HERBA

本品为唇形科植物益母草*Leonurus japonicas* Houtt. 的干燥地上部分。夏季茎叶茂盛,花未开或初开时采割,除去杂质,晒干。

【性状】【鉴别】【检查】【浸出物】【含量测定】应当符合《中国药典》现行版的规定。

【性味】味苦,性凉,效锐、腻、糙。

【功能与主治】活血,调经,拨云退翳。用于血瘀症,月经不调,闭经,痛经,云翳,多泪,目赤。

【用法与用量】多配方用,入汤、散、丸剂等;单味或加味用时,一次1~3g。

【贮藏】置干燥处。

益智 宝日-苏格木勒

Yizhi Bor sugmel

ALPINIAE OXYPHYLLAE FRUCTUS

本品为姜科植物益智*Alpinia oxyphylla* Miq. 的干燥成熟果实。夏、秋间果实由绿变红时采收,晒干或低温干燥。

【性状】【鉴别】【检查】【含量测定】应当符合《中国药典》现行版的规定。

【性味】味辛、苦,性温,效轻、燥、腻、锐。

【功能与主治】祛肾寒,镇赫依,温胃,消食,开欲,止吐。用于肾寒,气郁宫中,膀胱赫依病,游痛症,尿频。

【用法与用量】多配方用,入汤、散、丸剂等;单味或加味,一次1~3g;外用适量。

【贮藏】置阴凉干燥处。

海金沙　　阿拉坦–额勒斯

Haijinsha　Altan els

LYGODII SPORA

本品为海金沙科植物海金沙*Lygodium japonicum*(Thunb.)Sw.的干燥成熟孢子。秋季孢子未脱落时采割藤叶,晒干,搓揉或打下孢子,除去藤叶。

【性状】【鉴别】【检查】应当符合《中国药典》现行版的规定。

【性味】味甘、咸,性寒。

【功能与主治】利尿,消肿,破石痞。用于肾隐伏热,肾脉刺痛,尿频,尿急,尿血,尿痛,尿闭,浮肿,全身水肿,肾、膀胱石痞,肾合如乎病。

【用法与用量】多配方用,入汤、散、丸剂等;单味或加味,一次1~3g;外用适量。

【贮藏】置干燥处。

海州香薷 ᠱ᠎ᠠᠷ 沙日-吉如格

Haizhouxiangru Šar ziirᴕg

ELSHOLTZIAE HERBA

本品为唇形科植物海州香薷*Elsholtzia splendens* Nakai ex F. Maekawa的干燥地上部分。夏秋季开花结果时割取地上部分,除去杂质,晒干。

【**性状**】本品茎方柱形,长30~50cm,直径1~2mm,节明显,节间长4~7cm;基部紫红色,上部黄绿色或淡黄色。质脆,易折断。叶对生,多皱缩或脱落,叶片呈长卵形或披针形,暗绿色或黄绿色,边缘有疏锯齿。软伞花序,苞片宽卵形,脱落或残存;花萼宿存,钟状;花冠红紫色。小坚果4枚,近卵圆形。气清香而浓,味凉而微辛。

【**鉴别**】本品茎横切面:表皮细胞1列,长圆形,有单细胞或多细胞非腺毛存在,皮层较窄,外侧棱角处有2~4列厚角细胞成环,壁非木化增厚;皮层内侧有纤维束,2~6个成群断续成环。韧皮部窄,形成层明显。木质部宽广,导管单个散在或2~3成群,径向排列。髓宽广。

粉末淡黄棕色,非腺毛较多,多碎断,完整的1~8个细胞,多细胞非腺毛中常有一个细胞缢缩,直径8~40μm,壁具细条纹理;单细胞非腺毛短。腺鳞头部扁球形,由8或10个细胞组成,直径60~90μm,充满黄棕色物。表皮细胞垂周壁连珠状增厚,气孔直轴式。花粉粒扁球形,具6沟,表面有网状雕纹。导管主要为螺纹导管,直径3~32μm。

【**检查**】水分　不得过8.0%(《中国药典》2020年版四部通则0832第二法)。

总灰分　不得过5.0%(《中国药典》2020年版四部通则2302)。

酸不溶性灰分　不得过2.0%(《中国药典》2020年版四部通则2302)。

【**性味**】味苦、辛、涩,性温,效燥、轻、糙。

【**功能与主治**】杀虫,止糜烂,愈伤,祛巴达干。用于阴道虫、肛门虫,肠内寄生虫病。

【**用法与用量**】一次3~5g,多配方用,煮散剂,或入丸、散剂。

【**贮藏**】置阴凉干燥处。

海螺　ᠪᠠ　拉白

Hailuo　Labai

RAPANAE CONCHA

本品为骨螺科动物红螺*Rapana thomasiana* Crosse的骨壳。春季至秋季捕捉,用沸水烫死,除去肉,洗净,晒干。

【性状】本品略近梨形,壳宽2~8cm,壳高4~10cm,螺层约6层,缝合线及生长线明显,体螺层极膨大。肩角结节突起,在体螺层上结节成三角形,特别突出。壳面粗糙,具有排列整齐的螺旋状肋和细沟纹,体螺层的角下面还有3~4条具结节突起的粗肋,尤以基部1条最粗大,位于壳口内唇基部的外侧,由密接的褶襞形成。壳面黄褐色,具棕褐色斑点。壳口大,前沟短宽,外唇厚,边缘具有与螺肋相当的缺刻。壳内面杏红色,有珍珠样光泽。质坚厚,不易破碎,破碎面呈层状。气微腥,味甘咸。

【鉴别】(1)取铂丝,用盐酸湿润后,蘸取本品在无色火焰中燃烧,火焰即显砖红色。

(2)取本品粉末2g,加稀盐酸10ml,即有大量气体产生,此气体通入氢氧化钙试液中,立即显白色沉淀。

(3)取本品粉末2g,加稀盐酸10ml,反应后的溶液,加氢氧化钠试液中和,滤过,取滤液1ml,加草酸铵试液即发生白色沉淀;沉淀不溶于醋酸,但溶于盐酸。

【检查】水分　不得过1.0%(《中国药典》2020年版四部通则0832第二法)。

酸不溶性灰分　不得过30%(《中国药典》2020年版四部通则2302)。

重金属　取本品0.5g,加水5ml,混合均匀,加稀盐酸4ml,煮沸5分钟,放冷,滤过,滤器用少量水洗涤,合并洗液与滤液,加酚酞指示剂1滴,并滴加适量的氨试液至溶液显淡红色,加稀醋酸2ml与水使成25ml,加抗坏血酸0.5g,溶解后,依法检查(《中国药典》2020年版四部通则0821第一法),含重金属不得过30mg/kg。

【含量测定】取本品细粉约0.15g,精密称定,置锥形瓶中,加稀盐酸10ml,加热使溶解,加水20ml与甲基红指示液1滴,滴加10%氢氧化钾溶液至溶液显黄色,继续加10%氢氧化钾溶液10ml,加钙黄绿素指示剂0.1g,用乙二胺四醋酸二钠滴定液(0.05mol/L)滴定至溶液黄绿色荧光消失而显橙色。每1ml乙二胺四醋酸二钠滴定液(0.05mol/L)相当于5.004mg的碳酸钙($CaCO_3$)。

本品含总钙以碳酸钙（$CaCO_3$）计，不得少于91.0%。

【炮制】洗净，武火明煅成酥脆的灰。

【性味】味甘、咸，性凉。

【功能与主治】燥脓，燥协日乌素，清骨热，破积。用于协日乌素疮，腺肿或流脓，鼠疮，骨伤，云翳，白斑。

【用法与用量】炮制后入药。多入散、丸剂。

【贮藏】置阴凉干燥处。

宽叶红门兰　　　　乌日根-胡哈-查赫日麻

Kuanyehongmenlan　Urgen huuh cahirmaa

ORCHIDIS HERBA

本品为兰科植物宽叶红门兰 *Orchis latifolia* L.的干燥全草。9—10月采收，除去泥沙，晒干。

【性状】本品茎圆柱形，长12~40cm。表面棕色，有纵纹。肉质块茎圆柱状，多有3~5个爪状分枝。叶多皱缩、破碎，完整叶片展平后呈椭圆形或披针形，长3~15cm，先端渐尖，基部成鞘状包茎。总状花序密集似穗状。质脆，易折断，断面中空。气微，味微苦、涩。

【鉴别】本品粉末灰色或灰绿色。上、下表皮细胞类长方形，上表皮细胞具角质线纹，外壁呈乳头状突起。下表皮细胞壁波状弯曲，环式气孔。草酸钙针晶束存在于大的类圆形黏液细胞中，或随处散在，长达75μm。花粉粒类圆形或类椭圆形，直径30~88μm，外壁有刺状突起。淀粉粒单粒类圆形或椭圆形，直径3~15μm，脐点，层纹均不明显。非腺毛少见，壁光滑。导管为螺纹导管、梯纹导管。

【检查】水分　不得过11.0%（《中国药典》2020年版四部通则0832第二法）。

总灰分　不得过11.0%（《中国药典》2020年版四部通则2302）。

酸不溶性灰分　不得过4.0%（《中国药典》2020年版四部通则2302）。

【性味】味甘，性平。

【功能与主治】补精华，固精，补肾，滋补。用于体弱，肾寒，精液耗损，阳痿，陶赖，合如乎，巴木病。

【用法与用量】多配方用，入汤、散、丸剂等；单味或加味，一次1~3g；外用适量。

【贮藏】置阴凉干燥处。

基力哲　　基力哲

Jilizhe　Jilzhe

GENTIANAE MACROPHYLLAE HERBA

本品为龙胆科植物秦艽*Gentiana macrophylla* Pall.的干燥地上部分。夏季花开期采收,除去杂质,晒干。

【性状】本品茎单一,圆柱形,稍扁,有的基部分枝;表面黄绿色,具纵棱,有节,节间长2~15cm,节部有叶基抱茎;质脆,易折断,断面中空。叶多破碎,完整基生叶狭披针形至狭倒披针形,长15~30cm,宽1~5cm,先端尖,基部鞘状,全缘,平滑无毛,五至七出脉,主脉背面明显凸起;茎生叶,3~5对,披针形,长5~20cm,宽1~5cm,先端尖,基部抱茎,全缘,三至五出脉,主脉背面凸出。聚伞花序,顶生或腋生;花萼膜质,一侧裂开,长3~9cm,萼齿5,大小不等;花冠管状钟形,长16~27mm,具5裂片,蓝色或蓝紫色。可见不成熟的蒴果,长椭圆形,藏于花冠内。种子多数,细小。气微,味苦。

【性味】味苦,性凉,效轻、柔。

【功能与主治】清热,消肿,燥协日乌素。用于协日乌素热,黄水疮,丹毒,疖肿,发症,吾雅曼病。

【用法与用量】多配方用。

【贮藏】置阴凉干燥处。

菥蓂子 恒格日格-额布斯

Ximingzi Henggereg ɵbs

THLASPIS SEMEN

本品为十字花科植物菥蓂*Thlaspi arvense* L. 的干燥成熟种子。秋季果实成熟时采收,晒干,打下种子,除去杂质。

【性状】【鉴别】应当符合国家药品标准的规定。

【性味】味辛、苦,性温,效腻、轻、柔。

【功能与主治】清肺、肾热,壮阳,开胃,利尿,消肿。用于肺热,肝热,肾热,肾脉损伤,睾丸肿坠,遗精,阳痿,腰酸腿痛,恶心。

【用法与用量】多配方用,入汤、散、丸剂等;单味或加味,一次1~3g;外用适量。

【贮藏】置阴凉干燥处,防蛀。

黄丹(章丹) 混杜

Huangdan Hund

MINIUM

本品为用铅加工制成的四氧化三铅(Pb_3O_4)。

【性状】本品为橙红色或橙黄色粉末。光泽暗淡,不透明。体重,有沙粒感,细腻,能使手指染成橙黄色。气微,味淡。

【鉴别】(1)取本品0.2g,加硝酸5ml溶解,溶液即显红棕色浑浊,澄清后,上清液无色,沉淀红棕色。

(2)取本品0.2g,加稀硝酸10ml溶解,滤过;取滤液3ml,加铬酸钾试液2ml,即生成黄色沉淀;

分离, 沉淀在稀硝酸中不溶解, 加氢氧化钠溶液(8→100) 碱化后, 沉淀即溶解。

【检查】铁取本品0.1g, 加硝酸5ml, 加过氧化氢溶液1ml, 使溶解, 蒸干, 加水适量, 滤过, 滤液置50ml纳氏比色管中, 用水洗涤容器与滤器, 并入同一纳氏比色管中使成25ml, 照铁盐检查法(《中国药典》2020年版四部通则0807) 检查, 如显颜色, 与标准铁溶液2ml制成的对照液比较, 不得更深 (0.02%)。

【含量测定】取本品约0.3g, 精密称定, 加硝酸溶液(38→100) 4ml, 摇匀, 加抗坏血酸0.5g, 加水50ml使溶解, 加二甲酚橙指示液5滴, 加乌洛托品溶液(30→100) 至溶液显紫色, 继续多加5ml, 用乙二胺四乙酸二钠滴定液(0.05mol/L) 滴定至溶液由紫色变为黄色。并将滴定的结果用空白试验校正。每1ml乙二胺四乙酸二钠滴定液(0.05mol/L) 相当于11.43mg的四氧化三铅(Pb_3O_4)。

本品含四氧化三铅(Pb_3O_4) 不得少于98.0%。

【性味】味辛, 性凉, 效重。有毒。

【功能与主治】止腐, 生肌, 清热。用于肌脉热, 疮疡, 血希日性眼患。

【用法与用量】多配方用, 入散剂、丸剂等; 单味或加味, 一次0.3~0.6g; 外用适量。

【注意】本品有毒, 不宜大量服用, 也不宜少量长期服用; 孕妇及肝肾功能不全者禁用。

【贮藏】置干燥处。

黄花铁线莲　　　　　　阿拉格–特木日–奥日秧古

Huanghuatiexianlian　　Aleg temur oronggu

CLEMATIDIS INTRICATAE HERBA

本品为毛茛科植物黄花铁线莲*Clematis intricata* Bunge的干燥全草。夏、秋二季采割, 除去杂质, 干燥。

【性状】本品多卷曲断碎。茎呈圆柱形, 直径0.2~0.5mm, 表面棕色, 具细纵棱, 质稍韧, 断面皮部棕褐色, 木部黄棕色。叶多脱落破碎, 灰绿色, 完整者羽状分裂, 小叶有柄, 2~3全裂或深裂, 中间裂片线状披针形、披针形或狭卵形, 长1~4.5cm, 宽0.2~1.5cm, 顶端渐尖, 基部楔形, 全缘或有少数锯齿, 两侧裂片较短, 下部常2~3浅裂。花萼4片, 狭卵形, 长1.2~2.2cm, 宽4~6mm, 黄色, 无毛; 花丝线形, 有短柔毛; 花药无毛。瘦果卵形至椭圆状卵形, 长2~3.5mm, 边缘增厚, 被柔毛。宿存花柱长

3.5~5.0cm，被长柔毛。气微，味苦、微涩。

【鉴别】（1）本品粉末暗绿色。花粉粒淡黄色，类圆形，直径24~27μm；花萼表皮细胞表面观类多角形，壁连珠状增厚，内含淡色油状物。非腺毛单细胞，多破碎。导管主为螺纹导管，亦见梯纹导管和具缘纹孔导管。气孔不定式，副卫细胞4~5个。

（2）取本品粉末2.5g，加乙醇35ml，加热回流1小时，滤过，滤渣加乙醇30ml，再加热回流30分钟，滤过，合并滤液，蒸至近干，残渣加无水乙醇1ml使溶解，作为供试品溶液。另取槲皮素对照品适量，加甲醇制成每1ml含0.25mg的溶液，作为对照品溶液。照薄层色谱法（《中国药典》2020年版四部通则0502）试验，吸取对照品溶液2μl、供试品溶液5μl，分别点于同一硅胶G薄层板上，以甲苯-乙酸乙酯-甲酸（9:3:1）为展开剂，展开，取出，晾干，喷以1%三氯化铝乙醇溶液，晾干，置紫外光灯（365nm）下检视。供试品色谱中，在与对照品色谱相应位置上，显相同颜色的荧光斑点。

【检查】水分　不得过9.0%（《中国药典》2020年版第四部通则0832第二法）。

总灰分　不得过10.0%（《中国药典》2020年版第四部通则通则2302）。

酸不溶性灰分　不得过3.0%（《中国药典》2020年版第四部通则通则2302）。

【浸出物】照水溶性浸出物测定法（《中国药典》2020年版第四部通则通则2201）项下的热浸法测定，不得少于24.0%。

【含量测定】照高效液相色谱法（《中国药典》2020年版四部通则0512）测定。

色谱条件与系统适用性试验　以十八烷基硅烷键合硅胶为填充剂；以乙腈-0.4%磷酸溶液（30:70）为流动相；检测波长为360nm。理论板数按槲皮素峰计算应不低于4000。

对照品溶液的制备　取槲皮素对照品适量，精密称定，加甲醇制成每1ml含90μg的溶液，即得。

供试品溶液的制备　取本品粉末（过四号筛）约1g，精密称定，置具塞锥形瓶中，分别加入无水乙醇32ml，稀盐酸8ml，加热回流1.5小时，取出，放冷，滤过，用无水乙醇洗涤滤渣至无色，合并滤液及洗涤液置50ml量瓶中，并稀释至刻度，摇匀，滤过，取续滤液，即得。

测定法　分别精密吸取对照品溶液与供试品溶液各10μl，注入液相色谱仪，测定，即得。

本品按干燥品计算，含槲皮素（$C_{15}H_{10}O_7$）不得少于0.12%。

【性味】味辛，性温。有小毒。

【功能与主治】镇赫依，祛巴达干，止痛。用于协日乌素病，疮疖。

【用法与用量】一次1~3g；外用，适量煎水洗；捣烂敷患处。

【贮藏】置通风干燥处，防潮，防蛀。

黄花菜　　　　　伊德根–沙日–其其格

Huanghuacai　Ideen šar ceceg

HEMEROCALLIDIS FLOS

本品为百合科植物小黄花菜*Hemerocallis minor* Mill.的干燥花及花蕾。夏季花开放或花蕾形成时采收,除去杂质,阴干。

【性状】本品呈棒槌状,稍弯曲,长2~8cm,上部直径约5mm,下部直径约2mm,表面淡黄色至黄褐色。开放者花被管长1~2.5cm。花被裂片6,长4.5~6cm;雄蕊6,着生于花被管上端;花药背着或近基着;花柱细长,柱头小。体轻,手捻即碎。气微香,味微甜。

【鉴别】(1)本品粉末黄褐色。花冠、花丝、花粉囊壁碎片多见,有长管状分泌细胞常位于导管旁,直径约为50μm,含黄色分泌物。花粉粒极多,类圆形、椭圆形或三角形,直径35~80μm,外壁具网状纹理。草酸钙针晶束存在于类圆形黏液细胞中,或随处散在,针晶长18~40μm。

(2)取本品粉末1g,加甲醇10ml,超声处理(功率250W,频率25kHz)30分钟,滤过,取续滤液作为供试品溶液。另取芦丁对照品,加甲醇制成每1ml含0.5mg的溶液,作为对照品溶液。照薄层色谱法(《中国药典》2020版四部通则0502),吸取供试品溶液1~3μl、对照品溶液2μl,分别点于同一聚酰胺薄膜上,以乙酸乙酯–甲醇–水–甲酸(1:1:1:0.1)为展开剂,展开,取出,晾干,喷以5%三氯化铁溶液,置日光下检视。供试品色谱中,在与对照品相应的位置上,显相同颜色的斑点。

【检查】水分　不得过15.0%(《中国药典》2020年版四部通则0832第二法)。

灰分　不得过10.0%(《中国药典》2020年版四部通则2302)。

【浸出物】照醇溶性浸出物测定法(《中国药典》2020年版四部通则2201)项下的热浸法测定,用75%乙醇作为溶剂,不得少于25.0%。

【含量测定】照高效液相色谱法(《中国药典》2020年版四部通则0512)测定。

色谱条件与系统适用性试验　以十八烷基硅烷键合硅胶为填充剂;以甲醇–1%冰醋酸溶液(45:55)为流动相;检测波长为257nm。理论板数按芦丁峰计算应不低于2000。

对照品溶液的制备　取芦丁对照品适量,精密称定,加甲醇制成每1ml含0.4mg的溶液,即得。

供试品溶液的制备　取本品粗粉约1g,精密称定,置具塞锥形瓶中,精密加入70%甲醇20ml,称定重量,超声处理(功率250W,频率25kHz)30分钟,放冷,再称定重量,用70%甲醇补足减失的重量, 摇匀, 滤过, 取续滤液, 即得。

测定法 分别精密吸取对照品溶液与供试品溶液各10μl, 注入液相色谱仪, 测定, 即得。

本品按干燥品计算, 含芦丁($C_{27}H_{30}O_{16}$)不得少于0.18%。

【性味】味甘, 性凉。

【功能与主治】清热利尿, 清血热, 止血。用于腮腺肿痛, 黄疸, 膀胱热, 尿血, 小便不利, 乳汁缺乏, 月经不调, 口鼻出血, 便血, 乳腺肿痛等。

【用法与用量】多配方用, 入汤、散、丸剂等; 单味或加味, 一次1~3g; 外用适量。

【贮藏】置阴凉干燥处, 防蛀, 防霉。

黄芩　混芩

Huangqin　Huncin

SCUTELLARIAE RADIX

本品为唇形科植物黄芩*Scutellaria baicalensis* Georgi的干燥根。春、秋二季采挖, 除去须根及泥沙, 晒后撞去粗皮, 晒干。

【性状】【鉴别】【检查】【浸出物】【含量测定】应当符合《中国药典》现行版的规定。

【性味】味苦, 性寒, 效钝、轻。

【功能与主治】清热, 解毒。用于毒热症。

【用法与用量】多配方用, 入汤、散、丸剂等; 单味或加味, 一次1~3g; 外用适量。

【贮藏】置通风干燥处, 防潮。

黄连 沙日-温都斯

Huanglian　Šar undes

COPTIDIS RHIZOMA

　　本品为毛茛科植物黄连*Coptis chinensis* Franch.、三角叶黄连*Coptis deltoidea* C. Y. Cheng et Hsiao 或云连*Coptis teeta* Wall. 的干燥根茎。以上三种药材分别习称"味连""雅连""云连"。秋季采挖，除去须根及泥沙，干燥，撞去残留须根。

　　【性状】【鉴别】【检查】【浸出物】【含量测定】应当符合《中国药典》现行版的规定。

　　【性味】味苦、涩，性凉，效钝、淡、燥、柔。

　　【功能与主治】清瘟疫热，燥脓，愈伤。用于瘟疫，粘热，萨喉，炭疽，猩红热，肠刺痛，锐器伤，疮疡，糜烂，目赤流泪。

　　【用法与用量】多配方用，入汤、散、丸剂等；单味或加味，一次1~3g；外用适量。

　　【贮藏】置通风干燥处。

黄刺玫 沙日-扎木日

Huangcimei　Šar zamur

ROSAE XANTHINAE FLOS

　　本品为蔷薇科植物黄刺玫*Rosa xanthina* Lindl.的干燥花蕾。春末夏初花将开放时分批采摘，及时低温干燥。

　　【性状】本品略呈半球形或不规则团状，直径0.7~1.5cm。残留花梗被细柔毛；花托长圆形，与花萼基部合生；萼片5，披针形，黄绿色或棕绿色，被细柔毛；花瓣多皱缩，展平后宽卵形，呈覆瓦状排列，棕黄色；雄蕊多数，黄褐色；花柱多数，柱头在花托口集成头状，略突出，短于雄蕊。体轻，质脆。

气清香，味微苦涩。

【鉴别】本品粉末淡棕色。单细胞非腺毛细长，多弯曲。花粉粒类球形，具3孔沟，表面有细密点状雕纹，有的中心有一圆形核状物。草酸钙簇晶棱角尖，较短。草酸钙方晶细小，菱形或方形。花瓣上表皮细胞外壁突起，有细密脑纹状纹理；下表皮细胞垂周壁波状弯曲。腺毛头部多细胞，扁球形，柄部多细胞，多列性，基部有时可见单细胞分枝。

【检查】水分　不得过12.0%（《中国药典》2020年版四部通则0832第二法）。

总灰分　不得过8.0%（《中国药典》2020年版四部通则2302）。

【浸出物】照醇溶性浸出物测定法（《中国药典》2020年版四部通则2201）项下的热浸法测定，用70%乙醇作为溶剂，不得少于30.0%。

【含量测定】照高效液相色谱法（《中国药典》2020年版四部通则0512）测定。

色谱条件与系统适用性试验　以十八烷基硅烷键合硅胶为填充剂；以甲醇–1%冰醋酸溶液（32:68）为流动相；检测波长为257nm。理论板数按芦丁峰计算应不低于2000。

对照品溶液的制备　精密称取芦丁对照品适量，加80%甲醇制成每1ml含25μg的溶液，即得。

供试品溶液的制备　取本品粉末约2g，精密称定，置具塞锥形瓶中，精密加入80%甲醇50ml，称定重量，超声处理（功率300W，频率50kHz）30分钟，放冷，再称定重量，用80%甲醇补足减失的重量，摇匀，滤过，取续滤液，即得。

测定法　分别精密吸取对照品溶液与供试品溶液各10μl，注入液相色谱仪，测定，即得。

本品按干燥品计算，含芦丁（$C_{27}H_{30}O_{16}$）不得少于0.020%。

【性味】味甘、微酸，性平。

【功能与主治】调赫依琪素。用于月经不调，巴木病。

【用法与用量】一次1~5g，多配方用。

【贮藏】置通风干燥处。

黄矾　沙日-白邦

Huangfan　Šar baibeng

FIBROF ERRITE

本品为硫酸盐类矿物黄矾，主含硫酸铁。

【性状】本品常为小纤维状之集合体,淡黄色,具丝绢光泽或珍珠光泽,微透明。味咸、微涩,有小毒。

【鉴别】取本品0.5g,溶于10ml水中,滤过,滤液显铁盐与硫酸盐的鉴别反应。

【性味】味酸、涩、咸,性平。有小毒。

【功能与主治】止腐,破痞,止痛。用于痞症,肠刺痛,疮疡,结喉,发症,脓肿。

【用法与用量】炮制后多配方用。

【贮藏】置干燥处,防潮。

黄油 　沙日-涛斯

Huangyou　Šar tos

BOVIS OLEUM

本品为牛科动物牛*Bos taurus domesticus* Gmelin的鲜奶静置后上面一层油脂经过加热煎炼而得到的一种黄色油脂。

【性状】本品为固态油脂,黄色。气微,味甘。本品在三氯甲烷或乙醚中易溶,在丙酮中溶解,在水中不溶。

【检查】相对密度　在28℃时应为0.90~0.94(《中国药典》2020年版四部通则0601)。

折光率　在28℃时应为1.449~1.471(《中国药典》2020年版四部通则0622)。

【性味】味甘,性温。

【功能与主治】镇赫依,通便,滋补。用于赫依性疾病,食欲不振,体虚。

【用法与用量】用于油剂或药引。

【贮藏】置阴凉处。

黄柏 𐊀𐊀 沙日-毛都

Huangbo　Šar mod

PHELLODENDRI CHINENSIS CORTEX

本品为芸香科植物黄皮树*Phellodendron chinense* Schneid.的干燥树皮。习称"川黄柏"。剥取树皮后,除去粗皮,晒干。

【性状】【鉴别】【检查】【浸出物】【含量测定】应当符合《中国药典》现行版的规定。

【性味】味苦,性凉,效钝、糙、稀。

【功能与主治】燥协日乌素,清热,敛毒,止泻,止血,明目。用于陶赖,合如乎,秃疮,癣,疥,皮肤瘙痒,吾雅曼病,毒热,血痢,口鼻出血,吐血,月经过多,热性眼疾,眼翳,肾热。

【用法与用量】多配方用,入汤、散、丸剂等;单味或加味,一次1~3g;外用适量。

【贮藏】置通风干燥处,防潮。

黄葵子 𐊀𐊀𐊀 沙日-哈老因-乌日

Huangkuizi　Xar haluin ur

ABELMOSCHI SEMEN

黄葵子为锦葵科植物黄葵*Abelmoschus moschatus* Medicus的干燥种子。秋季采收成熟果实,晒干,打下种子,除去杂质。

【性状】本品呈肾形。长3~5mm,宽2~3mm,表面棕褐色或暗褐色,中间肾形凹陷,有纵裂乳头状突起,边缘厚,质硬,不易破碎。气香,味辛、甜。

【鉴别】本品粉末灰白色至黄褐色。种皮栅状细胞无色或淡黄色,表面观多角形或长多角形,直径13~17μm,壁增厚,孔沟明显,断面观成柱状,上端膨大,并可见光辉带,长至100μm。色素细胞成群, 红棕色, 呈多角形或长多角形, 大小不一, 壁略不均匀增厚, 胞腔内充满红棕色物。内种皮表皮细胞成片, 无色或黄色, 表面观长方形或类方形, 壁连珠状增厚, 有的含有棕色物质。胚乳和子叶细胞含脂肪油和糊粉粒。

【检查】水分　不得过10.0%（《中国药典》2020年四部通则0832 第二法）

总灰分　不得过7.0%（《中国药典》2020年四部通则2302）

【浸出物】照醇溶性浸出物测定法（《中国药典》2020年四部通则2201）项下的热浸法测定, 用乙醇作为溶剂, 不得少于17.0%。

【性味】味苦, 性凉。

【功能与主治】燥协日乌素, 杀粘。用于协日乌素病, 吾雅曼病。

【用法与用量】一次1~5g, 多配方用。外用。

【贮藏】置阴凉干燥处。

黄精　　　查干-霍日

Huangjing　Cagaan hur

POLYGONATI RHIZOMA

本品为百合科植物滇黄精*Polygonatum kingianum* Coll. et Hemsl. 、黄精*Polygonatum sibiricum* Red. 或多花黄精*Polygonatum cyrtonema* Hua 的干燥根茎。按形状不同, 习称"大黄精""鸡头黄精""姜形黄精"。春、秋二季采收, 除去须根, 洗净, 置沸水中略烫或蒸至透心, 干燥。

【性状】【鉴别】【检查】【浸出物】【含量测定】应当符合《中国药典》现行版的规定。

【性味】味甘、涩、苦, 性温, 效轻、燥、柔。

【功能与主治】滋补壮阳, 燥脓、协日乌素。用于身体虚弱, 胃寒, 腰腿痛, 食积不消, 巴达干病, 滑精, 阳痿, 协日乌素病。

【用法与用量】多配方用, 入汤、散、丸剂等; 单味或加味, 一次1~3g; 外用适量。

【贮藏】置通风干燥处, 防霉、防蛀。

菊花 ᠤᠳᠪᠠᠯ ᠴᠡᠴᠡᠭ 乌达巴拉-其其格

Juhua   Udbal ceceg

CHRYSANTHEMI FLOS

本品为菊科植物菊*Chrysanthemum morifolium* Ramat. 的干燥头状花序。9—11月花盛开时分批采收,阴干或焙干,或熏、蒸后晒干。药材按产地和加工方法不同,分为亳菊、滁菊、贡菊、杭菊、怀菊。

【性状】【鉴别】【检查】【含量测定】应当符合《中国药典》现行版的规定。

【性味】味甘、苦,性微寒。

【功能与主治】清热,明目,益肝。用于感冒,头痛,眩晕,目赤肿痛,眼花,肝热症。

【用法与用量】多配方用,入汤、散、丸剂等;单味或加味,一次1~3g;外用适量。

【贮藏】置阴凉干燥处,密闭保存,防霉,防蛀。

野牛心 ᠪᠤᠬᠠ ᠭᠦᠷᠡᠰᠦᠨ ᠵᠢᠷᠦᠬᠡ 宝哈-古热森-居日和

Yeniuxin   Baoh guresen zʉreh

BOVIS GRUNNIENTIS COR

本品为牛科动物牦牛*Bos grunniens* L.的干燥心脏。捕杀后取心脏,除掉脂肪,切成条状,置通风处阴干。

【性状】本品呈条状,棕褐色至紫红褐色。外表面略带少量脂肪,质脆,易折断。断面有肌肉状纹理。气腥,味膻。

【鉴别】取本品粉末1g,加70%乙醇25ml,加热回流30分钟,滤过,滤液浓缩至约2ml,作为供试品溶液。另取甘氨酸、酪氨酸对照品，加70%乙醇制成每1ml各含1mg的混合溶液，作为对照品溶液。照薄层色谱法（《中国药典》2020年版四部通则0502）试验，吸取上述两种溶液各4μl，分别点于同一硅胶G薄层板上，以正丁醇-冰醋酸-水（3∶1∶1）为展开剂，展开，取出，晾干，喷以茚三酮试液，在105℃加热至斑点显色清晰。供试品色谱中，在与对照品色谱相应的位置上，显相同颜色的斑点。

【检查】水分　不得过8.0%（《中国药典》2020年版四部通则0832第二法）。

【浸出物】照水溶性浸出物测定法（《中国药典》2020年版四部通则2201）项下的热浸法测定，不得少于12.0%。

【性味】味甘、涩，性温。

【功能与主治】镇心赫依，镇静，强心，止痛。用于心赫依，心律不齐，心刺痛，心颤。

【用法与用量】1~5g。多配方用。

【贮藏】置通风阴凉干燥处，防蛀。

野火球　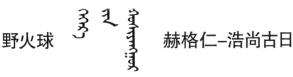　赫格仁-浩尚古日

Yehuoqiu　Heeriin hušoonggor

TRIFOLII LUPINASTERIS HERBA

本品为豆科植物野火球*Trifolium lupinaster* L.的干燥全草。夏、秋二季花开放时采收，除去杂质，晒干。

【性状】本品根呈圆柱形，茎略呈四棱形。表面有细纵纹，质脆，易折断。掌状复叶，托叶膜质，鞘状抱茎。小叶5，多皱缩，卷曲，完整者呈披针形或狭椭圆形，长2.5~4cm，宽0.5~1.2cm，边缘具细锯齿，两面侧脉隆起，下面中脉有稀疏柔毛，近无柄。有时可见暗红紫色头状花序及线状长圆形荚果。气微，味淡。

【鉴别】（1）本品粉末暗绿色。上表皮细胞呈类多角形，长15~70μm。下表皮细胞呈类多角形，长10~80μm，气孔不定式，直径约20μm。非腺毛众多，单细胞，长100~800μm，直径10~20μm。花粉粒为类圆形或类三角形，直径30~60μm，表面光滑，具3萌发孔。草酸钙方晶类方形或长方形，直径8~25μm。导管为螺纹或环状导管。

（2）取本品粉末1g，加80%甲醇50ml，加热回流1小时，放冷，滤过，滤液蒸干，残渣加水10ml使

溶解,用乙醚振摇提取2次,每次10ml,弃去乙醚液,水液加稀盐酸10ml,置水浴中加热1小时,取出,迅速冷却,用乙酸乙酯振摇提取2次,每次20ml,合并乙酸乙酯液,用水30ml洗涤,弃去水液,乙酸乙酯液蒸干,残渣加甲醇1ml使溶解,作为供试品溶液。另取槲皮素对照品,加甲醇制成每1ml含1mg的溶液,作为对照品溶液。照薄层色谱法(《中国药典》2020年版四部通则0502)试验,吸取供试品溶液5μl、对照品溶液2μl,分别点于同一硅胶G薄层板上,以甲苯-甲酸乙酯-甲酸(10:8:1)为展开剂,展开,取出,晾干,喷以3%三氯化铝乙醇溶液在105℃加热数分钟,置紫外光灯(365nm)下检视。供试品色谱中,在与对照品色谱相应的位置上,显相同颜色的荧光斑点。

【检查】水分　不得过10.0%(《中国药典》2020年版四部通则0832第二法)。

总灰分　不得过9.0%(《中国药典》2020年版四部通则2302)。

酸不溶性灰分　不得过2.0%(《中国药典》2020年版四部通则2302)。

【浸出物】照醇溶性浸出物测定法(《中国药典》2020年版四部通则2201)项下的热浸法测定,用乙醇做溶剂,不得少于9.0%。

【性味】味甘、苦,性平。

【功能与主治】镇静,止咳,止血。用于咳喘,痔疮,体癣,失眠症。

【用法与用量】多配方用,入汤、散、丸剂等;单味或加味,一次1~3g;外用适量。

【贮藏】置阴凉干燥处。

野兔心　 托连–吉如和

Yetuxin　Taulain zʉreh

LEPORIS COR

本品为兔科动物蒙古兔*Lepus tolai* pallas为主的东北兔*Lepus mandschuricus* Radde等同类动物的干燥心脏。捕杀后取出心脏,晒干或烘干。

【性状】完整者呈心形的扁平状或半折合状,长2.5~3.5cm,直径1.5~2.5cm。表面灰棕至棕褐色,光滑或沾有少量兔毛,有的残有脂肪,肌肉纹理斜向或纵向,上部可见动脉血管断裂后残留孔腔,体轻,质酥脆。心肌壁薄,内部可见较大空腔。气腥,味微咸。

【检查】水分　不得过6.0%(《中国药典》2020年版四部通则0832第二法)。

总灰分　不得过7.0%(《中国药典》2020年版四部通则2302)。

【性味】味甘、涩,性温,效腻。

【功能与主治】镇赫依,镇静,镇刺痛。用于气喘,心刺痛,失眠,心神不安,胸闷,心赫依引起的昏迷,命脉赫依病。

【用法与用量】多入散、丸剂。

【贮藏】置干燥处,防潮,防蛀,密闭。

野猪粪 赫格仁-嘎海因-巴嘎苏

Yezhufen Heeriin gahain baas

SUIS SCROFARI CARBONISATONIS FAECES

本品为猪科动物野猪*Sus scrofa* L. 的干燥成形粪便。秋、冬季采集野猪粪,除去杂质,晒干。

【性状】本品呈大小不等团状或小块碎片状,乌黑发亮,直径2~3cm。表面黑色,微有光泽,有多数细孔。体轻,质松脆,易碎。气微,味淡。

【性味】味苦、辛,性温。

【功能与主治】消食,清希日,杀粘,破痞。用于寒性希日病,食积不消,黄疸,希日痞,希日疫,粘疫,粘昌哈,胃希日症。

【用法与用量】炮制后入药。多配方用,入散、丸剂;单味或加味,一次1~3g。

【贮藏】置干燥处,防潮。

蛇床子 呼希克图-乌日

Shechuangzi Hǒšigt ʉr

CNIDII FRUCTUS

本品为伞形科植物蛇床*Cnidium monnieri*(L.)Cuss. 的干燥成熟果实。夏、秋二季果实成熟时采

收, 除去杂质, 晒干。

【性状】【鉴别】【检查】【浸出物】【含量测定】应当符合《中国药典》现行版的规定。

【性味】味辛、苦, 性温, 效轻、燥、糙、锐、浮。有小毒。

【功能与主治】温胃, 杀虫。用于腹胀嗳气, 食积不消, 胃火衰败, 阴道虫, 皮肤瘙痒, 巴木病, 协日乌素病, 合如乎病。

【用法与用量】多配方用, 入汤、散、丸剂等; 单味或加味, 一次1~3g; 外用适量。

【贮藏】置干燥处。

蛇蜕 毛盖因–照乐宝德斯

Shetui　Mogoin zulbadasa

SERPENTIS PERIOSTRACUM

本品为游蛇科动物黑眉锦蛇*Elaphe taeniura* Cope、锦蛇*Elaphe carinata*(Guenther)或乌梢蛇*Zaocys dhumnades*(Cantor)等蜕下的干燥表皮膜。春末夏初或冬初采集, 除去泥沙, 干燥。

【性状】【检查】应当符合《中国药典》现行版的规定。

【性味】味甘、咸, 性平。有小毒。

【功能主治】燥协日乌素及脓, 消肿, 杀粘止痒。用于白癜风, 瘙痒, 疥癣, 皮疹。

【用法与用量】煮散剂2~3g; 或入丸、散, 或泡酒; 研末, 取适量用香油调涂患处。

【贮藏】置干燥处, 防蛀。

铜绿 ᠵᠡᠰᠡᠨ ᠵᠢᠪ 吉森-吉铂

Tonglü *Jisen jib*

CUPRUM VIRIDIS

本品为铜器表面经二氧化碳或醋酸作用后生成的绿色锈衣。主要成分为碱式碳酸铜 [$CuCO_3 \cdot Cu(OH)_2$]。

【性状】本品为翠绿色粉末,质松,手捻之有涩感,沾手。无臭,味微涩。

【鉴别】(1)取本品粉末少许,置无色火焰中燃烧,火焰呈绿色。

(2)取本品粉末0.1g,溶于15ml水中,滤过,滤液显铜盐(《中国药典》2020年版第四部通则0301)与碳酸氢盐(《中国药典》2020年版第四部通则0301)的鉴别反应。

【性味】味酸、涩,性平。有毒。

【功能与主治】去翳,止腐,燥脓,燥协日乌素,愈伤。用于云翳,创伤,癣,协日乌素病。

【用法与用量】多配方用。

【贮藏】置干燥处。

银朱 ᠱᠦᠩᠭ 雄胡

Yinzhu *Šungh*

VERMILTON

本品为人工制成的红色硫化汞(HgS)。

【性状】本品为鲜红或暗红色极细粉末,手摸滑润,疏松,体重。气微,味淡。

【鉴别】(1)取本品粉末少许,用盐酸湿润后,在光洁的铜片上摩擦,铜片表面显银白色光泽,加热烘烤后,银白色即消失。

（2）取本品粉末2g，加盐酸–硝酸（3∶1）的混合液2ml，使溶解，蒸干，加水2ml使溶解，滤过，滤液显汞盐（《中国药典》2020年版四部通则0301）与硫酸盐（《中国药典》2020年版四部通则0301）的鉴别反应。

【检查】可溶性汞盐　取本品1g，加水10ml，搅匀，滤过，静置，滤液不得显汞盐（《中国药典》2020年版四部通则0301）的鉴别反应。

【含量测定】取本品粉末约0.3g，精密称定，置锥形瓶中，加硫酸10ml与硝酸钾1.5g，加热使溶解，放冷，加水50ml，并加1%高锰酸钾溶液至显粉红色，再滴加2%硫酸亚铁溶液至红色消失后，加硫酸铁铵指示液2ml，用硫氰酸铵滴定液（0.1mol/L）滴定。每1ml硫氰酸铵滴定液（0.1mol/L）相当于11.63mg的硫化汞（HgS）。

本品含硫化汞（HgS）不得少于98.0%。

【性味】味甘，性凉，效轻。有毒。

【功能与主治】止腐，愈伤，清热，消奇哈。用于奇哈，苏日亚，梅毒，伤口不愈，顽疮不收，肺热，肝热，脉热。

【用法与用量】多配方用，入散、丸剂；单味或加味使用，一次0.1～0.5g；外用适量。

【注意】本品有毒，不宜大量服用，也不宜少量长期服用；孕妇及肝肾功能不全者禁用。

【贮藏】置干燥处。

银箔　　尼苏木勒-孟格

Yinbo　Nismel mꬴnggꬴ

ARGENTUM MEMBRANACEUM

本品为金属银（Ag）加工成的纸状薄片。

【性状】本品呈薄片状，表面银白色，有金属光泽。质软，体轻，并易产生皱褶而破裂。气微，味淡。

【鉴别】取本品0.1g，加硝酸4ml使溶解，蒸干，加水4ml使溶解，溶液显银盐（《中国药典》2020年版四部通则0301）的鉴别反应。

【检查】铁　取本品0.1g，加硝酸3ml使溶解，蒸干，加水适量使溶解成25ml，照铁盐检查法（《中国药典》2020年版四部通则0807）检查，如显颜色，与标准铁溶液2ml制成的对照液比较，不得更深（0.02%）。

铜　照铅、镉、砷、汞、铜测定法（《中国药典》2020年版四部通则2321原子吸收分光光度法）测定，铜不得过40mg/kg。

【含量测定】取本品0.25g，精密称定，置锥形瓶中，加入硝酸溶液（5→10）10ml，低温加热，使溶解，冷却，加水80ml，加硫酸铁铵指示剂2ml，用硫氰酸钾滴定液（0.1mol/L）滴定至溶液显淡红色。每1ml硫氰酸钾滴定液（0.1mol/L）相当于10.79mg的银（Ag）。

本品含银（Ag）不得少于97.0%。

【性味】味苦，性平。

【功能与主治】燥脓血，燥协日乌素，止腐。用于协日乌素病，水肿，奇哈，淋巴腺肿大。

【用法与用量】多配方用，入散、丸剂等；单味一次1~3g；外用适量。

【贮藏】置干燥处。

银露梅　　　孟根-乌日拉格

Yinlumei　Menggen uralag

POTENTILLAE GLABRAE CAULIS

本品为蔷薇科植物银露梅 *Potentilla glabra* Lodd.的干燥茎枝。夏、秋季采收，除去杂质，晒干。

【性状】本品茎枝呈长圆柱形，长短不等，小枝直径0.2~0.5cm。表面灰褐色、棕褐色或浅灰棕色，常纵向剥裂，有多数叶痕及膜质托叶，质硬而脆，断面黄白色，微带绿，髓部小，呈浅棕色。可见残存羽状复叶，上表面绿色，下表面灰绿色，长0.4~1cm，宽0.2~0.5cm。有时可见白色花。气微，味淡。

【检查】水分　不得过10.0%（《中国药典》2020年版四部通则0832第二法）。

总灰分　不得过10.0%（《中国药典》2020年版四部通则2302）。

酸不溶性灰分　不得过2.0%（《中国药典》2020年版四部通则2302）。

【含量测定】照高效液相色谱法（《中国药典》2020年版四部通则0512）测定。

色谱条件与系统适用性试验　用十八烷基硅烷键合硅胶为填充剂；甲醇-0.4%磷酸溶液（50∶50）为流动相，流速1.0ml/min；检测波长为360nm。理论板数按槲皮素峰计算应不低于3000。

对照品溶液的制备　精密称取槲皮素对照品适量，加80%甲醇制成每1ml含0.1mg的溶液，即得。

供试品溶液的制备　取本品粉末（过四号筛）约1.0g，精密称定，置具塞锥形瓶中，精密加入80%甲醇50ml，密塞，称定重量，加热回流1小时，放冷，再称定重量，用80%甲醇补足减失的重量，摇匀，滤过。精密吸取续滤液10ml，加盐酸1ml，置90℃水浴回流1小时，取出，迅速冷却，转移至25ml量瓶中，用80%甲醇稀释至刻度，摇匀，即得。

测定法　分别精密吸取对照品溶液与供试品溶液各10μl，注入液相色谱仪，测定，即得。

本品按干燥品计算，含槲皮素（$C_{15}H_{10}O_7$）不得少于0.10%。

【性味】味涩，性平。

【功能与主治】固齿，镇赫依，燥协日乌素。用于牙病，肺病，胸肋胀满，协日乌素病。

【用法与用量】汤剂3~5g，或入散、丸剂。

【贮藏】置通风干燥处。

牤牛儿苗　蔓韭海

Mangniuermiao　Manjuuhai

ERODII HERBA

本品为牤牛儿苗科植物牤牛儿苗*Erodium stephanianum* Willd.的干燥地上部分，夏、秋二季果实近成熟时采割，除去杂质，通风处阴干。

【性状】本品茎长30~50cm，直径0.2~0.7cm，多分枝，节膨大。表面灰绿色或带紫色，有纵沟纹及茸毛。质脆，断面黄白色，有的中空。叶对生，具细长叶柄；叶片卷曲皱缩，质脆易碎，完整者为二回羽状深裂，裂片披针线形。果实长圆形，长0.5~1cm。宿存花柱长2.5~4cm，形似鹳喙，有的裂成5瓣，呈螺旋形卷曲。无臭，味淡。

【鉴别】取本品粉末2.5g，加水100ml，煮沸30分钟，放冷，离心10分钟，取上清液，用盐酸饱和的乙醚振摇提取2次，每次15ml，合并乙醚液，挥干，残渣加甲醇1ml使溶解，作为供试品溶液。另取没食子酸对照品，加甲醇制成每1ml含1mg的溶液，作为对照品溶液。照薄层色谱法（《中国药典》2020年版四部通则0502）试验，吸取上述两种溶液各10μl，分别点于同一以羧甲基纤维素钠为黏合剂的硅胶G薄层板上，以环己烷-乙酸乙酯-正丁醇-冰醋酸（6∶3∶1∶1）为展开剂，展开，取出，晾干，喷以1%三氯化铁乙醇溶液。供试品色谱中，在与对照品色谱相应的位置上，显相同颜色斑点。

【检查】水分　不得过12.0%（《中国药典》2020年版四部通则0832第二法）。

总灰分　不得过10.0%（《中国药典》2020年版四部通则2302）。

酸不溶性灰分　不得过3.0%（《中国药典》2020年版四部通则2302 ）。

【浸出物】照水溶性浸出物测定方法（《中国药典》2020年版四部通则2201）项下的热浸法测定，不得少于21.0%。

【性味】味苦、微辛，性平，效锐、腻、糙。

【功能与主治】燥协日乌素，调经，活血，明目，退翳。用于关节疼痛，跌打损伤，云翳，月经不调。

【用法与用量】多入丸、散剂。

【注意】孕妇禁用。

【贮藏】置阴凉干燥处。

猪血　ᡐᡳᠭ᠎ᠠ　嘎海因-绰斯

Zhuxue　Gahain cus

NAEMA SUIS

本品为猪科动物猪*Sus scrofa domestica* Brisson 的干燥血。全年均可采收，秋、冬二季最适合，杀猪时采血，放置于平底器皿中，置通风处阴干。

【性状】本品为大小不等的不规则块状，常伴有少量粉末。表面棕褐色或黑褐色，光滑而稍有光泽。质硬，易碎，断面不平整。气腥浓烈、特异，味涩，咸。

【鉴别】（1）取本品适量，置显微镜下观察，粉末呈棕红色，可见棕红色团块物甚多，长30~220μm，宽15~200μm，表面光滑层纹状、孔洞状或有颗粒状突起。晶体呈柱状、片状、颗粒状或不规则状，大小不一，直径2~50μm，长2~60μm。

（2）取本品粉末2g，加70%乙醇30ml，超声提取20分钟，滤过，滤液浓缩至干，残渣加70%乙醇3ml溶解，得供试品溶液。另取亮氨酸对照品、缬氨酸对照品、丙氨酸对照品，分别加70%乙醇分别溶解制成每1ml含1mg的溶液，作为对照品溶液。照薄层色谱法（《中国药典》2020年版四部通则0502）吸取上述供试品溶液各10μl，对照品溶液各5μl，点于同一以羧甲基纤维素钠为黏合剂的硅胶G 薄层板上，以正丁醇-醋酸-水（4：2：1）为展开剂，展开，取出，晾干，喷以 0.5%茚三酮溶液，105℃下加热至斑点显色清晰。供试品色谱中，在与对照品色谱相应位置上显相同颜色的斑点。

【检查】水分　不得过8.5%(《中国药典》2020年版四部通则0832第二法)。

总灰分　不得过8.0%(《中国药典》2020年版四部通则2302)。

酸不溶性灰分　不得超过4.0%(《中国药典》2020年版四部通则2302)。

【浸出物】本品照浸出物测定法(《中国药典》2020年版四部通则2201)项下水溶性浸出物测定法中冷浸法测定,水溶性浸出物,均不得少于18.0%。

【含量测定】取本品粉末0.15g,精密称定,照氮测定法(《中国药典》2020年版四部通则0704第一法)测定,即得。

本品按干燥品计算,含总氮(N)量,不得少于10.4%。

【性味】味甘,性凉。

【功能与主治】燥协日乌素,解毒,滋补,调元,敛宝如扩散。用于毒症,宝如病,协日乌素病。

【用法与用量】多入汤、散、丸剂。

【贮藏】置阴凉干燥处,防潮,防蛀。

麻花艽 查干-吉勒哲

Mahuajiao　Cagaan zilzee

GENTIANAE STRAMINAE FLOS ET HERBA

本品为龙胆科植物麻花艽*Gentiana straminea* Maxim. 的带花的干燥地上部分。7—8月采集,除去杂质,阴干。

【性状】本品长1.8~2.7cm,光滑,基部被枯存的纤维状叶鞘包裹。茎绿黄色,稀带紫红色,近圆形。莲座状叶宽披针形或卵状椭圆形,长6~20cm,宽0.8~4cm,叶脉3~5条,叶柄宽,膜质。聚伞花序;花萼筒膜质,黄绿色,一侧开裂呈佛焰苞状,萼齿2~5;花冠黄绿色,喉部具多数绿色斑点,有时外面紫色或蓝灰色,漏斗形,长3~4.5cm,裂片卵形或卵状三角形,褶偏斜,三角形;雄蕊5,着生于冠筒中下部,整齐;子房上位,柱头2裂。蒴果内藏,种子褐色,表面有细网纹。气微,味苦。

【鉴别】(1)本品粉末浅绿黄色。花粉粒球形或椭圆形,具3个萌发孔,表面有网状皱纹。薄壁细胞长方形,含有草酸钙针晶束,长约15μm。叶表皮细胞呈波状不规则形状,气孔不定式或不等式。花冠表皮细胞表面观呈多边形或类长方形,垂周壁瘤突状增厚,断面观呈类方形,细胞界限不明显,壁条状增厚;花冠顶端表皮细胞外壁突起,呈乳头状或短绒毛状。可见茎表层厚角组织。导管主为螺纹导管。

（2）取样品粉末0.5g，加甲醇20ml，超声处理30分钟，滤过，滤液作为供试品溶液。另取龙胆苦苷对照品，加甲醇制成每1ml含0.2mg的溶液，作为对照品溶液。照薄层色谱法（《中国药典》2020年版四部通则0502）试验，吸取上述两种溶液各6μl，分别点于同一硅胶GF₂₅₄薄层板上，以乙酸乙酯-甲醇-水（10∶2∶1）为展开剂，展开，取出，晾干，置紫外光灯（254nm）下检视。供试品色谱中，在与对照品色谱相应的位置上，显相同颜色的斑点。

【检查】水分　不得过8.0%（《中国药典》2020年版四部通则0832第二法）。

总灰分　不得过6.0%（《中国药典》2020年版四部通则2302）。

酸不溶性灰分　不得过2.0%（《中国药典》2020年版四部通则2302）。

【浸出物】照醇溶性浸出物测定法（《中国药典》2020年版四部通则2201）项下的热浸法测定，用乙醇做溶剂，不得少于10.0%。

【含量测定】照高效液相色谱法（《中国药典》2020年版四部通则0521）测定。

色谱条件与系统适用性试验　以十八烷基硅烷键合硅胶为填充剂；以乙腈为流动相A，以0.1%乙酸溶液为流动相B，按下表中的规定进行梯度洗脱；检测波长为240nm；柱温30℃。理论板数按龙胆苦苷峰计算应不低于3000。

时间（min）	流动相A（%）	流动相B（%）
0～15	10→12	90→88
15～18	12→16	88→84
18～23	16→20	84→80
23～30	20→30	80→70

对照品溶液的制备　取龙胆苦苷对照品适量，精密称定，加甲醇制成每1ml含2.0mg的溶液，即得。

供试品溶液的制备　取本品粉末（过四号筛）约0.5g，精密称定，置具塞锥形瓶中，精密加入甲醇20ml，密塞，称定重量，超声处理（功率150W，频率40kHz）30分钟，放冷，再称定重量，加甲醇补足减失重量，摇匀，离心，取上清液，即得。

测定法　分别精密吸取对照品溶液与供试品溶液各10μl，注入液相色谱仪，测定，即得。

本品按干燥品计算，含龙胆苦苷（$C_{16}H_{20}O_9$）不得少于0.50%。

【性味】味苦，性凉，效轻、柔、糙。

【功能与主治】清希日，清热，解毒，消肿，止血，燥协日乌素。用于希日热，腑热，乳肿，丹毒，疖肿，发症，协日乌素热，黄水疮，吾雅曼病和诸出血性疾病。

【用法与用量】多入汤、散、丸剂。

【贮藏】置阴凉干燥处，防霉，防蛀。

麻黄 ᠵᠡᠭᠡᠷᠭᠡᠨ᠎ᠡ 哲格日根

Mahuang Zeergene

EPHEDRAE HERBA

本品为麻黄科植物草麻黄*Ephedra sinica* Stapf、木贼麻黄*Ephedra equisetina* Bge. 或中麻黄*Ephedra intermedia* Schrenk et C. A. Mey. 的干燥草质茎。秋季采割绿色的草质茎，晒干。

【性状】【鉴别】【检查】【含量测定】应当符合《中国药典》现行版的规定。

【性味】味苦、涩，性寒，效钝、燥、稀、柔、轻、淡。

【功能与主治】清热，止血，破痞，消肿，愈伤，发汗。用于肝损伤，肝血炽盛，身目发黄，口鼻出血，咯血，吐血，子宫出血，血痢，外伤出血，搏热，新、陈热，希日热，毒热，奇哈，苏日亚，肾伤，白脉病后遗症。

【用法与用量】多配方用，入汤、散、丸剂等；单味或加味，一次1~3g；外用适量。

【贮藏】置通风干燥处，防潮。

麻雀肉 ᠪᠣᠷᠤ ᠪᠢᠯᠵᠤᠤᠬᠠᠢ 宝日-毕勒珠海

Maquerou Bor byalzuuhai

PASSERIS

本品为文鸟科动物麻雀*Passer montanus*（Linnaeus）的干燥肉体。除繁殖季节外，捕捉后除去羽毛、头、足及内脏，洗净，晒干。

【性状】本品呈不规则类椭圆形腔状，长3~5cm。表面呈棕褐色。躯干略呈扁三棱状，背部宽而钝圆,胸部渐变至薄棱状。胸部两侧各具一翅,弯曲。后端两侧各具一条腿,平直或弯曲。气微腥,味淡。

【鉴别】取本品粉末0.6g,加正丁醇20ml,加热回流30分钟,滤过,取续滤液,作为供试品溶液。另取麻雀肉对照药材0.6g,同法制成对照药材溶液。照薄层色谱法(《中国药典》2020年版四部通则0502)试验,吸取上述两种溶液各10μl,分别点于同一硅胶G薄层板上,以正丁醇–冰醋酸–水(3:1:1.5)为展开剂,展开,取出,晾干,喷以10%硫酸乙醇溶液,在105℃加热至斑点显色清晰。供试品色谱中,在与对照药材色谱相应的位置上,显相同颜色的斑点。

【检查】水分 不得过7.0%(《中国药典》2020年版四部通则0832第二法)。

总灰分 不得过15.0%(《中国药典》2020年版四部通则2302)。

【炮制】置奶油中煮熟,晒干。

【性味】味甘,性温。

【功能与主治】祛肾寒,壮阳,愈伤。用于肾寒虚,遗精,阳痿,体弱。

【用法与用量】炮制后入药。多入散、丸剂。

【贮藏】置阴凉干燥处,防霉,防蛀。

鹿角 宝根–额布日

Lujiao Bugiin eber

CERVI CORNU

本品为鹿科动物马鹿*Cervus elaphus* Linnaeus 或梅花鹿*Cervus nippon* Temminck 已骨化的角或锯茸后翌年春季脱落的角基,分别习称"马鹿角""梅花鹿角""鹿角脱盘"。多于春季拾收,除去泥沙,风干。

【性状】【浸出物】应当符合《中国药典》现行版的规定。

【性味】味咸,性温。

【功能与主治】燥脓、恶血和协日乌素,消肿,止刺痛,解毒。用于肺脓肿,咯血,胸部伤,水肿,胸胁刺痛症,乳房肿痛,疮疡,巴喉。

【用法与用量】多配方用,入汤、散、丸剂等;单味或加味,一次1~3g;外用适量。

【贮藏】置干燥处。

鹿茸 ᠴᠣᠰᠤᠨ 绰森–额布日

Lurong   Cusan eber

CERVI CORNU PANTOTRICHUM

本品为鹿科动物梅花鹿*Cervus nippon* Temminck 或马鹿*Cervus elaphus* Linnaeus 的雄鹿未骨化密生茸毛的幼角。前者习称"花鹿茸",后者习称"马鹿茸"。夏、秋二季锯取鹿茸,经加工后,阴干或烘干。

【性状】【鉴别】应当符合《中国药典》现行版的规定。

【性味】味甘、咸,性温。

【功能与主治】燥脓和协日乌素,壮阳补血,强筋健骨。用于肺脓肿,遗精,滑精,阳痿,腰腿酸痛,体虚精衰,月经不调,筋骨创伤,胸部外伤。

【用法与用量】多配方用,入汤、散、丸剂等;单味或加味,一次1~3g;外用适量。

【贮藏】置阴凉干燥处,密闭,防蛀。

商陆 ᠱᠠᠷᠡᠮ 沙日–额莫

Shanglu   Šar em

PHYTOLACCAE RADIX

本品为商陆科植物商陆*Phytolacca acinosa* Roxb. 或垂序商陆*Phytolacca americana* L. 的干燥根。秋季至次春采挖,除去须根和泥沙,切成块或片,晒干或阴干。

【性状】【鉴别】【检查】【浸出物】【含量测定】应当符合《中国药典》现行版的规定。

【性味】味苦,性寒。有毒。

【功能与主治】消肿,杀粘。用于萨喉,炭疽,粘昌哈,脑刺痛,亚玛病。

【**用法与用量**】多配方用, 入汤、散、丸剂等; 单味或加味, 一次1~3g; 外用适量。

【**注意**】孕妇及年老体弱者禁用。

【**贮藏**】置干燥处, 防霉、防蛀。

旋覆花 阿拉担-多斯勒-其其格

Xuanfuhua   Altan dusal ceceg

INULAE FLOS

本品为菊科植物旋覆花*Inula japonica* Thunb. 或欧亚旋覆花*Inula britannica* L. 的干燥头状花序。夏、秋季花开放时采收, 除去杂质, 阴干或晒干。

【**性状**】【**鉴别**】应当符合《中国药典》现行版的规定。

【**性味**】味微苦, 性平, 效柔、糙、燥。

【**功能与主治**】杀粘, 止刺痛, 燥协日乌素, 愈伤。用于粘刺痛, 粘热, 炭疽, 扭伤骨折, 脑刺痛症, 锐器伤。

【**用法与用量**】多配方用, 入汤、散、丸剂等; 单味或加味, 一次1~3g; 外用适量。

【**贮藏**】置干燥处, 防潮。

羚羊角 布洪根-额布日

Lingyangjiao   Buhonggiin eber

SALGAE TATARICAE CORNU

本品为牛科动物赛加羚羊*Saiga tatarica* Linnaeus 的角。猎取后锯取其角, 晒干。

【**性状**】【**鉴别**】应当符合《中国药典》现行版的规定。

【**性味**】味咸, 性平。

【功能与主治】燥脓,解表,清热,破血痞,止泻,催产。用于肺脓肿,瘀血症,血痞,子宫痞,脉痞,胎衣不下难产,死胎不下,闭经,高热。

【用法与用量】多配方用,入汤、散、丸剂等;单味或加味,一次1~3g;外用适量。

【贮藏】置阴凉干燥处。

粘毛黄芩　沙日-黄芩

Nianmaohuangqin　Šar huncin

SCUTELLARIAE VISCIDULAE RADIX

本品为唇形科植物粘毛黄芩*Scutellaria viscidula* Bunge的干燥根。夏、秋季采挖,除去残茎,洗净泥土,晒干。

【性状】本品根多细长,圆锥形或圆柱形,长7~15cm,直径0.5~1.5cm。表面棕褐色,外皮脱落处呈黄棕色或鲜黄色,有稀疏的疣状细根痕。质硬而脆,易折断,断面黄色,中心红棕色,少中空或腐朽。气微,味苦。

【鉴别】本品横切面:木栓层较厚,为5~8列细胞,易脱落。栓内层1~3列扁平细胞。韧皮部由薄壁细胞组成,其外侧偶见石细胞,石细胞长方形、方形、类圆形。形成层多成环。木质部成束,为类三角形。射线多呈放射状排列,薄壁细胞中含众多淀粉粒。

粉末棕黄色。木栓细胞多见,表面观为多角形,网纹导管多见,直径6~26μm,少为具缘纹导管。淀粉粒类球形,多为单粒,少见复粒,直径1~4μm,层纹、脐点不明显。纤维长梭形,直径5~8μm,壁非木化。

【检查】水分　不得过10.0%(《中国药典》2020年版四部通则0832第二法)。

总灰分　不得过5.5%(《中国药典》2020年版四部通则2302)。

酸不溶性灰分　不得过2.0%(《中国药典》2020年版四部通则2302)。

【浸出物】照醇溶性浸出物测定法(《中国药典》2020年版四部通则2201)项下的热浸法测定,以稀乙醇为溶剂,不得少于40.0%。

【含量测定】照高效液相色谱法(《中国药典》2020年版四部通则0521)测定。

色谱条件与系统适用性试验　以十八烷基硅烷键合硅胶为填充剂;以甲醇-1%冰醋酸溶液(54-46)为流动相;检测波长为280nm。理论板数按黄芩苷计算应不低于2000。

对照品溶液的制备　精密称取黄芩苷对照品适量,加甲醇制成每1ml含20μg的溶液,即得。

供试品溶液的制备　取本品粉末(过四号筛)约0.3g,精密称定,加70%乙醇40ml,加热回流3小时,放冷,滤过,滤液置100ml量瓶中,用少量70%乙醇分次洗涤容器和残渣,洗液滤入同一量瓶中,加70%乙醇至刻度,摇匀,精密量取1ml,置10ml量瓶中,加甲醇–水(54:46)至刻度,摇匀,即得。

测定法　分别精密吸取对照品溶液与供试品溶液各20μl,注入液相色谱仪,测定,即得。

本品按干燥品计算,含黄芩苷($C_{21}H_{18}O_{11}$)不得少于7.0%。

【性味】味苦,性寒,效钝、轻。

【功能与主治】清热解毒。用于毒热,粘热,肺热咳嗽,口渴。

【用法与用量】多配方用,入丸、散剂,也可单用。

【贮藏】置通风干燥处,防潮。

绵马贯众　　那日苏–额布斯

Mianmaguanzhong　Nars ebs

DRYOPTERIDIS CRASSIRHIZOMATIS RHIZOMA

本品为鳞毛蕨科植物粗茎鳞毛蕨*Dryopteris crassirhizoma* Nakai的干燥根茎和叶柄残基。夏、秋季采挖,削去叶柄、须根,除去泥沙,晒干。蒙药习用名称"贯众"。

【性状】【鉴别】【检查】【浸出物】应当符合中国药典现行版的规定。

【性味】味微甘、苦,性凉,效钝、重。

【功能与主治】清热,解毒,愈伤。用于流感,视力模糊,胃胀满,作呕,声哑食噎,神志恍惚,头晕,肉食中毒,毒热,伤热。

【用法与用量】多配方用,入汤、散、丸剂等;单味或加味,一次1~3g;外用适量。

【贮藏】置通风干燥处。

绵羊角 ᠬᠣᠨᠢᠨ ᠡᠪᠡᠷ 浩宁–额布日

Mianyangjiao Honin eber

OVIS ARIETIS CORNU

本品为牛科动物绵羊*Ovis aries* Linnaeus的干燥角。

【性状】本品呈螺旋状,长15~30cm,角基直径5~7cm,表面黄白色,基部至角尖均具多数纵线纹或裂纹,约在尖角2/5以下具波状环棱20~35个,环棱间距不规则,且环棱有的突起明显,有的隐约可见,角的螺旋内侧较薄,具棱。基部锯口三角形。骨塞中央有近似倒圆锥而稍弯曲的管腔凹下,管腔中间被一骨质薄片分隔成2个腔,质坚硬。具羊膻气,味淡。

【鉴别】取本品粉末1g,加水10ml,水浴加热15分钟,放冷,滤过,取滤液2ml,加茚三酮试液0.5ml,摇匀,水浴加热数分钟,显蓝紫色。另取续滤液2ml,加10%氢氧化钠溶液2滴,摇匀,滴加0.5%硫酸铜溶液,显浅紫色。

【检查】水分 不得过10.0%(《中国药典》2020年版四部通则0832第二法)。

【浸出物】照水溶性浸出物测定法(《中国药典》2020年版四部通则2201)项下的热浸法测定,用水做溶剂,不得少于5.0%。

【炮制】照清炒法炮制后入药。

【性味】味苦、咸,性寒。

【功能与主治】清热,解毒,活血化瘀,燥脓,破血痞,止泻。用于肺脓肿,瘀血症,血痞,子宫痞,脉痞,闭经。

【用法与用量】多配方用,入汤、散、丸剂等;单味或加味,一次1~3g;外用适量。

【贮藏】置阴凉干燥处,密闭,防蛀。

绵羊骨 ᠬᠣᠨᠢᠨ ᠶᠠᠰᠤ 浩宁–亚斯

Mianyanggu Honin yas

OVIS OS

本品为牛科动物绵羊 *Ovis aries* Linnaeus 干燥的肩胛骨、尾骨、跟骨。屠宰羊时，收集骨骼，除去其他组织，洗净，风干。

【性状】本品肩胛骨呈扁三角形，分2个面、3个缘和3个角，白色或淡黄色；尾骨呈塔状，基底直径2~3cm，9~11节，灰色；跟骨呈棒槌状，长3~5cm，白色或淡黄色。质坚硬，气膻，味淡。

【鉴别】（1）取本品粉末0.5g，加稀盐酸5ml，水浴加热30分钟，过滤，滤液显钙盐（《中国药典》2020年版四部通则0301）的鉴别反应。

（2）取本品粉末1g，加水10ml，水浴加热15分钟，滤过，取滤液2ml，加茚三酮试液0.5ml，摇匀，水浴加热，显蓝紫色。另取续滤液2ml，加10%氢氧化钠溶液2滴，摇匀，滴加0.5%硫酸铜溶液，显蓝紫色。

【检查】水分　不得过8.0%（《中国药典》2020年版四部通则0832第二法）。

【浸出物】照水溶性浸出物测定法（《中国药典》2020年版四部通则2201）项下的热浸法测定，用水做溶剂，不得少于13.0%。

【炮制】照明煅法炮制后入药。

【性味】味淡，性温。

【功能与主治】镇赫依，消肿，滋补。用于虚弱体寒，浮肿，尿潴留。

【用法与用量】多配方用，入汤、散、丸剂等；单味或加味，一次1~3g；外用适量。

【贮藏】置阴凉干燥处，密闭，防蛀。

绵羊颅骨 浩宁–嘎脖拉

Mianyanglugu Honinai gabal

OVIS ARIETIS CRANIUM

本品为牛科动物绵羊*Ovis aries* L.的干燥颅骨。满3~4龄后宰杀，去头皮取下颅骨干燥。

【性状】本品略呈盾形，长8~10cm，宽2~6cm。外部隆起，表面灰白色或乳白色，平滑。中部有"Y"字形细齿状骨缝。内面凹陷，灰白色，光滑，具弯曲棱脊和凹窝，中部有"丁"字形裂纹。中部及两端较厚，两侧较薄。质坚硬，不易断碎。上下骨质类白色，中部髓部具细密小孔。具强烈羊膻气，味微咸。

【检查】水分　不得过10.0%（《中国药典》2020年版四部通则0832第二法）。

【浸出物】照醇溶性浸出物测定方法（《中国药典》2020年版四部通则2201）项下的热浸法测定，以乙醇做溶剂，不得少于7.0%。

【性味】味甘，性温，效腻、和。

【功能与主治】滋补，镇赫依。用于头痛，脑刺痛。

【用法与用量】煅制成头骨炭后研细末入药。多配方用，入丸、散剂。

【贮藏】置通风干燥处。

绿豆 淖干–宝日其格

Lüdou Nogoon burcag

PHASEOLI SEMEN

本品为豆科植物绿豆*Phaseolus radiatus* L.的干燥成熟种子。秋季果实成熟时收集，除去杂质，晒干。

【性状】本品呈类圆柱形或类球形,长3~6mm。表面黄绿色或暗绿色,具光泽。种脐呈白色纵向线形,长约为种子的1/3。种皮薄而韧,剥离后露出白色或黄白色的种仁。子叶2,肥厚。质硬,不易破碎。气微,嚼之有豆腥味。

【鉴别】(1)本品粉末类白色或灰白色。淀粉粒甚多,单粒呈肾形、长圆形、类圆形、圆三角形或不规则形,直径3~30μm,脐点点状、星状或短缝状。种皮栅状细胞成片,侧面观细胞一列,狭长,光辉带不明显;顶面观类多角形,孔沟细密;底面观胞腔大。螺纹导管或环纹导管,直径5~14μm。

(2)取本品粉末2g,加70%甲醇20ml,超声处理30分钟,滤过,滤液浓缩至2ml,作为供试品溶液。另取牡荆苷对照品,加70%甲醇制成每1ml含1mg的溶液,作为对照品溶液。照薄层色谱法(《中国药典》2020年版四部通则0502)试验,吸取上述两种溶液各5μl,分别点于同一硅胶G薄层板上,以乙酸乙酯-甲醇-水(13:1:1)为展开剂,展开,取出,晾干,喷以5%三氯化铝乙醇溶液,置紫外光灯(365nm)下检视。供试品色谱中,在与对照品色谱相应的位置上,显相同颜色的荧光斑点。

【检查】水分　不得过12.0%(《中国药典》2020年版四部通则0832第二法)。

总灰分　不得过5.0%(《中国药典》2020年版四部通则2302)。

【浸出物】照醇溶性浸出物测定法(《中国药典》2020年版四部通则2201)项下的热浸法测定,用70%乙醇做溶剂,不得少于11.0%。

【含量测定】照高效液相色谱法(《中国药典》2020年版四部通则0512)测定。

色谱条件与系统适用性试验　以十八烷基硅烷键合硅胶为填充剂;以甲醇-水(30:70)为流动相;检测波长为336nm。理论板数按牡荆苷峰计算应不低于3000。

对照品溶液的制备　取牡荆苷对照品适量,精密称定,加70%甲醇制成每1ml含30μg的溶液,即得。

供试品溶液的制备　取本品粉末(过三号筛)约0.5g,精密称定,置具塞锥形瓶中,精密加入70%甲醇25ml,密塞,称定重量,加热回流1.5小时,放冷,再称定重量,用70%甲醇补足减失的重量,摇匀,滤过,取续滤液,即得。

测定法　分别精密吸取对照品溶液与供试品溶液各10μl,注入液相色谱仪,测定,即得。

本品按干燥品计算,牡荆苷($C_{21}H_{20}O_{10}$)不得少于0.10%。

【性味】味甘,性凉。

【功能与主治】解毒,愈伤,透疹。用于毒热、麻疹、水痘、创伤,暑热。

【用法与用量】多配方用,入汤、散、丸剂等。单味或加味,一次1~3g。

【贮藏】置干燥处,防蛀。

绿松石　ᠣᠶᠤᠤ　奥优

Lüsongshi　Oyuu

CALAITE

本品为含水磷酸盐类矿物绿松石,主含铜和铝的碱性磷酸盐。全年可采,采挖后除去表面泥沙杂质。

【性状】本品为不规则、周围带有黑石的块状物。表面蓝绿色,体重,质硬脆;断面呈贝壳状纹理,蜡样光泽。气无,味淡。

【鉴别】取本品细粉5g,置100ml量瓶中,加盐酸(4→10)至刻度,摇匀,静置24小时,滤过,滤液供以下试验:

(1)取滤液,加氨试液至生成白色胶状沉淀,滴加茜素磺酸钠指示液数滴,沉淀即显樱红色。

(2)取滤液,加钼酸铵试液与硝酸后,加热即生成黄色沉淀;分离,沉淀能在氨试液中溶解。

【含量测定】照原子吸收分光光度法(《中国药典》2020年版四部通则0406)测定。

铜标准贮备液的制备　取铜单元素标准溶液适量,用2%硝酸溶液稀释成每1ml含铜10μg的溶液,即得。

标准曲线的制备　精密量取标准溶液0.5ml、1.0ml、2ml、4ml、6ml和8ml,分别置100ml量瓶中,用2%硝酸溶液稀释至刻度,摇匀,依次喷入火焰,在324.7nm波长处测定吸光度。以吸光度为纵坐标,浓度为横坐标,绘制标准曲线。

供试品溶液的制备　取本品0.2g,精密称定,置于铂坩埚中,加硼砂-碳酸钾(1:1)混合熔剂3.0g,搅匀(注意擦下粘搅棒上的熔剂,并入坩埚中),盖好坩埚,置1100℃马弗炉内熔融10分钟,取出冷却至室温,连同坩埚盖放入微沸状态的硝酸(1→7)溶液100ml中,保持微沸直至熔融物完全溶解;取出坩埚及坩埚盖,用适量2%硝酸溶液洗涤,洗液并入硝酸溶液中,冷却至室温,移置250ml量瓶中,加2%硝酸溶液稀释至刻度,摇匀,即得。同时同法制备试剂空白溶液。

测定法　取对照品溶液与供试品溶液,照原子吸收分光光度法(《中国药典》2020年版四部通则0406第一法),在324.7nm的波长处测定,计算,即得。

本品含含水铜铝磷酸盐[$CuAl_6(PO_4)_4(OH)_8·4H_2O$]以铜(Cu)计,不得少于2.40%。

【炮制】除去杂质研为粗粉,或砸碎块,煅至透。

【性味】味甘, 性凉。

【功能与主治】解毒, 清肝热。用于肝热, 各种中毒症。

【用法与用量】炮制后入药。多入汤、散、丸剂。

【贮藏】密闭, 置干燥处。

琥珀 ᠬᠤᠪ 琥巴

Hupo Hub

SUCCINUM

本品为古代松柏科植物的树脂, 经地质作用掩埋后石化而成。主要成分$C_{10}H_{16}O$。全年均可采收, 挖出后除去泥沙及杂质。

【性状】【鉴别】应当符合《中国药典》现行版的规定。

【性味】味甘, 性平。

【功能与主治】利尿, 明目, 愈伤。用于尿闭, 目赤, 云翳, 久疮不愈, 腰腿痛。

【用法与用量】多配方用, 入汤、散、丸剂等; 单味或加味, 一次1~3g; 外用适量。

【贮藏】置干燥处。

斑蝥 ᠠᠯᠠᠭ ᠪᠠᠮᠪᠤᠤ 阿拉格–斑布

Banmao Alag bambuu

MYLABRIS

本品为芫青科昆虫南方大斑蝥*Mylabris phalerata* Pallas 或黄黑小斑蝥*Mylabris cichorii* Linnaeus 的干燥体。夏、秋二季捕捉, 闷死或烫死, 晒干。

【性状】【鉴别】【含量测定】应当符合《中国药典》现行版的规定。

【性味】味苦、辛, 性平。有大毒。

· 265 ·

【功能与主治】利尿，泻脉，破痞，消奇哈，攻毒，杀虫。用于奇哈，狂犬病，脉管病，协日乌素病，鼠疮，皮肤瘙痒，秃疮。

【用法与用量】多配方用，炮制后入散、丸剂等；单味或加味，一次0.03~0.06g；外用适量。

【注意】本品不得生用，必须炮制；老弱、孕妇及有心脏、肾脏病患者忌用。

【贮藏】置通风干燥处，防蛀。

款冬花 　　　　　 温都森–朝木日力格

Kuandonghua 　 Undesen comorlig

FARFARAE FLOS

本品为菊科植物款冬*Tussilago farfara* L. 的干燥花蕾。12月或地冻前采收，阴干。

【性状】【鉴别】【浸出物】【含量测定】应当符合《中国药典》现行版的规定。

【性味】味苦，性寒，效钝、燥、糙。

【功能与主治】清热，解毒，止泻。用于希日热，毒热，热泻，便血。

【用法与用量】多配方用，入汤、散、丸剂等；单味或加味，一次1~3g；外用适量。

【贮藏】置干燥处，防潮，防蛀。

喜马拉雅大戟 　　　　　 查干–杜日吉德

Ximalayadaji 　 Cagaan tarnuu

EUPHORBIAE HIMALAYENSIS RADIX

本品为大戟科植物喜马拉雅大戟*Euphorbia himalayensis* Boiss.的干燥根。春、秋二季采挖，除去泥沙及须根，洗净，晾干。

【性状】本品呈圆形或类圆形，直径1.5~6cm。表面灰棕色至深棕色，粗糙。质坚硬，较脆，断面乳白色。味苦、涩。

【鉴别】（1）本品粉末淡黄色至深黄色。淀粉粒甚多，单粒类圆形，直径2~20μm，脐点点状、星状，层纹隐约可见；复粒和半复粒易见。网纹导管直径18~80μm。乳管细胞长条形，含黄色分泌物。木栓细胞长多角形。

（2）取本品粉末1g，置于锥形瓶中，加甲醇25ml，超声处理30分钟，滤过，滤液蒸干，残渣加甲醇2ml使溶解，作为供试品溶液。另取大戟二烯醇对照品，加甲醇制成每1ml含0.2mg的溶液，作为对照品溶液。照薄层色谱法（《中国药典》2020年版四部通则0502）试验，吸取上述两种溶液各1μl，分别点于同一硅胶G薄层板上，以石油醚（60~90℃）-乙酸乙酯（10∶1）为展开剂，展开，取出，晾干，喷以10%硫酸乙醇溶液，105℃加热至斑点显色清晰，分别置日光及紫外光灯（365nm）下检视。供试品色谱中，在与对照品色谱相应的位置上，显相同颜色的斑点或荧光斑点。

【检查】水分　不得过10.0%（《中国药典》2020年版四部通则0832第二法）。

总灰分　不得过7.0%（《中国药典》2020年版四部通则2302）。

酸不溶性灰分　不得过4.0%（《中国药典》2020年版四部通则2302）。

【浸出物】照醇溶性浸出物测定法（《中国药典》2020年版四部通则2201）项下的冷浸法测定，用乙醇做溶剂，不得少于15.0%。

【炮制】洗净，润透，切厚片，干燥或煨于炒热的青稞中烘干。

【性味】味苦、辛，性温，效锐、糙、重、动。有毒。

【功能与主治】泻下，催吐，止腐。用于腑希日，食不消，食欲不振，胸痞，铁垢巴达干，毒症，难产，死胎，胎盘滞留。

【用法与用量】多入散、丸剂。

【注意】孕妇、老人、婴幼儿及体弱者禁用。

【贮藏】置干燥处。

葫芦　𖠋ᡰ　胡林–乌日

Hulu　Huliin ur

LAGENARIAE SICERARIAE SEMEN

本品为葫芦科植物葫芦*Lagenaria siceraria*（Molina）Standl. 的干燥成熟种子。秋季摘取成熟果实, 取出种子, 晒干。蒙药习用名称"葫芦子"。

【性状】【鉴别】应当符合国家药品标准的规定。

【性味】味酸、涩, 性平, 效燥、固、粘。

【功能与主治】止泻, 愈伤, 润肺。用于寒、热性腹泻, 肠刺痛, 食积不消, 肺热。

【用法与用量】多配方用, 入汤、散、丸剂等; 单味或加味, 一次1~3g; 外用适量。

【贮藏】置通风干燥处, 防蛀。

葱白　𖠋　松根

Congbai　Songgino

ALLII FISTULOSI BULBUS

本品为百合科植物葱*Allium fistulosum* L.的干燥鳞茎。秋季采收, 洗净, 晒干。

【性状】本品呈圆柱形, 直径1~3cm。数枝鳞叶簇生, 先端稍大。表面白色, 光滑, 具类白色纵纹。质嫩, 不易折断, 断面白色, 可见多层同心环纹。气特异, 味辛辣。

【鉴别】（1）本品鳞叶横切面: 上下表皮类方形, 排列紧密, 外切向壁厚, 外被角质层。薄壁细胞类圆形, 外层薄壁细胞中含草酸钙方晶, 散生有限外韧型维管束。木质部较小, 导管1~4个。

（2）取本品粉末1g, 加乙醇25ml, 超声处理30分钟, 滤过, 滤液蒸干, 残渣加乙醇1ml使溶解, 作为供试品溶液。另取β–谷甾醇对照品, 加乙醇制成每1ml含0.5mg的溶液, 作为对照品溶液。照薄层色谱法(《中国药典》2020年版四部通则0502)试验,吸取上述两种溶液各5μl,分别点于同一硅胶G薄层板上,以石油醚(60~90℃)–乙酸乙酯(3∶1)为展开剂,展开,取出,晾干,喷以3%香草醛硫酸溶液,在105℃加热至斑点显色清晰。供试品色谱中,在与对照品色谱相应的位置上,显相同颜色的斑点。

【检查】水分　不得过10.0%(《中国药典》2020年版四部通则0832第二法)。

【浸出物】照醇溶性浸出物测定法(《中国药典》2020年版四部通则2201)项下的热浸法测定,用乙醇做溶剂,不得少于30.0%。

【性味】味辛,性温。

【功能与主治】发汗,解毒。用于赫依热头痛,赫依瘀结腹痛,胸突痞,小便不通。

【用法与用量】多配方用,入汤、散、丸剂等;单味或加味,一次1~3g;外用适量。

【贮藏】置阴凉干燥处。

葱根　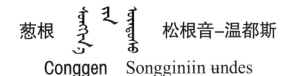　松根音–温都斯

Conggen　Songginiin undes

ALLII FISTULOSI RADIX ET RHIZOMA

本品为百合科植物葱*Allium fistulosum* L.的干燥根及根茎。秋季采收,洗净,晒干。

【性状】本品根茎呈圆柱形,直径0.5~2cm,表面黄白色。根圆柱形,丛生,长15~50cm,直径1~2mm,淡黄色。质脆,易折断,断面白色。气特异,味辛。

【鉴别】(1)本品粉末黄白色。纤维多见,常成束存在。导管多为螺纹导管。

(2)取本品粉末1g,加甲醇25ml,超声处理30分钟,滤过,滤液蒸干,残渣加甲醇1ml使溶解,作为供试品溶液。另取β–谷甾醇对照品,加甲醇制成每1ml含0.5mg的溶液,作为对照品溶液。照薄层色谱法(《中国药典》2020年版四部通则0502)试验,吸取上述两种溶液各5μl,分别点于同一硅胶G薄层板上,以石油醚(60~90℃)–乙酸乙酯(3∶1)为展开剂,展开,取出,晾干,喷以3%香草醛硫酸溶液,在105℃加热至斑点显色清晰。供试品色谱中,在与对照品色谱相应的位置上,显相同颜色的斑点。

【检查】水分　不得过9.0%(《中国药典》2020年版四部通则0832第二法)。

总灰分　不得过11.0%(《中国药典》2020年版四部通则2302)。

酸不溶性灰分　不得过3.0%（《中国药典》2020年版四部通则2302）。

【浸出物】照醇溶性浸出物测定法（《中国药典》2020年版四部通则2201）项下的热浸法测定，用乙醇做溶剂，不得少于14.0%。

【性味】味辛，性温。

【功能与主治】祛巴达干赫依，散瘀。用于风寒头痛，喉疮，痔疮，冻伤。

【用法与用量】多配方用，入汤、散、丸剂等；单味或加味，一次1~3g；外用适量。

【贮藏】置阴凉干燥处。

葶苈子　　汉毕勒

Tinglizi　Hambil

LEPIDII SEMEN

本品为十字花科植物播娘蒿*Descurainia sophia*（L.）Webb. ex Prantl.或独行菜*Lepidium apetalum* Willd. 的干燥成熟种子。前者习称"南葶苈子"，后者习称"北葶苈子"。夏季果实成熟时采割植株，晒干，搓出种子，除去杂质。

【性状】【鉴别】【检查】【含量测定】应当符合《中国药典》现行版的规定。

【性味】味辛、苦，性凉，效钝、稀、柔、轻、糙。

【功能与主治】清搏热，解毒，止咳化痰，平喘。用于血希日性搏热，伤风感冒，赫依血相搏引起的气喘，亚玛病，毒热症。

【用法与用量】多配方用，入汤、散、丸剂等；单味或加味，一次1~3g；外用适量。

【贮藏】置干燥处。

硫黄 呼呼日

Liuhuang Huher

SULFUR

本品为自然元素类矿物族自然硫，采挖后，加热熔化，除去杂质；或用含硫矿物经加工制得。

【性状】【鉴别】【含量测定】应当符合《中国药典》现行版的规定。

【性味】味酸，性温。有毒。

【功能与主治】燥脓血、协日乌素，止痒，杀虫。用于协日乌素病，疥癣，牛皮癣，协日乌素疮，吾雅曼病，白癜风。

【用法与用量】多配方用，入丸剂；外用适量。

【注意】孕妇慎服。

【贮藏】置干燥处，防火。

雄黄 额日-阿拉坦-呼呼日

Xionghuang Er altan huher

REALGAR

本品为硫化物类矿物雄黄族雄黄。主含二硫化二砷（As_2S_2）。采挖后，除去杂质。

【性状】【鉴别】【检查】【含量测定】应当符合《中国药典》现行版的规定。

【性味】味苦、辛，性温，效重。有毒。

【功能与主治】愈疮疡，止腐，燥协日乌素，消肿，破痞，杀粘。用于疮疡，萨喉，炭疽，梅毒，疥癣，脓疱疮，痘疹，腺肿，咽喉肿痛，蛇、虫咬伤。

【用法与用量】多配方用，入汤、散、丸剂等；单味或加味，一次0.05~0.1g；外用适量。

【**注意**】内服宜慎, 不可久用; 孕妇禁用。

【**贮藏**】置干燥处, 密闭。

紫丁香 阿拉格-阿嘎如

Zidingxiang Alag agruu

SYRINGAE OBLATAE LIGNUM

本品为木犀科植物紫丁香 *Syringa oblate* Lindl.的干燥心材。全年均可采收, 除去边材, 阴干。

【**性状**】本品呈类圆柱形或不规则形。表面浅棕色至棕红色, 不均一, 切面有致密的纹理。质硬, 有油性。气微香, 味淡。

【**鉴别**】(1) 本品粉末淡棕色或淡黄色。石细胞多数, 长圆形或类球形, 具有明显的孔径, 直径 12~85μm; 纤维甚多, 有横纹, 导管多为螺纹导管。

(2) 取本品粉 (过二号筛) 7g, 加甲醇50ml, 超声处理30分钟, 滤过, 滤液蒸干, 残渣加水50ml 使溶解, 用石油醚 (60~90℃) 提取2次, 每次15ml, 弃去石油醚液, 水溶液通过D101大孔吸附树脂柱 (内径为1.5cm, 柱高为20cm), 以水洗至无色, 弃去水液, 再用10%乙醇100ml洗脱, 弃去洗脱液, 继用30%乙醇100ml洗脱, 收集洗脱液, 蒸干, 残渣加甲醇1ml使溶解, 作为供试品溶液。另取紫丁香苷对照品, 加甲醇制成每1ml含1mg的溶液, 作为对照品溶液。照薄层色谱法 (《中国药典》2020年版四部通则0502) 试验, 吸取对照品溶液10μl, 供试品溶液20μl, 分别点于同一以羧甲基纤维素钠为黏合剂的硅胶G薄层板上, 以三氯甲烷-甲醇-水 (5:1:0.1) 为展开剂, 展开, 取出, 晾干, 喷以5%香草醛硫酸溶液, 在105℃加热至斑点显色清晰。供试品色谱中, 在与对照品色谱相应的位置上, 显相同颜色的斑点。

【**检查**】水分 不得过6.0% (《中国药典》2020年版四部通则0832第二法)。

【**含量测定**】照挥发油测定法 (《中国药典》2020年版四部通则2204) 测定。

本品含挥发油不得少于1.5% (ml/g)。

【**性味**】味辛、苦, 性凉。

【**功能与主治**】镇赫依, 止痛, 平喘, 清热。用于心热, 心刺痛, 头晕, 失眠, 心悸, 气喘, 赫依病。

【**用法与用量**】多入丸、散剂, 口服。

【贮藏】置阴凉干燥处。

紫贝齿 宝日-伊布海

Zibeichi Bor ibuuhai

MAURITIAE CONCHA

本品为宝贝科动物阿拉伯绶贝*Mauritia arabica*（L.）的贝壳。夏季捕捉，除去贝肉，洗净，晒干。

【性状】应当符合国家药品标准的规定。

【性味】味辛、苦，性温。

【功能与主治】破痞，燥脓，燥协日乌素，退翳，止血。用于腑痞，希日痞，肺脓肿，耳脓，云翳白斑，协日乌素病，创伤出血，口鼻出血。

【用法与用量】多配方用，入汤、散、丸剂等；单味或加味，一次1~3g；外用适量。

【贮藏】置干燥处。

紫铆子 玛如泽

Zikuangzi Maruže

BUTEAE MONOSPERMAE SEMEN

本品为豆科植物紫铆 *Butea monosperma*（Lam.）Kuntze 的干燥成熟种子。夏季荚果成熟时采收，打下种子，除去杂质，晒干。蒙药习用名称"紫铆"。

【性状】【鉴别】应当符合国家药品标准的规定。

【性味】味苦、甘，性温，效钝。

【功能与主治】杀虫，止痛。用于肠道虫症，虫痧，牙蛀，亚玛病，皮肤瘙痒。

【用法与用量】多配方用，入汤、散、丸剂等；单味或加味，一次1~3g；外用适量。

【贮藏】置通风干燥处, 防蛀。

紫花地丁 宝日-尼勒-其其格
Zihuadiding　Bor nil ceceg
VIOLAE HERBA

本品为堇菜科植物紫花地丁 *Viola yedoensis* Makino 的干燥全草。春、夏二季采收, 除去杂质, 晒干。

【性状】【鉴别】应当符合《中国药典》现行版的规定。

【性味】味苦、甘, 性凉, 效软、钝、轻。

【功能与主治】平复希日, 解毒。用于希日热, 赫依热, 头痛, 肝胆热。

【用法与用量】多配方用, 入汤、散、丸剂等; 单味或加味, 一次1~3g; 外用适量。

【贮藏】置干燥处。

紫花高乌头 宝日-泵阿
Zihuagaowutou　Bor bong aa
ACONITI EXCELSI HERBA

本品为毛茛科植物紫花高乌头 *Aconitum excelsum* Reichb.的干燥地上部分。夏、秋季花将落, 果实未成熟前采收, 除去杂质, 阴干。

【性状】本品茎呈圆柱形, 直径0.5~1.5cm, 长30~150cm; 表面黄绿色至棕褐色, 有棱线, 疏被直毛; 质脆, 易折断, 断面纤维性, 空心。叶多皱缩卷曲, 呈不规则团状、破碎, 表面微被柔毛, 背面沿叶脉疏被长毛。气微, 味淡。

【鉴别】(1)本品粉末灰绿色至灰褐色。非腺毛单细胞, 弯曲, 长150~400μm, 有的胞腔内含黄棕色物。网纹导管、螺纹导管多见, 偶见具缘纹孔导管。

（2）取本品粉末2g，加氨试液2ml润湿，加乙醚40ml，超声处理20分钟，滤过，滤液挥干，残渣加二氯甲烷0.5ml 使溶解，作为供试品溶液。另取紫花高乌头对照药材同法制成对照药材溶液。照薄层色谱法（《中国药典》2020年版四部通则0502）试验，吸取上述两种溶液各10μl，分别点于同一硅胶G薄层板上，以正己烷–乙酸乙酯–甲醇（8.4∶3.6∶1）为展开剂，展开，取出，晾干，喷以稀碘化铋钾试液。供试品色谱中，在与对照药材色谱相应的位置上，显相同颜色的斑点。

【检查】水分　不得过11.0%（《中国药典》2020年版四部通则0832 第二法）。

总灰分　不得过12.0%（《中国药典》2020年版四部通则2302）。

【浸出物】照水溶性浸出物测定法（《中国药典》2020年版四部通则2201）项下的热浸法测定，不得少于22.0%。

【性味】味涩，性凉。

【功能与主治】清热，解毒，清肺热、肝热。用于肺粘热，咳嗽，胸闷气短，肝热。

【用法与用量】制糖浆，一次3~5g。

【贮藏】置阴凉干燥处，防霉。

紫草　别日木格

Zicao　Brimug

ARNEBIAE RADIX

本品为紫草科植物新疆紫草*Arnebia euchroma*（Royle）Johnst. 或内蒙紫草*Arnebia guttata* Bunge的干燥根。春、秋二季采挖，除去泥沙，干燥。

【性状】【鉴别】【检查】【含量测定】应当符合《中国药典》现行版的规定。

【性味】味甘、微苦，性凉。

【功能与主治】清肺、肾热，止血。用于肺热咳嗽，咯痰不利，扩散肾热，震伤肾热，各种出血症。

【用法与用量】多配方用，入汤、散、丸剂等；单味或加味，一次1~3g；外用适量。

【贮藏】置干燥处。

紫草茸 ᠡᠩᠭᠡᠰᠡᠭ 恩斯格
Zicaorong Enggeseg
LACCA

本品为胶蚧科动物紫胶虫*Laccifer lacca* Kerr. 在树枝上所分泌的胶质物。7—8月，将成熟的紫胶连枝剪下，取胶去枝，置干燥、阴凉通风处，至干燥而不结块为止。

【**性状**】【**鉴别**】应当符合国家药品标准的规定。

【**性味**】味甘、苦、涩，性寒，效钝、柔、软。

【**功能与主治**】清血热，清肺、肾伤热，搏热。用于血热，搏热，肺热，肾热，麻疹，各种出血。

【**用法与用量**】多配方用，入汤、散、丸剂等；单味或加味，一次1~3g；外用适量。

【**贮藏**】置通风干燥处。

紫菀花 ᠬᠣᠨᠢᠨ ᠨᠢᠳᠦ ᠴᠡᠴᠡᠭ 浩宁–尼都–其其格
Ziwanhua Honin nud ceceg
ASTERIS FLOS

本品为菊科植物紫菀*Aster tataricus* L.f.的干燥花。夏、秋季花盛开时采摘，除去杂质，晾干。

【**性状**】本品头状花序呈球形，直径1~1.5cm。总苞片3层，外层渐短，顶端尖，边缘宽膜质，舌状花20多个，紫蓝色，中央有多数两性筒状花。瘦果倒卵状矩圆形，长1~1.5mm。具灰白色或淡粉红色冠毛。气微，味微苦。

【**检查**】水分 不得过10.0%（《中国药典》2020年版四部通则0832第二法）。

总灰分 不得过15.0%（《中国药典》2020年版四部通则2302）。

酸不溶性灰分 不得过6.0%（《中国药典》2020年版四部通则2302）。

【浸出物】照醇溶性浸出物测定法（《中国药典》2020年版四部通则2201）项下的热浸法测定，以乙醇做溶剂，不得少于15.0%。

【含量测定】照高效液相色谱法（《中国药典》2020年版四部通则0512）测定。

色谱条件与系统适用性试验　以十八烷基硅烷键合硅胶为填充剂；以甲醇-0.4%磷酸溶液（52：48）为流动相；检测波长为360nm。理论板数按槲皮素峰计算应不低于3000。

对照品溶液的制备　精密称取槲皮素对照品适量，加80%甲醇制成每1ml含0.03mg的溶液，即得。

供试品溶液的制备　取本品粉末（过四号筛）约0.5g，精密称定，置具塞锥形瓶中，精密加入80%甲醇50ml，密塞，称定重量，加热回流1.5小时，放冷，再称定重量，用80%甲醇补足减失的重量，摇匀，滤过。精密吸取续滤液25ml，加25%盐酸7ml，置90℃水浴中加热回流30分钟，取出，迅速冷却，转移至50ml量瓶中，用80%甲醇稀释至刻度，摇匀，用孔径为0.45μm微孔滤膜滤过，即得。

测定法　分别精密吸取对照品溶液与供试品溶液各10μl，注入液相色谱仪，测定，即得。

本品按干燥品计算，含槲皮素（$C_{15}H_{10}O_7$）不得少于0.50%。

【性味】味微苦，性平，效钝、柔。

【功能与主治】杀粘，清热，解毒，燥脓血，消肿。用于疫热，天花，麻疹，猩红热。

【用法与用量】多配方用。

【贮藏】置阴凉干燥处，密封。

紫硇砂　　　乌莫黑-达布斯

Zinaosha　Umhei dabs

HALITUM VIOLACENM

本品为卤化物类石盐族石盐。主含氯化钠（NaCl）。自盐湖中取出，晒干。

【性状】【鉴别】应当符合国家药品标准的规定。

【性味】味咸、辛，性温，效重、腻。

【功能与主治】温胃，祛巴达干赫依，润肠通便，制昌哈，止刺痛。用于食不消，便秘，腹胀肠鸣，干呕，嗳气频作，胃腹痛，寒性昌哈症，赫依性刺痛症。

【用法与用量】多配方用，入汤、散、丸剂等；单味或加味，一次1~3g；外用适量。

【贮藏】置通风干燥处。

紫檀香　　乌兰-赞丹

Zitanxiang　Ulaan žandan

PTEROCARPI INDICI LIGNUM

本品为豆科植物紫檀*Pterocarpus indicus* Willd. 的干燥心材。采伐后, 除去外皮和边材, 锯成小段, 用水浸泡后, 晾干。

【性状】应当符合国家药品标准的规定。

【性味】味涩、咸, 性凉, 效钝。

【功能与主治】清血热, 镇赫依血相搏, 消肿。用于心热、肺热症, 产褥热, 关节肿痛, 胸闷, 呼吸困难。

【用法与用量】多配方用, 入汤、散、丸剂等; 单味或加味, 一次1~3g; 外用适量。

【贮藏】置通风干燥处。

紫藤叶　　宝日-藤森-那布其

Zitengye　Bor tengsiin nabc

WISTERIAE FOLIUM

本品为豆科植物紫藤*Wisteria sinensis* Sweet的干燥叶。夏、秋二季采收, 除去杂质, 晒干。

【性状】本品多皱缩、破碎, 有短柄。完整叶片展平后呈卵状椭圆形或卵状披针形, 表面绿色或黄绿色, 长5~25cm, 宽2~12cm。先端渐尖或尾尖, 基部钝圆或楔形, 或歪斜。气微, 味淡。

【性味】味甘, 性温。

【功能与主治】驱虫, 止痛。用于肠道虫疾, 虫痧, 虫牙, 亚玛, 皮肤瘙痒。

【用法与用量】多配方用，入汤、散、丸剂等；单味或加味，一次1~3g；外用适量。

【贮藏】置干燥处。

蛤蚧 ꠖ ꠖ 哈登-古日布勒

Gejie　Hadan gʊrbel

GECKO

本品为壁虎科动物蛤蚧*Gekko gecko* Linnaeus 的干燥体。全年均可捕捉，除去内脏，拭净，用竹片撑开，使全体扁平顺直，低温干燥。

【性状】【鉴别】【浸出物】应当符合中国药典现行版的规定。

【性味】味咸，性温。

【功能与主治】强身，补精，壮阳，祛肾寒。用于遗精，阳痿，早泄，肾寒，腰腿痛。

【用法与用量】多配方用，入汤、散、丸、油剂等；单味或加味，一次1~3g；外用适量。

【贮藏】用木箱严密封装，常用花椒拌存，置阴凉干燥处，防蛀。

黑云香 ꠖ ꠖ 哈日-古古勒

Heiyunxiang　Har gʊgel

COMMIPHORAE MUKULIS RESINA

本品为橄榄科植物穆库尔没药树*Commiphora mukul*（Hook. ex stocks）Engl.的干燥树脂。树干经自然损伤或于夏、秋二季割裂树干，收集流出的树脂，阴干。

【性状】本品有黏性，多黏结成大小不等的团块，黄棕色、红棕色或绿色，半透明或透明，表面粗糙，富油性，质松软，裂面光滑、具光泽，颗粒状。有特异香气，味苦。

【鉴别】（1）取本品粉末0.1g，加乙醚3ml，振摇，滤过，滤液置蒸发皿中，挥散乙醚，残留黄色液体加硝酸数滴,呈黄绿色。另取少量本品颗粒,加香草醛盐酸溶液数滴,溶液呈酒红色,继而变为暗红色。本品粉末遇硝酸呈黄色。

（2）取本品粉末1g,加甲醇15ml,加热回流2小时,滤过,滤液适当稀释,摇匀。照紫外–可见分光光度法（《中国药典》2020年版四部通则0401））测定,在237nm、325nm处有最大吸收。

【检查】水分　不得过8.0%（《中国药典》2020年版四部通则0832第二法）。

总灰分　不得过10.0%（《中国药典》2020年版四部通则2302）。

酸不溶性灰分　不得过6.0%（《中国药典》2020年版四部通则2302）。

【浸出物】照醇溶性浸出物测定法（《中国药典》2020年版四部通则2201）项下的热浸法测定,以乙醇做溶剂,不得少于10.0%。

【性味】味苦,性凉,效钝、重。

【功能与主治】杀粘,消肿,愈伤,镇刺痛。用于粘刺痛,发症,脑刺痛,偏瘫,麻疹。

【用法与用量】多配方用,外用适量。

【贮藏】置阴凉干燥处。

黑巨胜　ᠱᠤᠯᠬᠡᠢ ᠬᠠᠷ ᠤᠷ　希鲁黑–哈日–乌日

Heijusheng　Šulhei har ur

LACTUCAE NIGRUM SEMEN

本品为菊科植物莴苣Lactuca sativa L.的干燥成熟黑色种子。秋季果实成熟后,割取地上部分,晒干,打下种子,簸净杂质。

【性状】本品呈长卵形,略扁,长3~4mm,宽1~2mm。表面黑褐色至浅黑褐色,有光泽,两面具突起的弧形棱线7~8条。质坚,断面白色,富有油性,无臭,味淡。

【性味】味甘、辛,性温,效轻、糙、燥。

【功能与主治】温中,消食。用于胃巴达干,肝区痛,面部浮肿。

【用法与用量】多入汤、散、丸剂。

【注意】孕妇及热性病患者忌服。

【贮藏】置通风干燥处,防蛀。

黑芝麻   哈日–混吉德

Heizhima   Har hunzid

SESAMI SEMEN NIGRUM

本品为脂麻科植物脂麻*Sesamum indicum* L.的干燥成熟黑色种子。秋季果实成熟时采割植株,晒干,打下种子,除去杂质,再晒干。

【性状】本品呈扁卵圆形,长约3mm,宽约2mm。表面黑色,平滑或有网状皱纹。尖端有棕色点状种脐。种皮薄,子叶2,白色,富油性。气微,味甘,有油香气。

【鉴别】【检查】应当符合《中国药典》现行版的规定。

【性味】味甘,性温,效腻、重。

【功能与主治】镇赫依,强壮,破痞,温胃。用于脏腑赫依病,脱发,子宫痞,体虚,胃寒,便秘,皮肤瘙痒,失眠,遗精。

【用法与用量】多配方用,入油剂。

【贮藏】置通风干燥处,防蛀。

黑胡椒   哈日–胡茱

Heihujiao   Har huuzuu

PIPERIS NIGRI FRUCTUS

本品为胡椒科植物胡椒*Piper nigrum* L. 的干燥近成熟或成熟果实。秋末至次春果实呈暗绿色时采收,晒干。

【性状】【鉴别】【检查】【含量测定】应当符合《中国药典》现行版的规定。

【性味】味辛,性热,效轻、燥、糙、浮、锐。

【功能与主治】祛巴达干，温胃，散寒，消食，开胃。用于消化不良，寒泻，脘痞，铁垢巴达干，畏寒冷痛，皮肤瘙痒。

【用法与用量】多配方用，入汤、散、丸剂等；单味或加味，一次0.6~1.5g；外用适量。

【注意】本品忌用于热性疾病。

【贮藏】密闭，置阴凉干燥处。

黑种草子 哈日－赛日阿

Heizhongcaozi　Har saira

NIGELLAE SEMEN

本品为毛茛科植物腺毛黑种草*Nigella glandulifera* Freyn et Sint. 的干燥成熟种子。夏、秋二季果实成熟时采割植株，晒干，打下种子，除去杂质，晒干。

【性状】【鉴别】【检查】【浸出物】【含量测定】应当符合《中国药典》现行版的规定。

【性味】味甘、辛，性温，效轻、糙、燥。

【功能与主治】温胃，助消化，固齿。用于胃巴达干症，食积不消，肝区疼痛，肝脏衰弱，脸面浮肿，龋齿。

【用法与用量】多配方用，入汤、散、丸剂等；单味或加味，一次1~3g；外用适量。

【注意】孕妇及热性病患者禁用。

【贮藏】置阴凉干燥处，防蛀。

锁阳　乌兰-高要

Suoyang　Ulaan goyoo

CYNOMORII HERBA

本品为锁阳科植物锁阳*Cynomorium songaricum* Rupr. 的干燥肉质茎。春季采挖，除去花序，切段，晒干。

【性状】【鉴别】【检查】【浸出物】应当符合《中国药典》现行版的规定。

【性味】味甘、涩，性温。

【功能与主治】抑希日，消食，健身。用于泛酸，胃脘胀痛，希日性头痛，阳痿，腰腿痛，早泄，经漏带下。

【用法与用量】多配方用，入汤、散、丸剂等；单味或加味，一次1~3g；外用适量。

【贮藏】置通风干燥处。

鹅绒藤　吉乐图-特莫根-呼呼

Erongteng　Zelet temeen hөh

CYNANCHI GHINENSIS HERBA

本品为萝藦科植物鹅绒藤*Cynanchum chinense* R.Br.的干燥地上部分。夏、秋季采收，除去杂质，干燥。

【性状】本品卷曲，全株被短柔毛。茎多分枝，稍具纵棱；质脆，易折断。叶对生，灰绿色，皱缩破碎或脱落，展平后呈宽三角形，先端渐尖，基部心形，全喙，纸质。花小，白色。蓇葖果为圆柱形，平滑。种子矩圆形，黄棕色，压扁。气微，味苦、辛。

【鉴别】本品茎横切面：表皮细胞1列，呈圆形，表皮下方有6~7层厚角组织。乳汁管排列成1轮。

中柱鞘纤维圆形或半圆形,其间有断裂。形成层呈环状,韧皮部呈环状。木质部导管3~5个成群,略作平行排列,导管直径1~7μm。髓部圆形,细胞不规则。

【检查】水分　不得过10.0%(《中国药典》2020年版四部通则0832第二法)。

总灰分　不得过15.0%(《中国药典》2020年版四部通则2302)。

酸不溶性灰分　不得过4.0%(《中国药典》2020年版四部通则2302)。

【浸出物】照醇溶性浸出物测定法(《中国药典》2020年版四部通则2201)项下的热浸法测定,以稀乙醇做溶剂,不得少于20.0%。

【性味】味苦,性凉。

【功能与主治】清希日,止泻。用于脏腑希日病,热性腹泻,肠刺痛。

【用法与用量】入丸、散、汤剂,口服。

【贮藏】置通风干燥处。

鹅喉羚羊角　　苏勒图-古热森-额布日

Ehoulingyangjiao   Suult guresen eber

GAZELLA SUBGUTTUROSA CORNU

本品为牛科动物鹅喉羚羊*Gazella subgutturosa* Guldenstacdt的角。猎取后锯取其角,晒干。

【性状】本品呈长圆锥形,稍扁,角尖显著向内弯转,长20~45cm,基部锯断面椭圆形,直径为3~4cm。表面灰棕色或灰黑色,有较明显的纵向丝纹。自基部向上有10~25个波状斜向环峙,峙间距较疏,0.5~2cm,峙较平缓,手握有舒适感,尖端无环峙,平滑而微有光泽,断面可见有不明显的通天眼。质坚硬。气微,味淡。

【鉴别】取本品粉末或碎片0.1g,置试管中,加浓硝酸2ml,直火加热,发生棕色气体及大量气泡。继续加热至角粉完全溶解,硝酸液呈黄色;取此酸液1滴,置白瓷反应板内,用浓氨水调节至中性或偏碱性(需浓氨水3滴),溶液呈橘黄色。

【炮制】刮成薄片生用或炒至微黄色。

【性味】味咸,性寒。

【功能与主治】通经,燥脓。用于经闭,胎衣不下,难产,血脉病,高血压,肺脓肿,感冒发烧。

【用法与用量】多配方用。

【贮藏】置干燥处。

粤丝瓜子　　阿拉坦–蔓吉勒干–乌日

Yuesiguazi　Altan manzlganai ur

LUFFE SEMEN

本品为葫芦科植物粤丝瓜*Luffa acutangula*（L.）Roem.的干燥成熟种子。秋季果实成熟时采收，剖开，取出种子，洗净，晒干。

【性状】本品呈扁卵圆形，种皮灰黑色至黑色，长8~15mm，宽6~10mm，厚约3mm；种子表面有网纹及雕纹，边缘无狭翅，两端钝圆，种脐处2浅裂，种脐端种皮两面各有一对呈"八"字形的突起。种皮质坚硬，平滑，具微细突起的纹理，内种皮灰绿色，膜质。子叶2片，富油性。气微，味苦。

【鉴别】（1）种皮横切面：表皮细胞1列，横切面呈径向延伸的长方形，垂周壁有条状增厚，或略呈波状弯曲。厚壁细胞2~3列，壁微木化，有明显的纹孔。石细胞1列，呈类方形或类圆形，细胞壁增厚，木化。栅状细胞1列，长柱状。通气组织由多层木薄壁细胞构成，第1~2列细胞排列紧密，其余排列疏松。

本品粉末暗绿灰色，种皮表皮细胞表面观多角形，壁粒状增厚；侧面观长方形，呈栅状，垂周壁条状增厚，略波状弯曲，非木化。通气组织细胞呈分枝状，其上有类圆形大型纹孔，细胞间通过分枝连接成团，细胞间隙大。栅状细胞长柱形，常多个聚集成不规则片状，壁增厚，木化，胞腔线形。种皮石细胞类方形、类圆形或不规则形状，数个相连或单个散在，细胞较小，壁强烈木质化增厚，星状细胞表面观为不规则形，壁具分枝状突起，直径28~33μm。子叶细胞含糊粉粒和脂肪油滴。糊粉粒直径3~5μm。

（2）取本品粉末2g，加甲醇20ml，超声处理30分钟，滤过，滤液作为供试品溶液。另取葫芦素B对照品，加甲醇制成每1ml含1mg的溶液，作为对照品溶液。照薄层色谱法（《中国药典》2020年版四部通则0502）试验，吸取供试品5μl，对照品溶液2μl，分别点于同一硅胶GF$_{254}$薄层板上，以环己烷–正丁醇（3:1）为展开剂，展开，取出，晾干，在紫外光灯（254nm）下检视。供试品色谱中，在与对照品色谱相应的位置上，显相同颜色的斑点。

【检查】水分　不得过8.0%（《中国药典》2020年版四部通则0832第二法）。

总灰分　不得过3.5%（《中国药典》2020年版四部通则2302）。

【浸出物】照水溶性浸出物测定法（《中国药典》2020年版四部通则2201）项下的冷浸法测定，均不得少于6.5%。

【含量测定】照高效液相色谱法（《中国药典》2020年版四部通则0512）测定。

色谱条件与系统适用性试验　以十八烷基硅烷键合硅胶为填充剂；以甲醇–水（60∶40）为流动相；检测波长为228nm。理论板数按葫芦素B峰计算应不低于1500。

对照品溶液的制备　取葫芦素B对照品适量，精密称定，加75%甲醇制成每1ml含0.35mg的溶液，即得。

供试品溶液的制备　取本品粉末（过三号筛）1.5g，精密称定，置具塞锥形瓶中，精密加入75%甲醇25ml，密塞，称定重量，超声处理（功率250W，频率40kHz）40分钟，放冷，再称定重量，用75%甲醇补足减失的重量，摇匀，滤过，取续滤液，即得。

测定法　分别精密吸取对照品溶液与供试品溶液各10μl，注入液相色谱仪，测定，即得。

本品按干燥品计算，含葫芦素B（$C_{32}H_{46}O_8$）不得少于0.30%。

【性味】味苦，性凉，效钝、轻、柔、动。

【功能与主治】催吐，解毒。用于希日性胃病，胆汁外溢，肝中毒症。

【用法与用量】多入散、丸剂。

【贮藏】置干燥处。

滑石 　特尼格日

Huashi　Tenegeri

TALCUM

本品为硅酸盐类矿物滑石族滑石。主含含水硅酸镁$[Mg_3(Si_4O_{10})(OH)_2]$。采挖后，除去泥沙和杂石。

【性状】【鉴别】应当符合《中国药典》现行版的规定。

【性味】味甘，性寒，效重。

【功能与主治】利尿，清热，破痞，泻脉，燥协日乌素。用于膀胱灼痛，掌脚发热，血瘀症，膀胱结石, 月经不调, 闭经, 脉伤, 陶赖, 协日乌素病。

【用法与用量】多配方用, 入汤、散、丸剂等; 单味或加味, 一次1~3g; 外用适量。

【贮藏】置干燥处。

犀角 　贺日森–查干–额布日
Xijiao　Hersiin cagaan eber
RHINOCERI CORNU

本品为犀科动物印度犀*Rhinoceros unicornis* L、爪哇犀*Rhinoceros sondaicus* Desmarest 和苏门犀*Rhinoceros sumatrensis* Cuvier 的角。

【性状】【鉴别】应当符合《中国药典》现行版的规定。

【炮制】照清炒法炮制后入药。

【性味】味苦、酸、咸, 性凉, 效燥。

【功能与主治】燥脓, 燥恶血, 燥协日乌素, 解毒, 镇刺痛, 化血治伤。用于肺脓肿, 协日乌素病, 吾雅曼病, 痛风, 游痛症, 毒热, 刺痛症, 痧症, 水肿, 胸部伤。

【用法与用量】多配方用或少量研末配方中加味。

【贮藏】置干燥处。

瑞香狼毒 　达楞–图如
Ruixianglangdu　Dalan turuu
STELLERAE RADIX

本品为瑞香科植物瑞香狼毒*Stellera chamaejasme* L. 的干燥根。秋季采挖, 除去杂质, 晒干。

【性状】【鉴别】应当符合国家药品标准的规定。

【性味】味苦、辛,性平,效糙、浮、轻。有毒。

【功能与主治】峻泻,杀粘,消肿,消奇哈,止腐。用于肌、胃、脉之奇哈,乳腺肿,疖腮,黄水疮,巴木,疥癣,皮癣,痘症。

【用法与用量】多配方用,入汤、散、丸剂等;单味或加味,一次1~3g;外用适量。

【注意】孕妇禁用,老年、幼儿、体虚者慎用。

【贮藏】置通风干燥处。

瑞香狼毒花 达楞–图如因–其其格

Ruixianglangduhua　　Dalan turuugiin ceceg

STELLERAE CHAMAEJASMES FLOS

本品为瑞香科植物瑞香狼毒*Stellera chamaejasme* L.的干燥头状花序。5—8月花初开时采收,除去苞叶、花梗等杂质,阴干。

【性状】本品呈棒状,长0.8~1cm;花多紫色或黄绿色。花萼筒细瘦,长9~11mm,具明显纵脉,基部略膨大,无毛,先端5裂片,裂片卵状长圆形,长2~4mm,宽约2mm,顶端圆形,常具紫红色网状脉纹。雄蕊10,2轮,线状椭圆形,长约1.5mm;子房椭圆形,几无柄,顶部有灰白色柔毛,花柱短,柱头头状。质脆。气微,味微辛。

【鉴别】(1)本品粉末紫棕色。花粉粒类圆形,直径10~30μm,外壁两层近等厚,表面有细小刺状雕纹。花粉囊内壁细胞类圆形,无色或淡黄色,壁略增厚。花萼筒碎片细胞表面观呈长方形或方形,有时可见垂周壁略呈连珠状增厚。单细胞非腺毛多破碎,长可达150μm以上,直径约20μm。

(2)取本品粉末1g,加甲醇50ml,超声30分钟,滤过,减压浓缩,将浓缩液转移至5ml量瓶中,加甲醇至刻度,摇匀,作为供试品溶液。另取伞形花内酯对照品,加甲醇制成每1ml含1mg的溶液,作为对照品溶液。吸取上述溶液各5μl,照薄层色谱法(《中国药典》2020年版四部通则0502)试验,分别点于同一硅胶G薄层板上,以石油醚(60~90℃)–乙酸乙酯–丙酮(3:1:1)为展开剂,展开,取出,晾干,置紫外光灯(254nm)下检视。供试品色谱中,在与对照品色谱相应的位置上,显相同的蓝色荧光斑点。

【检查】水分　不得过10.0%(《中国药典》2020年版四部通则0832第四法)。

总灰分　不得过6.5%(《中国药典》2020年版四部通则2302)。

【含量测定】按照高效液相色谱法(《中国药典》2020年版四部通则0512)测定。

色谱条件与系统适应性试验 以十八烷基硅烷键合硅胶为填充剂；以甲醇为流动相A，以水为流动相B，按下表中的规定进行梯度洗脱，流速1.0ml/min；检测波长为346nm；柱温25℃。理论塔板数按伞形花内酯峰计算应不低于9000。

时间(min)	流动相A(%)	流动相B(%)
0~20	32→34	68→66
20~30	34→90	66→10
30~35	90→32	10→68

对照品溶液的制备 取伞形花内酯对照品适量，精密称定，加甲醇制成每1ml含伞形花内酯1.5mg的溶液，即得。

供试品溶液的制备 取本品粉末(过四号筛)约1g，精密称定，置具塞锥形瓶中，精密加甲醇50ml，超声处理(功率200W，40kHz)1小时，减压浓缩，将浓缩液转移至10ml量瓶中，加甲醇至刻度，摇匀，即得。

测定法 分别精密吸取对照品溶液5μl与供试品溶液10μl，分别注入液相色谱仪，测定，即得。

本品按干燥品计算，瑞香狼毒花中伞形花内酯($C_9H_6O_3$)不得少于0.050%。

【性味】味辛，性平。

【功能与主治】杀粘，利尿，消肿，止痛，祛腐。用于肌痈，胃痛，脉痈，乳腺肿，腮肿，痘疹。

【用法与用量】多配方用，入汤、散、丸剂等；单味或加味，一次1~3g；外用适量。

【贮藏】置干燥处。

蓍草 图勒格其-额布斯

Shicao　Təlgec əbs

ACHILLEAE HERBA

本品为菊科植物蓍*Achillea alpina* L.的干燥地上部分。夏、秋二季花盛开时采割，除去杂质，晒干。

【性状】【鉴别】【检查】【浸出物】【含量测定】应当符合《中国药典》现行版的规定。

【性味】味苦、辛,性凉,效钝。

【功能与主治】破痈,消肿,止痛。用于肉奇哈、骨奇哈、脉奇哈。

【用法与用量】多配方用。

【贮藏】置阴凉干燥处。

蓖麻子　　阿拉格-麻吉

Bimazi Alag maaz

RICINI SEMEN

本品为大戟科植物蓖麻*Ricinus communis* L. 的干燥成熟种子。秋季采摘成熟果实,晒干,除去果壳,收集种子。

【性状】【鉴别】【检查】【含量测定】应当符合《中国药典》现行版的规定。

【性味】味甘、辛,性平,效锐。有毒。

【功能与主治】缓泻,消肿。用于巴达干病,痞症,浮肿,水肿,虫疾,疮疡。

【用法与用量】多配方用,入汤、散、丸剂等;单味或加味,一次1~3g;外用适量。

【注意】孕妇、老年、体弱者慎用。

【贮藏】置阴凉干燥处。

蒺藜　　亚曼-章古

Jili Yamaan zanguu

TRIBULI FRUCTUS

本品为蒺藜科植物蒺藜*Tribulus terrestris* L. 的干燥成熟果实。秋季果实成熟时采割植株,晒干。打下果实, 除去杂质。

【性状】【鉴别】【检查】应当符合《中国药典》现行版的规定。

【性味】味甘、微苦, 性温, 效轻、锐、稀。

【功能与主治】祛肾寒, 镇赫依, 滋补, 利尿, 消肿。用于尿频, 尿闭, 肾赫依, 合如乎, 腰腿痛, 赫依淤滞, 阳痿, 遗精, 水肿。

【用法与用量】多配方用, 入汤、散、丸剂、油剂或酒剂等; 单味或加味, 一次1~3g; 外用适量。

【贮藏】置干燥处, 防霉。

蒲公英　巴克巴海–其其格

Pugongying　Bagbaahai ceceg

TARAXACI HERBA

本品为菊科植物蒲公英*Taraxacum mongolicum* Hand. –Mazz.、碱地蒲公英*Taraxacum borealisinense* Kitam. 或同属植物的干燥全草。春至秋季花初开时采挖, 除去杂质, 洗净, 晒干。

【性状】【鉴别】【检查】【含量测定】应当符合《中国药典》现行版的规定。

【性味】味苦、微甘, 性凉。

【功能与主治】清希日, 清热, 解毒, 开胃。用于乳痈, 淋巴结肿, 腮腺肿, 希日热, 黄疸, 瘟疫, 口渴, 不思饮食, 中毒, 宝如巴达干, 胃热, 陈旧热。

【用法与用量】多配方用, 入汤、散、丸剂等; 单味或加味, 一次1~3g; 外用适量。

【贮藏】置通风干燥处, 防潮, 防蛀。

蒲桃 ᠬᠠᠲᠤᠤ ᠤᠷ 哈图–乌日

Putao Hatuu ur

SYZYGII FRUCTUS

本品为桃金娘科植物海南蒲桃*Syzygium hainanense* Chang et Miau的干燥成熟果实。果实成熟时采收，除去杂质，晒干。蒙药习用名称"蒲桃种子""海南蒲桃"。

【性状】【鉴别】应当符合国家药品标准的规定。

【性味】味甘、涩，性温，效轻。

【功能与主治】补肾，祛巴达干寒。用于淋病，遗精，腰腿痛，游痛症，尿闭，石痞，肾虚。

【用法与用量】多配方用，入汤、散、丸剂等；单味或加味，一次1~3g；外用适量。

【贮藏】置通风干燥处。

蒙飞廉 ᠬᠠᠷ ᠴᠣᠨᠢᠨ ᠥᠷᠭᠡᠰ 哈日–朝宁–乌日格斯

Mengfeilian Har coniin ərgəs

CARDUI CRISPI HERBA

本品为菊科植物节毛飞廉*Carduus crispus* L.的干燥地上部分。夏初采割，除去杂质，晒干。

【性状】本品长70~100cm，或为段。茎圆柱形，直径0.2~1cm。表面灰绿色或黄绿色，有纵沟棱和叶状翅，翅有齿刺。质脆，断面白色，常中空。叶互生，叶片皱缩或破碎，完整者展开后呈椭圆状披针形或矩圆形，羽状半裂或深裂，灰绿色，叶缘齿裂，先端具不等长针刺，质脆易碎。头状花序2~3个着生枝端，类球形，直径1.5~2.5cm，总苞片多层，披针形或条形，先端反曲或紫色膜质，花冠紫红色。气微，味苦。

【鉴别】本品茎横切面：表皮细胞1列，外被角质层，具多细胞非腺毛。皮层狭窄，棱处均为厚角组织。中柱鞘部位纤维束新月形。维管束外韧型，30多束，环列。形成层不明显。木质部内侧具纤维束。髓宽广或中空。

粉末黄绿色至绿色。花粉粒圆球形，直径40～48μm，表面具粗刺状雕纹，萌发孔3个。非腺毛多细胞，部分细胞缢缩。表皮细胞垂周壁平直或弯曲，气孔不等式或不定式。导管多螺纹、网纹和孔纹，直径15～35μm。纤维成束，壁平直，纹孔明显，直径12～30μm。

【检查】水分　不得过8.5%（《中国药典》2020年版四部通则0832第二法）。

总灰分　不得过11.0%（《中国药典》2020年版四部通则2302）。

酸不溶性灰分　不得过2.0%（《中国药典》2020年版四部通则2302）。

【含量测定】照高效液相色谱法（《中国药典》2020年版四部通则0512）测定。

色谱条件与系统适用性试验　以十八烷基硅烷键合硅胶为填充剂；以甲醇–1%冰醋酸溶液（31∶69）为流动相；检测波长为350nm。理论板数按木犀草苷峰计算应不低于2000。

对照品溶液的制备　取木犀草苷对照品适量，精密称定，加70%乙醇制成每1ml含10μg的溶液，摇匀，即得。

供试品溶液的制　备取本品粉末1g，精密称定，加70%乙醇超声处理3次（每次25ml，1小时），合并70%乙醇液，滤过，用少量70%乙醇分次洗涤容器，洗液与滤液合并，减压回收溶剂至干，残渣加70%乙醇使溶解，并转移至25ml量瓶中，加70%乙醇至刻度，摇匀，滤过，取续滤液，即得。

测定法　分别精密吸取对照品溶液与供试品溶液各10μl，注入液相色谱仪，测定，即得。

本品按干燥品计算，含木犀草苷（$C_{21}H_{20}O_{11}$）不得少于0.02%。

【性味】味苦、辛，性温，效动、淡、糙。

【功能与主治】引吐祛除巴达干，消奇哈，消肿。用于积食，胸口巴达干，胃不适，奇哈病。

【用法与用量】多入散、丸剂。

【注意】体虚、脾胃功能弱者慎服。

【贮藏】置通风干燥处。

蒙古口蘑　ᠮᠣᠩᠭᠣᠯ　查干-莫古

Menggukoumo　Cagaan mǝg

TRICHOLOMA

本品为口蘑科植物蒙古口蘑*Tricholoma mongolicum* Imai的干燥子实体，夏秋季子实体未成熟时采收，晒干。

【性状】本品菌盖呈类圆形、半圆形或扇形，直径3～10cm，厚0.1～0.5cm。表面棕黄色至黄白色，皱缩，边缘内卷。腹面菌褶呈放射状排列。质脆或柔韧，易折断或不易折断，菌肉白色至棕褐色。菌柄圆柱形或扁圆柱形，直生，长3～6cm，直径0.5～2cm。表面淡棕色至白色，具纵皱纹。气微香，味淡。

【检查】水分　不得过15.0%（《中国药典》2020年版四部通则0832第二法）。

总灰分　不得过12.0%（《中国药典》2020年版四部通则2302）。

酸不溶性灰分　不得过5.0%（《中国药典》2020年版四部通则2302）。

【浸出物】照水溶性浸出物测定法（《中国药典》2020年版四部通则2201）项下的热浸法测定，不得少于40.0%。

【性味】味甘，性凉。

【功能与主治】愈伤，解毒。用于肉毒症，创伤。

【用法与用量】多入汤剂，一次3～5g。

【贮藏】置阴凉干燥处。

蒙古莸 托日嘎纳

Mengguyou　Tuurgana

CARYOPTERIDIS HERBA

本品为马鞭草科植物蒙古莸 *Caryopteris mongholica* Bunge 的干燥地上部分。夏、秋季采收，除去杂质，晒干。

【性状】本品茎呈圆柱形，稍扭曲，长15~40cm，直径0.1~0.4cm，节间距2~4cm；表面紫褐色，近基部渐为浅灰褐色，有细纵纹及灰绿色叶痕。叶对生，具短柄，多脱落破碎；完整者展平后呈披针形或线状披针形，先端渐尖，基部楔形，全缘，上表面淡绿色，下表面灰绿色，均被短柔毛。气微，茎枝嚼之微甜，叶以手搓后有蒿子气。味微甘、苦。

【鉴别】茎横切面：表皮细胞1列，皮层有多层厚角组织，维管束外韧型，连续排列成1轮；中柱鞘纤维呈环状，其间有几处断裂；初生韧皮部及木质部呈环状，木质部导管2~5个成群，作射线状，髓部细胞呈圆形。

叶横切面：上、下表皮细胞各1列，类长方形。栅栏组织两层，海绵组织4~5层。主脉维管束为双韧型，木质部呈三角形，导管2~5个成群，呈放射线状。薄壁细胞内有红色的晶体。

【检查】水分　不得过13.0%（《中国药典》2020年版四部通则0832第二法）。

总灰分　不得过8.0%（《中国药典》2020年版四部通则2302）。

酸不溶性灰分　不得过2.0%（《中国药典》2020年版四部通则2302）。

【浸出物】照醇溶性浸出物测定法（《中国药典》2020年版四部通则2201）项下的热浸法测定，以稀乙醇做溶剂，不得少于16.0%。

【性味】味甘、苦、辛，性温，效软、轻。

【功能与主治】祛寒，健胃，滋补，止咳。用于巴达干病，食不消，肺赫依干咳，浮肿。

【用法与用量】多入丸、散剂。

【贮藏】置通风干燥处。

蒙角蒿 　　　乌兰-托鲁麻

Mengjiaohao　　Ulaan tulma

INCARVILLEAE HERBA

本品为紫葳科植物角蒿*Incarvillea sinensis* Lam. 的干燥地上部分。7—8月割取地上部分,切段,阴干。蒙药习用名称"角蒿"。

【性状】本品长30~80cm。茎圆柱形,表面黄绿色或紫红色,具纵棱线;质脆,断面白色,髓宽广。叶互生,叶片多皱缩、破碎,完整者2~3回羽状细裂,末回裂片线状披针形,灰绿色。总状花序顶生;花萼钟状,萼齿钻状,花冠钟状漏斗形,紫红色,基部收缩成细筒。蒴果绿褐色,长角状弯曲,长4~6cm,直径约0.5cm。种子扁圆形,直径约0.5cm。气微,味苦。

【鉴别】(1)本品茎横切面:表皮细胞1列,类长方形,外被角质层,具小腺毛。下皮层为厚角组织,棱处发达。皮层狭窄,棱角处纤维发达,壁厚,木化。外韧型维管束成环,韧皮部狭窄,形成层明显。木质部射线宽1~2细胞。髓宽广,有时中空,细胞间隙小。

本品粉末淡黄绿色,花粉粒圆球形,直径50~60μm,表面具细颗粒状突起,萌发沟6~7个。腺毛小,腺柄单细胞,腺头细胞4~8个。非腺毛短突起状,单细胞,壁稍增厚,具疣状突起。气孔不定式,副卫细胞3~4个。螺纹、网纹、孔纹和具缘纹孔导管,直径7~35μm。

(2)取本品粉末1g,加乙醇25ml,超声处理30分钟,滤过,滤液作为供试品溶液。另取熊果酸对照品,加乙醇制成每1ml含0.1mg的溶液,作为对照品溶液。照薄层色谱法(《中国药典》2020年版四部通则0502)试验,吸取供试品溶液5μl,对照品溶液2μl,分别点于同一个硅胶G薄层板上,以甲苯-甲醇(6:1.1)为展开剂,展开,取出,晾干,喷以5%的硫酸乙醇溶液,在110℃加热至斑点显色清晰。供试品色谱中,在与对照色谱相应的位置上,显相同颜色的斑点。

【检查】水分　不得过7.0%(《中国药典》2020年版四部通则0832第二法)。

总灰分　不得过9.0%(《中国药典》2020年版四部通则2302)。

【浸出物】照醇溶性浸出物测定法(《中国药典》2020年版四部通则2201)项下的热浸法测定,用乙醇做溶剂,均不得少于15.0%。

【含量测定】照高效液相色谱法(《中国药典》2020年版四部通则0512)测定。

色谱条件与系统适用性试验　以十八烷基硅烷键合硅胶为填充剂;以乙腈-甲醇-0.5%醋酸铵

（67:12:21）为流动相；检测波长为210nm，柱温25℃。理论板数按熊果酸峰计算应不低于3000。

对照品溶液的制备　取熊果酸对照品适量，加乙醇制成每1ml含0.1mg的溶液，即得。

供试品溶液的制备　取本品粉末（过三号筛）约1g，紧密称定，置具塞锥形瓶中，加入乙醇25ml，密塞，超声处理（功率100W，频率40kHz）30分钟，放冷，再称定重量，用乙醇补足减失的重量，摇匀，滤过，取续滤液，即得。

测定法　分别精密吸取对照品溶液与供试品溶液各10μl，注入液相色谱仪，测定，即得。

本品按干燥品计算，含熊果酸（$C_{30}H_{48}O_3$）不得少于0.16%。

【性味】味苦、微甘，性凉，效轻、柔、稀。

【功能与主治】止咳，引协日乌素，镇赫依，止痛，润肠，愈脉疾。用于肺热，咳嗽，肺脓肿，耳脓，协日乌素病，腹胀，便秘，脉疾。

【用法与用量】多配方用，入汤、散、丸剂等；单味或加味，一次1~3g；外用适量。

【贮藏】置干燥处。

蒙松萝　阿拉坦-乌塔斯-额布斯

Mengsongluo　Altan wudas ɵbs

USNEAE HERBA

本品为松萝科植物长松萝 *Usnea longissima* Ach.或节松萝 *Usnea diffracta* Vain.的干燥全草。春、秋季采收，阴干。

【性状】长松萝地衣体丝状，柔软，浅黄绿色。主枝短，具皮层者有环裂，次生分枝极长；无皮层者，有稠密的小纤毛，表面常有颗粒状小疣。

节松萝地衣体丝状，较粗壮，淡灰绿色或淡黄棕色。枝体表面有多数环状裂沟。横断面可见中央有线状强韧性的中轴，具弹性，由菌丝组成；其外为藻环，常有环状沟纹分离成短筒状。气微，味苦。

【鉴别】（1）本品粉末灰绿色。菌丝线状成束，无色，直径6~12μm。藻细胞类圆形成群，含叶绿体，呈绿色，直径8~15μm。

（2）取松萝粉末（过五号筛）5.0g，置索氏提取器中，加三氯甲烷适量，加热回流提取4小时，提取液浓缩后，转移至25ml量瓶中，加三氯甲烷至刻度，摇匀，作为供试品溶液。另取松萝酸对照品, 加三氯甲烷制成每1ml含1mg的对照品溶液。照薄层色谱法(《中国药典》2020年版四部通则0502)试验, 吸取上述两种溶液各5μl, 分别点于同一硅胶GF$_{254}$薄层板上, 以三氯甲烷-甲苯-冰醋酸(7:2:1)为展开剂, 预饱和1小时, 展开, 取出, 热风吹干, 置紫外光灯(254nm)下检视。供试品色谱中, 在与对照品色谱相应的位置上, 显相同颜色的斑点。

【检查】水分 不得过11.0%(《中国药典》2020年版四部通则0832第二法)。

总灰分 不得过3.0%(《中国药典》2020年版四部通则2201)。

【浸出物】照醇溶性浸出物测定法(《中国药典》2020年版四部通则2201)项下的热浸法测定, 用乙醇做溶剂, 均不得少于3.5%。

【含量测定】照高效液相色谱法(《中国药典》2020年版四部通则0512)测定。

色谱条件与系统适用性试验 以十八烷基硅烷键合硅胶为填充剂; 以乙腈-5%冰醋酸溶液(78:22)为流动相; 柱温30℃, 检测波长为254nm。理论板数按松萝酸峰计算应不低于3000。

对照品溶液的制备 取松萝酸对照品适量, 精密称定, 加甲醇制成每1ml含0.08mg的溶液, 密塞, 称定重量, 超声处理(功率100W, 频率40kHz)20分钟, 放冷, 再称定重量, 用甲醇补足减失的重量, 即得。

供试品溶液的制备 取本品粉末(过四号筛)约0.1g, 精密称定, 置具塞锥形瓶中, 精密加入甲醇100ml, 密塞, 称定重量, 超声处理(功率100W, 频率40kHz)20分钟, 放冷, 再称定重量, 用甲醇补足减失的重量, 摇匀, 滤过, 取续滤液, 即得。

测定法 分别精密吸取对照品溶液与供试品溶液各10μl, 注入液相色谱仪, 测定, 即得。

本品按干燥品计算, 含松萝酸(C$_{18}$H$_{16}$O$_{7}$)不得少于4.5%。

【性味】味苦, 性凉, 效钝、软、柔。

【功能与主治】清热, 解毒。用于毒症, 腹鸣, 泄泻, 肠热, 筋腱疼痛, 肺脓疡。

【用法与用量】多入汤、散、丸剂。

【贮藏】置干燥处。

蒙荨麻　　哈辣盖

Mengqianma　Halgai

URTICAE CANNABINAE HERBA

本品为荨麻科荨麻属多年生草本植物麻叶荨麻*Urtica cannabina* L.的干燥地上部分。夏、秋季采割地上部分, 晒干。

【性状】本品长达30cm。茎略呈四棱形, 直径0.2~1cm; 表面黄绿色, 被稀疏螫毛和稍密的微柔毛; 质坚脆, 断面皮层黄绿色, 纤维性, 木部黄色, 髓部常中空。叶对生, 多皱缩破碎; 完整者叶片轮廓五角形, 长4~12cm, 宽3.5~12cm, 3全裂或3深裂, 裂片再羽状深裂; 上表面绿色或深绿色, 疏生短柔毛; 下表面灰绿色, 颗粒状, 短柔毛稍密, 脉上疏生螫毛; 叶柄长2~8cm, 被短柔毛和螫毛; 托叶4, 条形, 离生。花少见, 雄花序圆锥状, 雌花序穗状。气微, 味淡。

【鉴别】本品茎横切面: 表皮细胞1列, 类方形, 外被角质层和毛茸。外侧为厚角组织, 棱处发达, 内侧为厚壁细胞, 散在, 腔大, 细胞壁非木化。维管束外韧型, 韧皮部较窄, 形成层成环, 木质部断续成环。髓宽广, 常中空。薄壁细胞含草酸钙簇晶。

粉末深绿色或绿色。表皮细胞细胞壁弯曲或平直, 气孔不定式或不等式, 副卫细胞3~5个。非腺毛单细胞, 稍弯曲, 长70~200μm, 具角质壁疣。腺毛头部2~4个细胞, 柄部单细胞。螫毛头部圆球形或断裂, 中部具纵棱, 基部多细胞。草酸钙簇晶多成行排列, 直径7~17μm。钟乳体侧面观圆锥形, 长50~110μm。导管为螺纹、网纹、具缘纹孔导管。

【检查】水分　不得过10.0%(《中国药典》2020年版四部通则0832第二法)。

总灰分　不得过18%(《中国药典》2020年版四部通则2302)。

【浸出物】照醇溶性浸出物测定法(《中国药典》2020年版四部通则2201)项下的热浸法测定, 用乙醇做溶剂, 不得少于9.0%。

【性味】味苦、辛, 性温, 效重。

【功能与主治】镇赫依, 调胃温, 解毒, 破痞。用于头晕, 耳鸣, 失眠, 心慌, 食不消, 嗳气, 吐泻, 胃痞, 肝痞, 蛇毒。

【用法与用量】多入汤、散剂; 外用适量, 煎汤洗或捣烂敷患处。

【贮藏】置阴凉干燥处。

蒙紫草　　　　蒙古乐-别日木格

Mengzicao　Monggol brimog

ARNEBIAE SZECHENYI RADIX

本品为紫草科植物疏花软紫草*Arnebia szechenyi* Kanitz的干燥根。春、秋二季采挖,除去泥沙,干燥。

【性状】本品呈圆锥形或圆柱形,稍扭曲,长6~15cm,直径0.5~3cm。根头部略粗大,顶端有残茎多个,被短硬毛。表面紫红色或灰紫色,皮部常数层相叠,易剥离。质硬而脆,易折断,断面较整齐,皮部紫红色,木部黄白色。气特异,味微甘、微涩。

【鉴别】(1)本品横切面:木栓层1至多层,将皮层及韧皮部分隔成层状,外侧皮层及韧皮部多退变成裂隙状。内侧皮层狭窄,由2~3层薄壁细胞组成,细胞多切向延长。韧皮部宽广,射线细胞多列放射状,韧皮束内侧细胞常木栓化。束间形成层明显,木质部放射状,外侧导管多径向排列,老根中心具木栓层环,环内组织除导管外多退变成裂隙状。木栓细胞和部分薄壁细胞含紫色素。

粉末深紫红色。非腺毛单细胞,直径13~36μm,直立或稍弯曲,壁光滑或具壁疣,有的胞腔内含紫棕色色素。栓化细胞红棕色,表面观呈多角形或圆多角形,含紫红色色素。薄壁细胞较多,淡棕色或无色,大多充满紫红色色素。导管主为网纹导管,少有具缘纹孔导管,直径9~60μm。纤维纹孔明显,直径7~15μm。

(2)取本品粉末0.5g,加石油醚(60~90℃)20ml,超声处理20分钟,滤过,滤液浓缩至1ml,作为供试品溶液。另取左旋紫草素和β,β′-二甲基丙烯酰阿卡宁对照品适量,分别加乙醇配置成每1ml含1mg的溶液。照薄层色谱法(《中国药典》2020年版四部通则0502)试验,吸取上述三种溶液各4μl,分别点于同一硅胶G薄层板上,以环己烷-甲苯-乙酸乙酯-甲酸(5:5:0.5:0.1)为展开剂,展开,取出,晾干。供试品色谱中,在与对照药材色谱相应的位置上,显相同的紫红色斑点;再喷以10%氢氧化钾甲醇溶液,斑点变为蓝色。

【检查】水分　不得过12.0%(《中国药典》2020年版四部通则0832第二法)。

总灰分　不得过8.0%(《中国药典》2020年版四部通则2302)。

酸不溶性灰分　不得过2.0%(《中国药典》2020年版四部通则2302)。

【浸出物】照醇溶性浸出物测定法(《中国药典》2020年版四部通则2201)项下的冷浸法测定,

用乙醇做溶剂，不得少于10%。

【含量测定】羟基萘醌总色素　照紫外–可见分光光度法（《中国药典》2020年版四部通则0401）测定。

取本品适量，在50℃干燥3小时，粉碎（过三号筛），取约0.5g，精密称定，置100ml量瓶中，加乙醇至刻度，4小时内时时振摇，滤过。精密量取续滤液5ml，置25ml量瓶中，加乙醇至刻度，摇匀。照紫外–可见分光光度法（《中国药典》2020年版四部通则0401），在516nm波长处测定吸光度，按左旋紫草素（$C_{16}H_{16}O_5$）的吸收系数（E）为242计算，即得。

本品含羟基萘醌总色素以左旋紫草素（$C_{16}H_{16}O_5$）计，不得少于1.0%。

β，β′–二甲基丙烯酰阿卡宁　照高效液相色谱法（《中国药典》2020年版四部通则0512）测定。

色谱条件与系统适用性试验　以十八烷基硅烷键合硅胶为填充剂；以乙腈–水–甲酸（70：30：0.05）为流动相；检测波长为275nm。理论板数按β，β′–二甲基丙烯酰阿卡宁峰计算应不低于7000。

对照品溶液的制备　取β，β′–二甲基丙烯酰阿卡宁对照品适量，精密称定，加乙醇制成每1ml含0.1mg的溶液，即得。

供试品溶液的制备　取本品粉末（过四号筛）约0.5g，精密称定，置具塞锥形瓶中，精密加入石油醚（60~90℃）25ml，称定重量，超声处理（功率250W，频率33kHz）30分钟，放冷，再称定重量，用石油醚（60~90℃）补足减失的重量，摇匀，滤过。精密量取续滤液10ml，蒸干，残渣加流动相溶解，转移至10ml量瓶中，加流动相至刻度，摇匀，滤过，取续滤液，即得。

测定法　分别精密吸取对照品溶液与供试品溶液各10μl，注入液相色谱仪，测定，即得。

本品按干燥品计算，含β，β′–二甲基丙烯酰阿卡宁（$C_{21}H_{22}O_6$）不得少于0.10%。

【性味】味甘、微苦，性凉。

【功能主治】清热，凉血，止血，透疹。用于血热，肺热咳嗽，肺脓肿，痰中带血，肾热尿血，各种出血，尿癃，麻疹。

【用法与用量】多入汤、散、丸剂。

【贮藏】置阴凉干燥处。

硼砂 ᠪᠤᠷᠠ 佟萨

Pengsha   Tungsaa

BORAX

本品为四硼酸钠,含$Na_2B_4O_7 \cdot 10H_2O$应为99.0%～100.0%。

【性状】【鉴别】【检查】【含量测定】应当符合《中国药典》现行版的规定。

【性味】味甘、咸,性凉,效稀。

【功能与主治】愈伤,燥协日乌素,活血,破痞。用于瘀血症,闭经,血痞,宝如痞,疮疡,协日乌素病。

【用法与用量】多配方用,入汤、散、丸剂等;单味或加味,一次1～3g;外用适量。

【贮藏】密封保存。

照山白花 ᠴᠠᠭᠠᠨ ᠬᠠᠷᠠᠪᠤᠷ 查干–哈日阿布日–其其格

Zhaoshanbaihua   Cagaan haraabor ceceg

RHODODENDRI FLOS

本品为杜鹃花科植物照山白*Rhododendron micranthum* Turcz. 的干燥花序。花盛开时采收,除去杂质,晒干。

【性状】本品呈圆锥形,直径1～3cm,有短梗。花序有10～28朵小花,轴长1～2.6cm;花萼长1～3mm,5深裂,边缘有缘毛;花冠钟状,乳白色,长0.4～1cm,外面被鳞片,内面无毛,冠筒较裂片稍短。体轻,手捻即碎。气香,味微辛。

【性味】味甘、辛、涩,性温。有小毒。

【功能与主治】助胃火,开胃,祛巴达干,止咳祛痰,调理三根,滋补。用于未消化病,胸突痞,胃刺痛, 不思饮食, 阵咳, 气喘, 肺浮肿, 营养不良, 四肢发僵, 奇哈病。

【用法与用量】多配方用, 入汤、散、丸剂等; 单味或加味, 一次1~3g; 外用适量。

【贮藏】置阴凉干燥处。

蜗牛 ⟨蒙文⟩ 布热–浩如海

Woniu   Buree horhoi

BRADYBAENAE CONCHA

本品为巴蜗牛属动物同型巴蜗牛*Bradybaena similaris* Ferussac 的贝壳。夏、秋二季捕捉, 置沸水中略煮, 去肉, 洗净, 晒干。

【性状】本品呈扁球形, 直径1.1~2.2cm, 高0.8~1.6cm。壳面黄褐色或淡灰色。右旋螺层5~6层, 体螺层膨大, 壳顶钝, 缝合线深。在体螺层周缘上或缝合线上有周密的螺纹和1条暗褐色色带, 有些个体无此色带。壳口呈马蹄形, 口缘锋利, 轴缘上部或下部略外折, 略遮盖脐孔。脐孔小而深, 呈洞穴状。气微, 味淡。

【检查】酸不溶性灰分　取本品粉末2g, 置炽灼至恒重的坩埚中, 炽灼至完全灰化, 加入稀盐酸约20ml, 照酸不溶性灰分测定法 (《中国药典》2020年版四部通则2302) 测定, 不得过9.0%。

重金属　取本品粉末0.5g, 精密称定, 加水5ml, 混合均匀, 加稀盐酸4ml, 煮沸5分钟, 放冷, 滤过, 滤器用少量水洗涤, 合并洗液与滤液, 加酚酞指示液1滴, 并滴加适量的氨试液至溶液显淡红色, 加稀醋酸2ml与水制成25ml, 加维生素C 0.5g, 溶解后, 依法检查 (《中国药典》2020年版四部通则0821第一法), 不得过20mg/kg。

【含量测定】取本品细粉约0.15g, 精密称定, 置锥形瓶中, 加稀盐酸10ml, 加热使溶解, 加水20ml与甲基红指示液1滴, 滴加10%氢氧化钾溶液至溶液显黄色, 继续多加10ml, 再加钙黄绿素指示剂少量, 用乙二胺四醋酸二钠滴定液 (0.05mol/L) 滴定至溶液黄绿色荧光消失而显橙色。每1ml乙二胺四醋酸二钠滴定液 (0.05mol/L) 相当于5.004mg的碳酸钙 ($CaCO_3$)。

本品含碳酸钙 ($CaCO_3$) 不得少于90.0%。

【性味】味甘、咸, 性凉。有微毒。

【功能与主治】消水肿, 利尿, 杀虫, 清瘟疫。用于水肿, 肾热, 膀胱热, 尿闭, 尿路结石, 希日疫, 黄水疮, 肠寄生虫。

【用法与用量】多配方用,入汤、散、丸剂等;单味或加味,一次1~3g。

【贮藏】置干燥处。

蜂蜜 ꮯ 巴勒

Fengmi　Bal

MEL

本品为蜜蜂科昆虫中华蜜蜂*Apis cerana* Fabricius或意大利蜂*Apis mellifera* Linnaeus所酿的蜜。春至秋季采收,滤过。

【性状】【检查】【含量测定】应当符合《中国药典》现行版的规定。

【性味】味甘,性温。

【功能与主治】祛巴达干,解毒,燥脓和协日乌素,滋补,愈伤。用于巴达干病,协日乌素病,陈旧疮疡,烫伤,肺脓肿,以及提神,抗衰老。

【用法与用量】多做药引用,入油剂、丸剂及搅合剂。

【贮藏】置阴凉处。

蜀葵果 额日-占巴音-吉木斯

Shukuiguo　Er zhambain jimes

ALTHAEAE ROSEAE FRUCTUS

本品为锦葵科植物蜀葵*Althaea rosea* (Linn.) Cavan.的干燥近成熟带苞片的果实。夏、秋二季果实近成熟时采收,除去杂质,晾干。

【性状】本品呈扁球形盘状,直径2.5~3.5cm。完整的果实外面包以萼片,萼片半革质,淡黄色。剥去萼片,果呈盘状,分果多数,密集于中轴胎座周围,近圆形,上端钝圆,下端有向内凹陷的缺口,背部较厚,与花盘呈齿轮状咬合,边缘淡黄色至黄棕色,中间棕褐色,边缘有辐射状纹理,中间较平滑。种子肾形,长3~4mm,于凹陷处具长圆形种脐。气微,味微涩,嚼之有黏滑感。

【鉴别】(1)本品粉末灰褐色。种皮表皮细胞浅黄色或无色,表面观长方形或类方形,垂周壁瘤突状增厚,有壁孔。种皮栅状细胞红棕色,横断面观长条形,有细密纵沟纹,具光辉带。内种皮厚壁细胞黄棕色或棕色,表面观多角形,壁厚,胞腔内含硅质块。果皮纤维黄棕色,成束,常上下层交错排列,有的表面镶嵌晶体。星状毛多已破碎,完整者由3~6(10)个细胞组成,每个细胞长220~700μm,直径17~19μm,壁稍厚。非腺毛弯曲或平直,壁薄或稍厚。薄壁细胞含草酸钙簇晶,簇晶棱角较尖。

(2)取本品粉末约2g,加石油醚(60~90℃)30ml,加热回流30分钟,放冷,弃去石油醚,药渣挥干,加乙醇30ml,超声处理30分钟,放冷,滤过,滤液浓缩至约2ml,作为供试品溶液。另取蜀葵果对照药材2g,同法制成对照药材溶液。照薄层色谱法(《中国药典2020年版》四部通则0502)试验,吸取上述两种溶液各10μl,分别点于同一硅胶G薄层板上,以三氯甲烷–甲醇–水(13:7:2)10℃以下放置12小时的下层溶液为展开剂,展开,取出,晾干,喷以5%香草醛硫酸溶液,在105℃加热至斑点显色清晰。供试品色谱中,在与对照药材色谱相应的位置上,显相同颜色的斑点。

【检查】水分   不得过6.0%(《中国药典2020年版》四部通则0832第二法)。

总灰分   不得过8.0%(《中国药典2020年版》四部通则2302)。

【浸出物】照醇溶性浸出物测定法(《中国药典2020年版》四部通则2201)项下的冷浸法测定,用70%乙醇做溶剂,不得少于12.0%。

【性味】味甘,性寒。

【功能与主治】利水消肿,清热,固精,润肠,通便。用于水肿,淋病,乳汁不通,便秘,疮疖。

【用法与用量】多配方用,一次1~5g;外用研末调敷。

【贮藏】置避光干燥处,防蛀。

蜀葵紫花　 　 额日–占巴

Shukuizihua   Er zhamba

ALTHEAE FLOS

本品为锦葵科植物蜀葵*Althaea rosea*(L.) Cav. 的干燥花。夏季花盛开时采摘色紫红者,及时低温干燥。蒙药习用名称"蜀季花"。

【性状】本品皱缩卷曲,呈不规则圆柱形或扇形,长2~4.5cm,直径1~2cm。有的有花萼和副萼,花萼杯状,5裂,裂片三角形,长1.5~2.5cm;副萼6~7裂,长5~10mm,二者均呈黄绿色至黄褐色,并被有较密的毛。花瓣皱缩卷曲,紫红色、粉色或白色,单瓣或重瓣,展平后呈倒卵状三角形,爪有长髯毛。雄蕊多数,花丝联合成筒状;花柱上部分裂成丝状。气微,味微苦。

【鉴别】(1)本品粉末红紫色。花粉粒圆球形,直径105~170μm,表面具刺状雕纹。非腺毛为星状毛和极度弯曲的单细胞毛,微木化,星状毛由3~10个单细胞组成,长80~700μm;极度弯曲的非腺毛多呈"几"字形。小腺毛腺柄1~4个细胞,腺头1~4个细胞。草酸钙簇晶甚多,棱角尖,直径10~20μm。气孔多不等式,少不定式和平轴式。

(2)取本品粉末1g,加甲醇25ml,超声处理(功率100W,频率40kHz)30分钟,滤过,滤液蒸干,残渣加甲醇5ml使溶解,作为供试品溶液。另取紫云英苷对照品,加甲醇溶解制成每1ml含1mg的溶液,作为对照品溶液。照薄层色谱法(《中国药典》2020年版四部通则0502)试验,吸取两种溶液各2μl,分别点于同一硅胶G薄层板上,以乙酸乙酯-甲酸-乙酸-水(20:1:1:1)为展开剂,展开,取出,晾干,喷以三氯化铝试液,置紫外光灯(365nm)下检视。供试品色谱中,在与对照品色谱相应的位置上,显相同颜色的荧光斑点。

【检查】水分　不得过12.0%(《中国药典》2020年版四部通则0832第二法)。

总灰分　不得过12.0%(《中国药典》2020年版四部通则2302)。

【浸出物】照醇溶性浸出物测定法(《中国药典》2020年版四部通则2201)项下的冷浸法测定,用稀乙醇做溶剂,不得少于16.0%。

【含量测定】照高效液相色谱法(《中国药典》2020年版四部通则0512)测定。

色谱条件与系统适用性试验　以十八烷基硅烷键合硅胶为填充剂;以乙腈-0.2%磷酸溶液(19.1:80.9)为流动相;检测波长为347nm。理论板数按紫云英苷峰计算应不低于9500。

对照品溶液的制备　取紫云英苷对照品适量,精密称定,加甲醇制成每1ml含20μg的溶液,即得。

供试品溶液的制备取　本品粉末(过三号筛)约0.5g,精密称定,置具塞锥形瓶中,精密加入甲醇25ml,称定重量,加热回流1.5小时,放冷,再称定重量,用甲醇补足减失的重量,摇匀,滤过,取续滤液,即得。

测定法　分别精密吸取对照品溶液与供试品溶液各10μl,注入液相色谱仪,测定,即得。

本品按干燥品计算,含紫云英苷($C_{21}H_{20}O_{11}$)不得少于0.08%。

【性味】味甘,性寒。

【功能与主治】利尿,消水肿,清热,固精。用于尿闭,水肿,肾热,膀胱热,滑精,月经过多。

【用法与用量】多配方用,入汤、散、丸剂等;单味或加味,一次1~3g。

【贮藏】置阴凉干燥处,防蛀。

锡 查干-托古拉嘎

Xi　Cagaan tugalga

STANNUM

本品为金属锡(Sn)。

【性状】本品为块状、粒状或片状。表面银白色,具金属光泽。体重,质软,易切断,有延展性。气微,味淡。

【鉴别】(1)取本品0.1g,加盐酸–硝酸(2:1)的混合溶液10ml,加热使溶解,取溶液1滴,点于磷钼酸铵试纸上,试纸应显蓝色。

(2)取【鉴别】(1)项下的溶液5ml,加氨水5滴,生成白色沉淀。

【检查】铁　取本品0.1g,加盐酸–硝酸(2:1)的混合溶液10ml,加热使溶解,蒸干,加水使溶解成25ml,照铁盐检查法(《中国药典》2020年版四部通则0807)检查,如显颜色,与标准铁溶液2ml制成的对照液比较,不得更深(0.02%)。

砷　取本品1g,加盐酸–硝酸(2:1)的混合溶液10ml,加热使溶解,蒸干,加盐酸5ml,加水23ml,依法检查(《中国药典》2020年版四部通则0822第一法)含砷量不得过20mg/kg。

【炮制】加三子汤煮沸,再加沙棘汤煮沸;与银朱、硫黄共研,照焖煅法炮制后入药。

【性味】味甘,性寒。有毒。

【功能与主治】愈伤。用于创伤,协日乌素病。

【用法与用量】多配方用,入散、丸剂。

【贮藏】置干燥处。

满山红 ᡥᠠᠷ 哈日–哈日阿布日
Manshanhong　Har haraabor
RHODODENDRI FOLIUM

本品为杜鹃花科植物兴安杜鹃*Rhododendron dauricum* L. 的干燥叶。夏、秋二季采收, 阴干。蒙药习用名称"冬青叶"。

【性状】【鉴别】【检查】【浸出物】【含量测定】应当符合《中国药典》现行版的规定。

【性味】味甘、苦、涩, 性温, 效轻、软。

【功能与主治】暖胃, 祛巴达干, 止刺痛, 止咳祛痰, 消肿, 滋补, 调解三根。用于食不消, 脘痞, 胃痛, 食欲不振, 气喘, 咳痰不利, 呼吸急促, 浮肿, 营养不良, 痈疖, 僵直, 奇哈病。

【用法与用量】多配方用, 入汤、散、丸剂等; 单味或加味, 一次1~3g; 外用适量。

【贮藏】置阴凉干燥处。

裸茎金腰 ᠠᠯᠲᠠᠨ 阿拉坦–博格热
Luojingjinyao　Altan bөer
CHRYSOSPLENII HERBA

本品为虎耳草科植物裸茎金腰*Chrysosplenium nudicaule* Bunge的干燥全草。6—8月采收, 除去杂质, 阴干。

【性状】本品根茎短, 少见, 其上着生多数细根, 棕黄色至棕褐色。叶多皱缩破碎, 完整者具纤细长柄, 叶片革质, 肾形, 长0.9~2cm, 宽1.3~1.8cm, 边缘具11~15浅齿, 齿间弯缺处具褐色柔毛或乳头状突起, 齿扁圆形, 长约0.3cm, 宽约0.4cm, 先端凹陷且具一疣点。聚伞花序密集, 呈半球形, 苞叶革质, 阔卵形至扇形, 具3~9浅齿。花黄绿色, 无花瓣; 花萼扁圆形, 先端钝圆; 雄蕊8。种子黑褐色,卵球形。气微,味酸涩。

【鉴别】(1)本品粉末黄绿色至绿色。叶上表皮细胞多边形,垂周壁念珠状增厚,气孔少见。下表皮细胞细胞壁波状弯曲,气孔多不等式,少不定式,副卫细胞3~6个,可见2~6个气孔聚集,具共同的副卫细胞。花粉粒类圆形或类三角形,直径17~22μm,表面具细颗粒状雕纹,萌发孔3个。

(2)取本品粉末0.5g,加甲醇25ml,超声处理(功率100W,温度45℃,频率40kHz)1小时,滤过,滤液作为供试品溶液。另取5,4'-二羟基-3,6,3'-三甲氧基-黄酮-7-O-β-D-葡萄糖苷对照品,加甲醇制成每1ml含1mg的溶液,作为对照品溶液。照薄层色谱法(《中国药典》2020年版四部通则0502)试验,吸取上述两种溶液各5μl,分别点于同一硅胶G薄层板上,以乙酸乙酯-甲醇-冰乙酸(7.3:2.3:0.4)为展开剂,展开,取出,晾干,喷以3%三氯化铝乙醇溶液,吹干,置紫外光灯(365nm)下检视。供试品色谱中,在与对照品色谱相应的位置上,显相同颜色的荧光斑点。

【检查】水分　不得过8.0%(《中国药典》2020年版四部通则0832第二法)。

【含量测定】照高效液相色谱法(《中国药典》2020年版四部通则0512)测定。

色谱条件与系统适用性试验　以十八烷基硅烷键合硅胶为填充剂;以乙腈-水(25:75)为流动相;检测波长为350nm。理论板数按5,4'-二羟基-3,6,3'-三甲氧基-黄酮-7-O-β-D-葡萄糖苷峰计算应不低于10000。

对照品溶液的制备　5,4'-二羟基-3,6,3'-三甲氧基-黄酮-7-O-β-D-葡萄糖苷对照品适量,精密称定,加甲醇制成每1ml含0.5mg的溶液,即得。

供试品溶液的制备　取本品粉末(过二号筛)0.5g,精密称定,置具塞锥形瓶中,精密加入甲醇25ml,密塞,称定重量,超声处理(功率100W,温度45℃,频率40kHz)1小时,放冷,再称定重量,用甲醇补足减失的重量,摇匀,滤过,取续滤液,即得。

测定法　分别精密吸取对照品溶液与供试品溶液各5μl,注入液相色谱仪,测定,即得。

本品按干燥品计算,含5,4'-二羟基-3,6,3'-三甲氧基-黄酮-7-O-β-D-葡萄糖苷($C_{24}H_{26}O_{13}$)不得少于2.0%。

【性味】味苦,性寒,效稀、糙、动、轻。

【功能与主治】除希日,清热,镇刺痛。用于热性希日病,肝热,目肤黄染,血希日性头痛,亚玛性头痛。

【用法与用量】多入汤、散、丸剂。

【贮藏】置阴凉干燥处。

蔓荆子 ᠲᠦᠢᠪᠠᠩᠭᠢᠨ 退邦根–乌日

Manjingzi　Tuibangiin ur

VITICIS FRUCTUS

本品为马鞭草科植物单叶蔓荆*Vitex trifolia* L. var. *simplicifolia* Cham. 或蔓荆*Vitex trifolia* L. 的干燥成熟果实。秋季果实成熟时采收, 除去杂质, 晒干。

【性状】【鉴别】【检查】【浸出物】【含量测定】应当符合《中国药典》现行版的规定。

【性味】味苦、辛, 性平, 效糙、锐。

【功能与主治】驱虫, 助消化, 消肿。用于皮肤虫病, 胃肠内虫病, 浮肿, 消化不良。

【用法与用量】多配方用, 入汤、散、丸剂等; 单味或加味, 一次1~3g; 外用适量。

【贮藏】置阴凉干燥处。

榧子 ᠬᠤᠷᠭᠠᠨ 胡日根–博格热

Feizi　Hurgan boor

TORREYAE SEMEM

本品为红豆杉科植物榧*Torreya grandis* Fort. 的干燥成熟种子。秋季种子成熟时采收, 除去肉质假种皮, 洗净, 晒干。

【性状】【鉴别】【检查】应当符合《中国药典》现行版的规定。

【性味】味甘, 性平。

【功能与主治】补肾, 杀虫。用于肾虚, 蛔虫病, 绦虫, 虫痞。

【用法与用量】多配方用, 入汤、散、丸剂等; 单味或加味, 一次1~3g; 外用适量。

【贮藏】置阴凉干燥处,防蛀。

楒藤子 ᡏᡎ ᡏᡎ 额力根–芍沙

Ketengzi Elegen šoš

ENTADAE SEMEN

本品为豆科植物楒藤*Entada phaseoloides*(Linn.)Merr. 的干燥成熟种子。秋、冬二季采收成熟果实,取出种子,干燥。蒙药习用名称"木腰子"。

【**性状**】【**鉴别**】【**检查**】【**浸出物**】应当符合《中国药典》现行版的规定。

【**性味**】味苦、涩,性平,效轻、燥。

【**功能与主治**】清肝热,解毒,止痛,解痉。用于肝热,肝区疼痛,水肿,白脉病,腹痛,吐泻。

【**用法与用量**】多配方用,入汤、散、丸剂等;单味或加味,一次1~3g;外用适量。

【**贮藏**】置干燥处。

槟榔 ᡎᠣ 高优

Binglang Goyu

ARECAE SEMEN

本品为棕榈科植物槟榔*Areca catechu* L. 的干燥成熟种子。春末至秋初采收成熟果实,用水煮后,干燥,除去果皮,取出种子,干燥。

【**性状**】【**鉴别**】【**检查**】【**含量测定**】应当符合《中国药典》现行版的规定。

【**性味**】味苦、辛,性温。

【**功能与主治**】补肾,固齿,驱虫,消肿。用于睾丸坠痛,腰膝关节酸痛,肾寒,肾赫依,慢性肾病,蛔虫病,绦虫病。

【用法与用量】多配方用，入汤、散、丸剂等；单味或加味，一次1~3g；外用适量。

【贮藏】置通风干燥处，防蛀。

酸马奶　ᠵ　策革

Suanmanai　Chege

LAC CABALLI ACIDUM

本品为马科动物马*Equuscaballus*（L.）的鲜奶经发酵而得。夏、秋二季马奶生产旺季，将挤下的鲜马奶倒入瓦罐内，加适量酸马奶，用杵杆搅动，每天加适量鲜马奶，并每日搅拌三次。若天气炎热，可将瓦罐埋在地下一半或上浇凉水，保持一定温度，避免过分发酵。数日后，打开罐盖时喷出热气，边缘有小气泡，并发出沙沙声，味酸甜即可服用。

【性状】本品为乳白色、半透明的液体，有小气泡上升，服用时有如喝汽水之感，刺舌，有凉感。气香，味酸甜。

【性味】味辛、酸、咸，性平。

【功能与主治】温胃，镇赫依，消肿，补肺。用于肺结核，心刺痛，动脉硬化，高血压，失眠，闭经，消化不良，恶心，配毒症，游痛症，痔疮，淋病，水肿，浮肿，巴木病。

【用法与用量】口服，一次500~1000ml，一日3~4次。治疗期多吃牛羊肉。

【注意】骨折，跌打损伤，内伤，挫伤，伤筋者及血希日热者禁用。

【贮藏】置阴凉处，需要时冷冻贮存。

酸梨干 阿嘎力格-阿丽玛

Suanligan　Aaglag alim

PYRI USSURIENSIS FRUCTUS

本品为蔷薇科植物花梨盖*Pyrus ussuriensis* Maxi.的干燥成熟果实。秋季果实成熟时采摘,切片,阴干。

【性状】本品为类圆形片,皱缩不平,直径1.5~3cm,厚0.2~0.5cm。外皮红棕色,具皱纹。果肉黄棕色至浅棕色,呈颗粒状。中部横切片具棕色果核,多脱落。气微清香,味酸,微甜。

【鉴别】本品横切面:外果皮由1列类圆形及不规则形细胞组成,外被角质层。中果皮厚,散在石细胞群,近外果皮处石细胞群分布密集,石细胞类方形、多角形,壁增厚。纤维成束或散在。分泌腔散在。

粉末棕褐色至暗红色。石细胞众多,成群或散在,壁厚,直径20~55μm。纤维梭形,壁增厚,胞腔呈线形,长130~235μm,直径20~26μm。

【检查】水分　不得过12.0%(《中国药典》2020年版四部通则0832第二法)。

总灰分　不得过3.0%(《中国药典》2020年版四部通则2302)。

酸不溶性灰分　不得过2.0%(《中国药典》2020年版四部通则2302)。

【浸出物】照水溶性浸出物测定方法(《中国药典》2020年版四部通则2201)项下的热浸法测定,不得少于35.0%。

【性味】味酸,性凉,效燥、锐、涩。

【功能与主治】祛巴达干热,止泻。用于宝如病增盛期,胃宝如希日病,恶心,烦渴。

【用法与用量】多配方用。

【贮藏】置通风干燥处,防霉,防蛀。

酸酪　　　阿嘎如拉

Suanlao　Aaruul

AGARUL

本品为牛科动物牛*Bos taurus domesticus* Gmelin的奶制成的奶制品。

【性状】本品为不规则块状、片状或条状，白色、乳白色或棕色。质脆，易折断，断面黄白色。具奶香气，味酸甜。

【鉴别】（1）取本品粉末1g，加水10ml，加热15分钟，放冷，滤过。取两支试管，各取滤液2ml，一支试管加茚三酮试液0.5ml，摇匀，置水浴上加热15分钟，显蓝紫色。另一支试管加10%的NaOH溶液2滴，摇匀，滴加0.5%硫酸铜溶液，显浅蓝色。

（2）取本品粉末1g，加乙醇2ml，超声处理30分钟，滤过，取滤液作为供试品溶液。另取L-乳酸对照品，加乙醇制成每1ml含2mg的溶液，作为对照品溶液。照薄层色谱法（《中国药典》2020年版四部通则0502）试验，吸取上述两种溶液各10μl，分别点于同一硅胶G板上，以甲苯-乙酸乙酯-乙醚-甲酸（6：3：2：1）为展开剂，展开，取出，晾干，105℃加热20分钟后，放冷，喷0.075%溴甲酚绿和0.025%溴酚蓝的无水乙醇溶液，置日光下检视。供试品色谱中，在与对照品色谱相应的位置上，显相同颜色的斑点。

【检查】水分　不得过8.0%（《中国药典》2020年版四部通则0832第二法）。

【含量测定】取本品粉末0.3g，精密称定，照氮测定法（《中国药典》2020年版通则0704第二法）测定。

本品按干燥品计算，总氮（N）不得少于5.0%。

【性味】味甘、酸，性温。

【功能与主治】滋补，调补胃火，祛巴达干，解毒。用于食欲不佳，药或食物中毒。

【用法与用量】多配方用，入汤、散、丸剂等。单味或加味使用，一次1~3g。

【贮藏】置阴凉干燥处。

碱面　其布日-胡吉日

Jianmian　Ceber huzir

NITRI CINIS

本品为市售食用碱面，主含碳酸钠（Na_2CO_3）。蒙药习用名称"面碱"。

【性状】本品为白色或类白色结晶性粉末。气微，味咸、苦、微甘。有引湿性。

【鉴别】（1）取铂丝，用盐酸湿润后，蘸取供试品粉末，在无色火焰中燃烧，火焰即显鲜黄色。

（2）本品的水溶液显钠盐和碳酸盐反应（《中国药典》2020年版四部通则0301）。

【检查】氯化物　取本品0.1g，加水使溶解，并定容至100ml。精密吸取4ml，依法检查（《中国药典》2020年版四部通则0801），与氯化钠标准溶液2.0ml制成的对照品溶液比较不得更浓（0.5%）。

重金属　取本品1.0g，加水10ml使溶解，加盐酸2ml，煮沸5min，冷却至室温，加酚酞指示液1滴，并滴加适量氨试液致溶液显淡红色，加稀硝酸2.0ml与适量的水使溶解成25ml，依法检查（《中国药典》2020年版四部通则0821第一法），含重金属不得过10mg/kg。

砷盐　取本品2.0g，加盐酸3.5ml，加水17ml，溶解后，煮沸除尽二氧化碳气体，放冷，滴加5mol/L氢氧化钠溶液至中性并用水稀释至25ml，摇匀，分取12.5ml，加盐酸5ml与水10.5ml，依法检查（《中国药典》2020年版四部通则0822），含砷量不得过2mg/kg。

干燥失重　取本品，在105℃干燥至恒重，减失重量不得超过8.0%（《中国药典》2020年版四部通则0831）。

【含量测定】取本品，在105℃干燥至恒重后，取约0.8g，精密称定，加水50ml使溶解，加甲基红-溴甲酚绿混合指示液10滴，用盐酸滴定液（0.5mol/L）滴定至溶液由绿色转变为紫红色，煮沸2分钟，冷却至室温，继续滴定至溶液由绿色变为暗紫色，并将滴定的结果用空白试验校正。每1ml盐酸滴定液（0.5mol/L）相当于26.50mg碳酸钠（Na_2CO_3）。

本品按干燥品计算，含碳酸钠（Na_2CO_3）不得超过95.0%。

【性味】味咸、甘、苦，性平，效重。

【功能与主治】祛巴达干，消食，通便，破痞，止腐，解毒。用于消化不良，胃巴达干病，痧症，便秘，血郁宫中，经闭，胎衣不下，疮疡。

【用法与用量】多配方用，入散、丸剂；单味或加味，一次0.1~0.5g；外用适量。

【注意】腹泻者慎用。

【贮藏】密闭, 置干燥处。

磁石　扫仁金

Cishi　Soronzon

MAGNETITUM

本品为氧化类矿物尖晶石族磁铁矿, 主含四氧化三铁 (Fe_3O_4)。采挖后, 除去杂石。

【性状】【鉴别】【含量测定】应当符合《中国药典》现行版的规定。

【性味】味辛、咸, 性平。

【功能与主治】镇静, 通脉, 愈伤, 接骨。用于白脉病, 脑疾, 萨症, 颅脑损伤, 骨折, 耳脓。

【用法与用量】多配方用, 入汤、散、丸剂等; 单味或加味, 一次1~3g。

【贮藏】置干燥处。

辣椒　资德日嘎

Lajiao　Židraga

CAPSICI FRUCTUS

本品为茄科植物辣椒*Capsicum annuum* L. 或其栽培变种的干燥成熟果实。夏、秋二季果皮变红色时采收, 除去枝梗, 晒干。

【性状】【鉴别】【含量测定】应当符合《中国药典》现行版的规定。

【性味】味辛, 性热, 效轻、糙、燥。

【功能与主治】温胃, 消水肿, 破痞, 杀虫。用于胃寒, 食不消, 腹胀嗳气, 浮肿, 水肿, 肛虫, 痔疮, 奇哈病, 吾雅曼病, 胸脘痞。

【用法与用量】多配方用, 入汤、散、丸剂等; 单味或加味, 一次1~3g; 外用适量。

【贮藏】置通风干燥处。

漆树膏　　　　浠日音-罕达

Qishugao　Xirin handa

TOXICODENDRI RESINA

本品为漆树科植物漆树*Toxicocicndnm vernicifluum*(Stokes) F. A. Bark L的树脂经加工后的干燥品。夏季收集割破树皮后流出的渗出物, 干燥。

【性状】本品呈不规则块状或稍扁平状, 表面黑褐色或棕褐色, 光滑, 微有光泽, 有时呈层状, 有时见黄棕色粉末。质坚硬, 断面平坦, 有光泽。气微, 味涩。

【鉴别】(1)本品粉末黄棕色。半透明颗粒状团块, 红棕色、黄棕色或浅黄色, 表面可见细小颗粒状物, 微有光泽。

(2)取本品一小块, 置瓷蒸发器中, 点火即燃烧, 产生黑烟并发出强烈漆臭。

(3)取本品粉末lg, 加乙醇10ml, 置水浴加热5分钟, 放冷, 滤过, 取滤液约1ml, 加三氯化铁试液1~2滴, 显墨绿色。

【检查】水分　不得过6.0%(《中国药典》2020年版四部通则0832第四法)。

总灰分　不得过6.0%(《中国药典》2020年版四部通则2302)。

【炮制】除去杂质, 碎成小块或置烫热黄油中浸泡后沥干。

【性味】味涩、甘, 性凉, 效重、糙。有毒。

【功能与主治】泻下, 生肌, 愈伤, 燥脓, 燥协日乌素。用于盛热, 痞病, 协日乌素病, 虫疾等。

【用法与用量】多入散、丸剂。

【注意】孕妇及对漆过敏者禁用。

【贮藏】密闭保存, 防火。

翠雀花 ᠪᠣᠷ 波日–其其格

Cuiquehua　Ber ceceg

DELPHINII GRANDIFLORI HERBA

本品为毛茛科植物大花飞燕草*Delphinium grandiflorum* L. 的全草。7—8月采收,漂洗,晒干。

【性状】本品茎多呈类圆柱形碎段状,长短不一,直径0.3~3mm,表面光滑,绿色、黄绿色或灰褐色,微有光泽,具细纵棱;质硬脆,易折断,断面纤维性,皮部黄绿色,木部类白色,中空。叶多卷曲破碎,完整者呈圆肾形,长2.5~6.5cm,宽4~8cm,3全裂,裂片细裂,小裂片条形,宽0.6~2.5mm,上表面绿色,下表面灰绿色,质脆易碎。花多脱落,卷曲或破碎,蓝紫色。气清香,味苦。

【鉴别】本品茎横切面:表皮细胞1层,类圆形,外被角质层,有的表皮细胞向外形成单细胞非腺毛,壁疣明显,弯曲。皮层狭窄,5~6层细胞,外侧1~2层细胞壁增厚。中柱鞘部位纤维束位于韧皮部外侧,常被束间木化胞壁细胞连接成环。维管束外韧型,束间形成层不明显,木质部内侧有厚壁细胞。髓宽广,由大型薄壁细胞组成。

粉末灰绿色。单细胞非腺毛众多,无色,弯曲,直径13~16μm,壁疣明显。退化花冠毛非腺毛状,黄色,壁疣明显,直径26~39μm。叶上表皮细胞类方形,细胞壁较平直,下表皮细胞不规则,细胞壁波状弯曲,气孔众多不定式。茎表皮细胞长条状,气孔不定式。花粉粒类圆形,直径16~21μm,萌发孔3,壁具细小颗粒状突起。具缘纹孔导管,直径18~23μm。纤维直径13~18μm,壁厚木化,腔细,纹孔道不明显。

【检查】水分　不得过13.0%(《中国药典》2020年版四部通则0832第二法)。

总灰分　不得过16.0%(《中国药典》2020年版四部通则2302)。

酸不溶性灰分　不得过3.0%(《中国药典》2020年版四部通则2302)。

【浸出物】照水溶性浸出物测定法(《中国药典》2020年版四部通则2201)项下的热浸法测定,不得少于20.0%。

【性味】味微苦,性凉,效钝、糙、轻。有毒。

【功能与主治】清粘热,止泻,杀虫。用于粘性血痢,希日性泄泻,赫依热性牙痛,协日乌素病。

【用法与用量】多入丸、散剂。

【贮藏】置通风阴凉干燥处。

熊胆 巴巴盖因–苏斯

Xiongdan　Baabgain sʉs

FEL SELENARCTI

本品为熊科动物黑熊*Selenaretos thibetanus* Cuvier或棕熊*Ursus arctos* L. 的干燥胆汁。猎取动物后, 立即割取胆囊, 扎紧囊口, 剥去油脂, 悬挂于通风处阴干, 或用夹板将胆囊夹扁, 阴干或置石灰缸中干燥。

【性状】【鉴别】【检查】应当符合《中国药典》现行版的规定。

【性味】味苦, 性凉。

【功能与主治】锁脉, 止血, 清希日, 明目, 止腐, 生肌。用于口鼻出血, 吐血, 便血, 咯血, 子宫出血, 肝热, 希日病, 黄疸, 目赤肿痛, 疮疡。

【用法与用量】多配方用, 入散、丸剂等; 单味或加味, 一次0.5~1g; 外用适量。

【贮藏】置阴凉干燥处, 密闭。

赭石 宝日–莫勒黑–朝鲁

Zheshi　Bor melhei culuu

HAEMATITUM

本品为氧化物类矿物刚玉族赤铁矿, 主含三氧化二铁（Fe_2O_3）。采挖后, 除去杂石。

【性状】【鉴别】【含量测定】应当符合《中国药典》现行版的规定。

【性味】味苦, 性寒。

【功能与主治】接骨, 固髓, 燥脓, 燥协日乌素, 止血, 愈脑伤。用于骨折, 筋脉损伤, 颅脑损伤, 锐器伤, 天花。

【用法与用量】多配方用, 入散、丸剂等; 单味或加味, 一次1~3g; 外用适量。

【贮藏】置干燥处。

槲寄生 {蒙文} 毛敦-索克苏日

Hujisheng   Modon sugsar

VISCI HERBA

本品为桑寄生科植物槲寄生*Viscum coloratum*(Komar.) Nakai 的干燥带叶茎枝。冬季至次春采割, 除去粗茎, 切段, 干燥, 或蒸后干燥。

【性状】【鉴别】【检查】【浸出物】【含量测定】应当符合《中国药典》现行版的规定。

【性味】味苦, 性寒。

【功能与主治】清热解毒, 杀粘虫。用于瘟病热盛, 头痛, 关节痛, 发烧, 寒战, 口苦等瘟疫热症。

【用法与用量】多配方用, 入汤、散、丸剂等; 单味或加味, 一次1~3g; 外用适量。

【贮藏】置干燥处, 防蛀。

樟木 {蒙文} 扎嘎日图-毛都

Zhangmu   Zartu modu

CINNAMOMI CAMPHORAE LIGNUM

本品为樟科植物樟*Cinnamomum camphora*(L.) Presl的木材。冬季采收, 将伐倒的树干剥去皮, 锯段, 劈成小块, 晒干。

【性状】本品为形状不规则的段或小块。表面红棕色至暗棕色, 纹理顺直。横断面可见年轮。体重质硬。有强烈的樟脑香气, 味辛, 有清凉感。

【鉴别】（1）本品粉末浅棕色。纤维管胞呈长梭形，壁较薄，径向壁上有具缘纹孔。具缘纹孔导管直径80～200μm。棕色树脂块单个散在或存在于纤维中。

（2）取本品粉末（过二号筛）30g，置500ml圆底烧瓶中，加水250ml，连接挥发油测定器，自测定器上端加水至刻度，并溢流入烧瓶中为止，再加入乙酸乙酯2ml，连接回流冷凝管，加热至沸，并保持微沸5小时，放冷，分取乙酸乙酯层，用无水硫酸钠脱水后，作为供试品溶液（必要时进一步稀释）。另取樟脑对照品适量，精密称定，加乙酸乙酯制成每1ml含0.15mg的溶液，作为对照品溶液。分别精密吸取对照品溶液与供试品溶液各1μl，注入气相色谱仪。照气相色谱法（中国药典2020年版四部通则0521）测定。以聚乙二醇1000（PEC-20M）为固定相，涂布浓度为10%的毛细管柱。柱温70℃，保持15分钟，再以每分钟40℃的速率升至180℃，保持3分钟。供试品色谱图中，应呈现与对照品色谱保留时间一致的色谱峰。

【检查】水分　不得过8.0%（《中国药典》2020年版四部通则0832第四法）。

总灰分　不得过1.0%（《中国药典》2020年版四部通则2302）。

【性味】味辛，性温。

【功能与主治】镇赫依，促赫依琪素。用于赫依热，胃寒胀痛，脚气，跌打伤痛，疥癣痒症。

【用法与用量】多配方用，一次1～5g，泡酒饮。外用适量，煎水洗。

【注意】孕妇慎用。

【贮藏】密闭，置阴凉干燥处。

樟脑（天然）　　　芒嘎布日

Zhangnao　Manggaabur

CAMPHORA

本品为樟科植物樟 *Cinnamomum camphora*（L.）Presl. 的根、杆、叶经提炼制得的颗粒状结晶。蒙药习用名称"樟脑"。

【性状】【鉴别】【检查】【含量测定】应当符合《中国药典》现行版的规定。

【性味】味苦、辛、涩，性凉，效软、钝、稀、柔、淡、浮。

【功能与主治】清热，开窍，止痛。用于山川间热，炽盛热，陈热，伤热，瘟疫，搏热，毒热，丹毒，牙痛。

【用法与用量】多配方用，入散、丸剂等；单味或加味，一次0.3～0.9g；外用适量。

【注意】孕妇慎用，单纯赫依热患者禁用。

【贮藏】密闭保存。

缬草 珠勒根–呼吉

Xiecao Zulgen huz

VAIERIANAE RHIZOMA ET RADIX

本品为败酱科植物毛节缬草*Valeriana officinalis* L.的干燥根茎及根。秋季采挖，除去秧苗及泥土，于通风处阴干。

【性状】本品根茎呈结节状圆柱形，常弯曲，长3～7cm，直径0.3～1cm。表面棕褐色或黄棕色，粗糙，有明显的结节状隆起及较多圆柱形细长须根和须根残基。质硬，断面不整齐，黑棕色。气特异，味苦。

【鉴别】（1）本品根茎横切面：木栓细胞数列。皮部宽广，皮层由20余列薄壁细胞组成，可见根迹维管束。内皮层稍明显，由1列近长方形薄壁细胞组成，凯氏点明显。韧皮部狭窄，维管束外韧式，木质部由导管、纤维及木薄壁细胞组成，木射线呈放射状排列。髓明显。

粉末棕褐色。导管多为网纹及螺纹，直径为10～30μm，长为80～230μm。纤维多成束或散在，壁厚，木化，直径为30～105μm，长50～580μm。淀粉粒，甚多，主为单粒，类圆形、半圆形或不规则形，脐点呈点状、裂缝状或人字形，直径多为5～30μm。根毛少见，呈圆锥形。石细胞稀少，呈类圆形，散在。

（2）取本品粉末2g，加甲醇20ml，超声处理30分钟，滤过，滤液蒸干，残渣加甲醇1ml使溶解，作为供试品溶液。另取绿原酸对照品，加甲醇制成每1ml含1mg的溶液，作为对照品溶液。照薄层色谱法（《中国药典》2020年版四部通则0502）试验，吸取上述两种溶液各10μl，分别点于同一以羧甲基纤维素钠为黏合剂的硅胶H薄层板上，以乙酸丁酯–甲酸–水（7:2.5:2.5）的上层溶液为展开剂，展开，取出，晾干，置紫外荧光灯（365nm）下检视。供试品色谱中，在与对照品色谱相应的位置上，显相同颜色的荧光斑点。

【检查】杂质　不得过4%（《中国药典》2020年版四部通则2301）。

水分　不得过10.0%（《中国药典》2020年版四部通则0832第二法）。

总灰分　不得过7.0%（《中国药典》2020年版四部通则2302）。

酸不溶性灰分　不得过1.5%（《中国药典》2020年版四部通则2302）。

【浸出物】照醇溶性浸出物测定法（《中国药典》2020年版四部通则2201）项下的热浸法测定，用乙醇做溶剂，不得少于20.0%。

【性味】味苦，性凉，效轻、钝、稀、柔。

【功能与主治】清热，解毒，镇静，消肿止痛。用于瘟疫，毒热，阵热，心跳，失眠，炭疽，白喉。

【用法与用量】多配方用。

【贮藏】置通风干燥处，防霉。

橐吾　汗达盖–赫勒

tuowu　Handgai hel

LIGULARIAE INTERMEDIAE RADIX

本品为菊科植物狭苞橐吾*Ligularia intermedia* Nakai的干燥根。春末、夏始采挖，洗净，晒干。

【性状】本品集聚成簇，长3~15cm，直径1~3cm。表面黄棕色至棕褐色，有纵皱纹。质脆，易折断，断面平坦，黄白色至类白色。气微香，味微甘。

【鉴别】（1）本品横切面：表皮细胞类圆形，细胞壁增厚。下皮层细胞1列，细胞壁明显增厚。皮层宽广，分泌道4~6个，位于皮层内侧，常与韧皮部相对；内皮层明显，具凯氏点。中柱小，外韧型维管束4~6束。

粉末灰褐色。导管多为具缘纹孔导管，亦有环纹导管及螺纹导管，直径16~52μm。纤维多单个散在，呈长梭形，末端钝圆，壁稍厚，胞腔较大，纹孔可见，直径12~36μm。

【检查】水分　不得过11.0%（《中国药典》2020年版第四部通则0832第二法）。

总灰分　不得过15.0%（《中国药典》2020年版第四部通则2302）。

酸不溶性灰分　不得过7.0%（《中国药典》2020年版第四部通则2302）。

【浸出物】照醇溶性浸出物测定法（《中国药典》2020年版第四部通则2201）项下的热浸法测定，以乙醇作为溶剂，不得少于6.0%。

【含量测定】对照品溶液的制备　取芦丁对照品适量，精密称定，用80%乙醇制成每1ml中含无水芦丁 120μg的溶液,摇匀,即得。

标准曲线的制备 精密吸取对照品溶液0.5ml、1.0ml、2.0ml、3.0ml、4.0ml、5.0ml,分别置10ml量瓶中,分别加5%亚硝酸钠溶液0.4ml,摇匀,静置6分钟,再加5%硝酸铝溶液0.4ml,摇匀,静置6分钟,再加5%氢氧化钠溶液4.0ml,用80%乙醇稀释至刻度,摇匀,静置15分钟后,以相应试剂为空白,照紫外-可见分光光度法(《中国药典》2020年版四部通则0401),在510nm波长处测定吸光度,以吸光度为纵坐标,浓度为横坐标,绘制标准曲线。

测定法 取本品粗粉(过二号筛)约1g,精密称定,置圆底烧瓶中,精密加80%乙醇50ml,称定重量,加热回流1小时,放冷,再称定重量,用80%乙醇补足减失重量,摇匀,滤过,精密吸取续滤液5ml,置10ml量瓶中,加80%乙醇稀释至刻度,摇匀。精密量取2ml,置10ml量瓶中,照标准曲线制备项下的方法,自"加5%亚硝酸钠溶液0.4ml起",依法测定吸光度,从标准曲线上读出供试品溶液中含芦丁的重量(μg/ml),计算,即得。

本品按干燥品计算,含总黄酮以芦丁($C_{27}H_{30}O_{16}$)计,不得少于1.0%。

【性味】味甘、苦,性凉,效轻、动、糙、稀、柔。

【功能与主治】祛巴达干希日,催吐,敛创伤,燥协日乌素,解毒。用于希日病,食积不消,铁垢巴达干,不思饮食,肺脓肿,中毒症。

【用法与用量】多配方用,入丸、散剂。

【贮藏】置阴凉干燥处。

雕胃　　要林-浩道德

Diaowei　Yaolin haodaod

STOMACHUS HEMILASII

本品为鹰科动物大鵟*Buto hemilasius* Temminek et Schlegek的干燥胃及食管。冬季捕捉后取胃及食管,洗净,晒干。

【性状】本品呈长条囊状,全长约30cm,上部黄棕色,长约12cm,直径约1.2cm,有环纹。胃部约占全长一半,长约15cm,囊状。表面不光滑,有纵皱纹。断面角质样,中空,胃膜分层,棕黄色。体轻,质坚。气腥,味淡。

【性味】味甘,性温。

【功能与主治】消食,破痞。用于消化不良,痞症,胃寒。

【用法与用量】多配方用。

【贮藏】置通风干燥处,防蛀。

雕粪　　塔森–浩日古勒

Diaofen　Tasiin horgol

AQUILAE SEU AEGYPII FAECES

本品为鹰科动物金雕*Aquila chrysaetes* L.的干燥粪便。全年均可收集,晒干。

【性状】本品呈不规则的团块或柱形,长2～4cm,宽1.5～2.5cm。表面米灰色、灰白色或灰黄色,光滑,有圆形小孔。断面灰白、灰黄,粗糙颗粒状,有小孔。质坚脆。气腥,味淡、微辛。

【性味】味辛,性温。

【功能与主治】破痞,温胃,消食,开胃,消肿。用于食痞,铁垢巴达干,胃寒,消化不良,脓肿。

【用法与用量】多配方用,入散、丸剂。单味或加味,一次1～3g,外用适量。

【贮藏】置干燥处。

糖芥　　乌兰–贡陶格

Tangjie　Ulaan gontog

ERYSIMI BUNGEI HERBA

本品为十字花科植物糖芥*Erysimum bungei*(Kitag.)Kitag.的干燥地上部分。夏、秋二季花开时采割,除去枯茎叶及杂质,阴干。

【性状】本品茎呈类圆柱形,下粗上细,长30～70cm,直径3～8mm。表面灰绿色、绿色或灰黄色, 基部灰褐色至褐紫色, 有细纵棱脊4~6条, 具突起的小枝或叶柄残基, 被柔毛。质硬脆, 易折断, 断面略平坦, 皮部灰绿色, 木部黄色, 髓部类白色。叶互生, 上部叶较小, 叶片披针形至条形, 全缘, 长2~8cm, 宽4~7mm, 表面灰绿色, 密被短柔毛。复总状花序, 花瓣棕黄色, 4枚, 萼片灰绿色, 4枚, 披针形。气清香, 味苦。

【鉴别】本品茎横切面: 表皮为1列类长方形的薄壁细胞, 外壁较厚, 具有明显的角质层, 有少量的毛茸。皮层细胞类圆形或扁圆形, 双韧管束环列, 通常于棱下方的维管束较小而密集; 韧皮部外缘侧散有微木化的韧皮纤维; 形成层不明显; 木质部多呈三角形。髓射线宽而明显, 细胞壁增厚并木质化。髓宽广, 细胞壁微木化。

粉末淡黄绿色。木纤维, 多成束, 细胞呈长梭形, 胞腔线形, 壁厚, 极木化, 直径7.5~10μm。韧皮纤维多碎断, 单个或几个成束散在, 壁薄, 胞腔大, 微木化, 直径15~18μm。具缘纹孔导管及环纹导管多见, 叶表皮细胞多呈多角形或不规则形, 密被"丁"字毛及"丁"字分枝毛, 气孔多为不等式或不定式。花粉粒类圆形或类圆状三角形, 萌发孔3个, 直径15~20μm。花冠表皮细胞可见明显的乳突状突起, 表面具清晰的角质层纹理。

【检查】水分　不得过10.0%(《中国药典》2020年版四部通则0832第二法)。

总灰分　不得过15.0%(《中国药典》2020年版四部通则2302)。

【浸出物】照醇溶性浸出物测定法(《中国药典》2020年版四部通则2201)项下的热浸法测定, 以乙醇做溶剂, 不得少于13.0%。

【性味】味辛、苦, 性大寒。

【功能与主治】清肺止喘, 利水。用于壅滞, 肺痈结胸, 胸中痰饮, 浮肿。

【用法与用量】煎服, 一次6~12g。

【贮藏】置通风阴凉处。

藁本　　哈日-巴勒其日根

Gaoben　Har balcirgana

LIGUSTICI RHIZOMA ET RADIX

本品为伞形科植物藁本*Ligusticum sinense* Oliv. 或辽藁本*Ligusticum jeholense* Naki et Kitag. 的干燥根茎和根。秋季茎叶枯萎或次春出苗时采挖，除去泥沙，晒干或烘干。

【性状】【鉴别】【检查】【浸出物】【含量测定】应当符合《中国药典》现行版的规定。

【性味】味辛，性温。

【功能与主治】杀粘，止痛，消肿，杀虫，清热性协日乌素。用于粘热，瘟疫，吾雅曼病，奇哈，猩红热，麻疹，萨喉，炭疽，急性刺痛症，痘症，湿疹，白癜风，丹毒。

【用法与用量】多配方用，入汤、散、丸剂等；单味或加味，一次1~3g；外用适量。

【贮藏】置阴凉干燥处，防潮，防蛀。

檀香　　查干-赞丹

Tanxiang　Cagaan žandan

SANTALI ALBI LIGNUM

本品为檀香科植物檀香*Santalum album* L. 树干的干燥心材。蒙药习用名称"白檀香"。

【性状】【鉴别】【检查】【含量测定】应当符合《中国药典》现行版的规定。

【性味】味涩，性寒，效钝、柔、燥、轻。

【功能与主治】清搏热，滋补，止痛。用于搏热，肺热，心热，炽盛热，疫症相搏，心悸。

【用法与用量】多配方用，入汤、散、丸剂等；单味或加味，一次1~3g；外用适量。

【贮藏】置阴凉干燥处。

鹫粪 要林-浩日古勒

Jiufen Yoliin horgol

AEGYPII FAECES

本品为秃鹫*Aegypius monachus* L.的干燥粪便。全年均可收集，晒干。蒙药习用名称"雕粪"。

【性状】本品呈不规则的块状、片状或粉末状。表面黄白色至灰黄色，光滑，有的有圆形小孔。质脆，断面黄白色至灰黄色，粗糙颗粒状，有小孔，有的显层纹。气腥臭，味淡、微辛。

【鉴别】(1)取本品粉末适量，置载玻片上，滴加稀硫酸溶液，蒸发至溶液滴的边缘出现固体薄层，放冷后，置显微镜下观察，多见针簇状结晶、柱晶、大型片状结晶和不规则块状结晶。

(2)取本品粉末5g，加三氯甲烷15ml，加热回流30分钟，放冷，滤过。取续滤液1ml，置于干燥试管中，加硫酸-醋酐(1:19)1ml，振摇，放置2分钟，溶液显绿色。

(3)取本品粉末1g，加水10ml，振摇，滤过，取滤液滴于滤纸上，挥干，滴加茚三酮试液，105℃加热数分钟，斑点显紫色。

(4)取本品粉末2g，加乙醇15ml，加热回流30分钟，滤过，滤液蒸干，残渣加乙醇2ml使溶解，作为供试品溶液。另取β-谷甾醇对照品，加乙醇制成每1ml含1mg的溶液，作为对照品溶液。照薄层色谱法(《中国药典》2020年版四部通则0502)试验，吸取上述两种溶液各5μl，分别点于同一硅胶G薄层板上。以三氯甲烷-丙酮(25:1)为展开剂，展开，取出，晾干，喷以5%硫酸乙醇溶液，加热至斑点显色清晰。供试品色谱中，在与对照品色谱相应的位置上，显相同颜色的斑点。

【检查】水分 不得过5.0%(《中国药典》2020年版四部通则0832第二法)。

【浸出物】照水溶性浸出物测定法(《中国药典》2020年版四部通则2201)项下的热浸法测定，不得少于25.0%。

【含量测定】取本品粉末约0.1g，精密称定，照氮测定法(《中国药典》2020年版四部通则0704第三法)测定。

本品按干燥品计算，含总氮(N)不得少于18.0%。

【炮制】照焖煅法炮制后入药。

【性味】味辛，性温。

【功能与主治】破痞, 温胃, 消食, 开胃, 消肿。用于食痞, 铁垢巴达干, 胃寒, 消化不良, 脓肿。

【用法与用量】多配方用, 入散剂、丸剂; 单味或加味, 一次1~3g; 外用适量。

【贮藏】置干燥处。

糜子   蒙古乐–阿木

Meizi Monggol amu

PANICI SEMEN

本品为禾本科植物稷*Panicum miliaceum* L.的干燥成熟种仁。秋季果实成熟时采割植株, 晒干, 打下果实, 再晒干, 除去外壳、种皮和杂质, 收集种仁。

【性状】本品呈类球形, 直径2~3mm。表面黄白色或黄棕色。偶有残存的黄褐色种皮, 一端钝圆, 另一端扁圆, 种脐点状, 背面有浅U形沟。质坚实, 断面乳白色, 粉性。气微, 味微甜。

【鉴别】本品粉末黄白色。淀粉粒众多, 呈类圆形, 脐点点状、裂缝状、人字状, 直径2~10μm。

【检查】水分 不得过12.0%(《中国药典》2020年版四部通则0832第二法)。

总灰分 不得过10.0%(《中国药典》2020年版四部通则2302)。

【浸出物】照醇溶性浸出物测定法(《中国药典》2020年版四部通则2201)项下的热浸法测定, 用80%乙醇做溶剂, 不得少于10.0%。

【性味】味甘, 性凉。

【功能与主治】滋补, 止泻。用于泻痢, 烦渴, 吐逆。

【用法与用量】多配方用, 入汤、散、丸剂等; 单味或加味, 一次1~3g; 外用适量。

【贮藏】置通风干燥处, 防蛀。

藜 ꡒ 诺益勒

Li Noil

CHENOPODII HERBA

本品为藜科植物藜*Chenopodium album* L.的干燥全草。果期采收，除去杂质，晒干。

【性状】本品根呈圆柱形，茎具条棱。叶片皱缩破碎，完整者呈菱状卵形至宽披针形，叶上表面黄绿色，下表面灰黄绿色，被白色粉粒，边缘具不整齐锯齿；叶柄长约3cm。圆锥花序腋生或顶生。气微，味甘。

【鉴别】（1）本品粉末灰绿色。叶片上、下表皮均有气孔，气孔不定式，下表皮较多。草酸钙簇晶多见，直径10~70μm。花粉粒类圆形，直径20~40μm，淡黄色，表面有颗粒状雕纹。

（2）取本品粉末1g，加80%甲醇50ml，加热回流1小时，放冷，滤过，滤液蒸干，残渣加水10ml使溶解，用乙醚振摇提取2次，每次10ml，弃去乙醚液，水液加稀盐酸10ml，置水浴中加热回流2小时，取出，迅速冷却，用乙酸乙酯振摇提取2次，每次20ml，合并乙酸乙酯液，用水30ml洗涤，弃去水液，乙酸乙酯液蒸干，残渣加甲醇1ml使溶解，作为供试品溶液。另取山柰酚对照品，加甲醇制成每1ml含1mg的溶液，作为对照品溶液。照薄层色谱法（《中国药典》2020年版四部通则0502）试验，吸取供试品溶液5μl，对照品溶液2μl，分别点于同一硅胶G薄层板上，以甲苯-甲酸乙酯-甲酸（10:8:1）为展开剂，展开，取出，晾干，喷以3%三氯化铝乙醇溶液，在105℃加热至斑点显色清晰，在日光下检视。供试品色谱中，在与对照品色谱相应的位置上，显相同颜色的斑点。

【检查】水分 不得过10.0%（《中国药典》2020年版四部通则0832第二法）。

总灰分 不得过17.0%（《中国药典》2020年版四部通则2302）。

酸不溶性灰分 不得过2.0%（《中国药典》2020年版四部通则2302）。

【浸出物】照醇溶性浸出物测定法（《中国药典》2020年版四部通则2201）项下的热浸法测定，用乙醇做溶剂，不得少于18.0%。

【性味】味甘，性平。有小毒。

【功能与主治】清热祛湿，解毒消肿，杀虫止痒。用于发热，腹泻，腹痛。

【用法与用量】多配方用，入汤、散、丸剂等；单味或加味，一次1~3g；外用适量。

【贮藏】置阴凉干燥处。

藜芦　阿格西日嘎

Lilu　Agšrag

VERATRI NIGRI RADIX ET RHIZOMA

本品为百合科植物藜芦*Veratrum nigrum* L.的干燥根及根茎。秋季茎叶枯萎时采挖，洗净，晾干。

【性状】本品为圆柱形，顶端残留棕色叶基，形如蓑衣，下部簇生众多细长圆柱形须根。表面土黄色或黄褐色，具细密的横皱纹。质坚脆，易折断，断面类白色，粉性，中心有淡黄色的木芯。气微，味苦；粉末有强烈的催嚏性。

【鉴别】（1）本品粉末黄白色。淀粉粒单粒类圆形、椭圆形或半椭圆形，脐点点状或叉状；复粒稀少，由2至多个分粒组成；草酸钙针晶束散在或存在于薄壁细胞中；导管及管胞主要为网纹，亦有梯纹者；木化薄壁细胞多见，常附于导管旁。

（2）取本品粉末2g，加甲醇20ml，超声处理20分钟，滤过，滤液蒸干，残渣加甲醇10ml使溶解，作为供试品溶液。另取白藜芦醇对照品，加甲醇制成每1ml含2mg的溶液，作为对照品溶液。照薄层色谱法（《中国药典》2020年版四部通则0502）试验，吸取上述两种溶液各5μl，分别点于同一硅胶G薄层板上，以石油醚（60~90℃）-乙酸乙酯-甲酸（4:3:0.5）为展开剂，展开，取出，晾干，置紫外光灯（365nm）下检视。供试品色谱中，在与对照品色谱相应的位置上，显相同颜色的荧光斑点。

【检查】水分　不得过9.0%（《中国药典》2020年版四部通则0832第二法）。

【浸出物】照醇溶性浸出物测定法（《中国药典》2020年版四部通则2201）项下的热浸法测定，用稀乙醇做溶剂，不得少于6.0%。

【含量测定】照高效液相色谱法（《中国药典》2020年版四部通则0512）测定。

色谱条件与系统适用性试验　以十八烷基硅烷键合硅胶为填充剂；以乙腈为流动相A，以 0.1%三乙胺溶液和0.1%甲酸溶液的等量混合溶液为流动相B，按下表中的规定进行梯度洗脱；检测波长为250nm，柱温为18℃。理论板数按介芬胺峰计算应不低于1500。

时间（min）	流动相A（%）	流动相B（%）
0~10	20	80
10~20	20→30	80→70
20~30	30	70

对照品溶液的制备　取介芬胺对照品适量, 精密称定, 加甲醇制成每1ml含40μg的溶液, 即得。

供试品溶液的制备　取本品粉末(过三号筛)约2g, 精密称定, 置具塞锥形瓶中, 加浓氨试液5ml, 密塞, 浸润1小时, 精密加三氯甲烷－甲醇(4∶1)混合溶液50ml, 密塞, 称定重量, 加热回流2小时, 放冷, 再称定重量, 加三氯甲烷－甲醇(4∶1)混合溶液补足减失的重量, 摇匀, 滤过, 精密吸取续滤液10ml, 蒸干, 残渣加甲醇使溶解, 置10ml量瓶中, 加甲醇至刻度, 摇匀, 滤过, 取续滤液, 即得。

测定法　分别精密吸取对照品溶液与供试品溶液各20μl, 注入液相色谱仪, 测定, 即得。

本品按干燥品计算, 含介芬胺($C_{27}H_{39}NO_3$)不得少于0.05%。

【炮制】根据需要置大麦中炒黄。

【性味】味苦、辛, 性平, 效锐、糙、重、动、稀。有毒。

【功能与主治】催吐, 泻泄, 止腐。用于希日病, 虫症, 盛热, 毒热, 腑热, 难产, 胎衣滞留, 水肿, 红斑狼疮。

【用法与用量】多入汤、散、丸剂。

【贮藏】置通风干燥处。

瞿麦　　　高优–巴沙嘎

Qumai　Goyo bašag

DIANTHI HERBA

本品为石竹科植物瞿麦*Dianthus superbus* L. 和石竹*Dianthus chinensis* L.的干燥地上部分。夏、秋季花果期采割, 除去杂质, 干燥。

【性状】【鉴别】【检查】应当符合《中国药典》现行版的规定。

【性味】味苦, 性寒, 效钝、稀、轻、淡。

【功能与主治】清血热, 止刺痛, 解毒。用于血热, 血性刺痛, 肝热, 宝如相搏, 昌哈症, 产褥热。

【用法与用量】多配方用, 入汤、散、丸剂等; 单味或加味, 一次1~3g; 外用适量。

【贮藏】置通风干燥处。

蟾酥 ᠪᠠᠬᠠᠢᠨ ᠱᠤᠤᠰ 巴哈因-舒斯

Chansu Bahiin šuus

BUFONIS VENENUM

本品为蟾蜍科动物中华大蟾蜍*Bufo bufogargarizans* Cantor 或黑眶蟾蜍*Bufo melanostictus* Schneider 的干燥分泌物。多于夏、秋二季捕捉蟾蜍, 洗净, 挤取耳后腺和皮肤腺的白色浆液, 加工, 干燥。

【性状】【鉴别】【检查】【含量测定】 应当符合《中国药典》现行版的规定。

【性味】 味甘、辛, 性温。有毒。

【功能与主治】 消肿, 解毒, 止痛。用于结喉, 疖, 蛇盘疮, 丹毒, 淋巴结肿大。

【用法与用量】 多配方用, 入汤、丸剂等; 单味或加味, 一次0.015～0.03g; 外用适量。

【注意】 孕妇慎用。

【贮藏】 置干燥处, 防蛀。

獾油 ᠮᠠᠩᠰᠧᠨ ᠲᠣᠰ 忙给森-涛斯

Huanyou Mangsen tos

MELIS SEU ARCTONYX OLEUM

本品为鼬科动物狗獾*Meles meles* L.和猪獾*Arctonyx collaris*的皮下脂肪加热炼制而成。秋、冬季捕捉, 宰杀后取其皮下脂肪, 文火炼制成油。

【性状】 本品为淡黄色至棕黄色半固体或黏稠油膏状半透明液体。气特异, 味淡。

本品不溶于水。

相对密度25℃时应为0.904～0.924(《中国药典》2020年版四部通则0601)。

折光率应为1.460～1.472(《中国药典》2020年版四部通则0622)。

【鉴别】取本品2g,加硅藻土6g,研匀,加甲醇25ml,超声处理10分钟,滤过,滤液低温蒸干,残渣加甲醇1ml使溶解,作为供试品溶液。另取獾油对照药材1.5g,同法制成对照药材溶液。照薄层色谱法(《中国药典》2020年版四部通则0502)试验,吸取供试品溶液5μl,对照药材溶液2μl,分别点于同一硅胶G薄层板上,以石油醚(60~90℃)–乙酸乙酯–甲酸(17:3:0.5)为展开剂,展开,取出,晾干,喷以5%香草醛硫酸溶液,在105℃加热至斑点显色清晰。供试品色谱中,在与对照药材色谱相应的位置上,显相同颜色的斑点。

【检查】酸值　应不大于5.0(《中国药典》2020年版四部通则0713)。

过氧化值　应不大于0.50(《中国药典》2020年版四部通则2303)。

【性味】味甘、酸、咸,性平。

【功能与主治】愈伤,消肿,止痛。用于烧伤,烫伤,冻伤。

【用法与用量】外用,涂抹患处。

【注意】忌食辛辣厚味食物。

【贮藏】密封,冷藏保存。

麝香　扎嘎日

Shexiang　Zaar

MOSCHUS

本品为鹿科动物林麝*Moschus berezovskii* Flerov、马麝*Moschus sifanicus* Przewalski 或原麝*Moschus moschiferus* Linnaeus 成熟雄体香囊中的干燥分泌物。野麝多在冬季至次春猎取,猎获后,割取香囊,阴干,习称“毛壳麝香”;剖开香囊,除去囊壳,习称“麝香仁”。家麝直接从其香囊中取出麝香仁,阴干或用干燥器密闭干燥。

【性状】【鉴别】【检查】【含量测定】应当符合《中国药典》现行版的规定。

【性味】味辛、苦,性凉,效钝、轻、糙、腻。

【功能与主治】杀粘,解毒,开窍,止痛,燥协日乌素,消肿。用于粘症,瘟疫,虫病,亚玛症,奇哈,毒热,脉病,中风,热性协日乌素症,肾病,肝病。

【用法与用量】多配方用,入散、丸剂等;单味或加味,一次0.03~0.1g;外用适量。

【注意】孕妇禁用。

【贮藏】密闭,置阴凉干燥处,遮光,防潮,防蛀。

索引

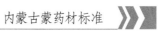

蒙药材中文名索引

蒙药材蒙古文名索引

蒙药材拉丁名索引

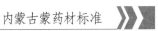

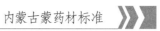

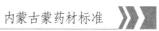